U0385049

# 消毒与感控管理

李 洁 等 主编

黑龙江科学技术出版社
HEILONGJIANG SCIENCE AND TECHNOLOGY PRESS

图书在版编目(CIP)数据

消毒与感控管理 / 李洁等主编. —— 哈尔滨：黑龙江科学技术出版社，2022.10
ISBN 978-7-5719-1511-7

Ⅰ.①消… Ⅱ.①李… Ⅲ.①医院－消毒－管理②医院－感染－控制 Ⅳ.①R197.323②R187

中国版本图书馆 CIP 数据核字(2022)第 124594 号

消毒与感控管理

XIAODU YU GANKONG GUANLI

| | |
|---|---|
| 主　　编 | 李　洁　等 |
| 责任编辑 | 王凌霞　沈福威 |
| 封面设计 | 刘彦杰 |
| 出　　版 | 黑龙江科学技术出版社 |
| | 地址:哈尔滨市南岗区公安街 70-2 号　邮编:150007 |
| | 电话:(0451)53642106　传真:(0451)53642143 |
| | 网址:www.lkcbs.cn |
| 发　　行 | 全国新华书店 |
| 印　　刷 | 哈尔滨博奇印刷有限公司 |
| 开　　本 | 787mm×1092mm　1/16 |
| 印　　张 | 11 |
| 字　　数 | 263 千字 |
| 版　　次 | 2022 年 10 月第 1 版 |
| 印　　次 | 2022 年 10 月第 1 次印刷 |
| 书　　号 | ISBN 978-7-5719-1511-7 |
| 定　　价 | 88.00 元 |

# 编 委 会

# 前　言

在当今社会,感染症是全世界第二大死亡原因。如果没有形成"医院感染"的概念,或即使有概念但欠缺有效的监测系统,就很难准确掌握医院感染的发生率。随着医疗技术的飞速发展,消毒供应中心在医院的地位越来越重要,而医疗器械清洗、消毒、灭菌的操作技能将直接影响医院的诊疗技术水平。近年来,医院感染管理控制工作走上依法、依规、科学、有序的道路,消毒供应中心的规范化发展越来越受到重视。

本书依据行业标准,立足于临床工作实践,通过四个章节:消毒供应中心护理操作、特殊器械的处理、消毒供应中心感控管理以及医院感染管理与控制,系统地介绍了消毒供应中心的操作流程,直观易懂,适用于医院消毒供应中心的各级工作人员及临床医护人员参考借鉴,尤其对从事消毒供应专业人士有较高的指导价值。

本书的编写借鉴了诸多消毒供应与医院感控相关临床书籍与资料文献,在此表示衷心的感谢。由于本书编委会成员均身负繁重的一线工作,故编写时间仓促,难免有错误及不足之处,恳请广大读者见谅,并给予批评指正,以便我们更好地总结经验,达成共同进步、提高业务水平的目的。

《消毒与感控管理》编委会

2022 年 7 月

# 目　　录

# 第一章　消毒供应中心护理操作

## 第一节　清洗间工作程序

### 一、回收

回收是指收集污染的可重复使用的诊疗器械、器具和物品的工作过程,包括器械使用后的预处理、封闭后暂存、消毒供应中心进行收集运送等。

（一）回收要求及用具

1. 回收物品分类放置要求　单设科室污染器械存放间,室内设冲洗池、回收容器放置架（台）。对需要使用不同回收容器装载的器械分开放置,室内有清楚的物品放置标识、器械初步冲洗分类放置的指引。

根据污染程度,污染器械回收后处理的方法不同。回收器械常分为轻度污染容器、过期物品、锐器、专科器械和其他污染器械等几大类。

（1）过期物品、清洁槽等未直接接触患者的物品,使用完毕后直接置于专用回收箱（盒）内,回收过程避免被其他器械污染。一旦此类物品受到血液、体液污染,应按照一般污染物品分类指引处理。

（2）锐器、专科小手术器械、特殊器械等使用后,经初步处理,可选择用原用器械包的内包布或密封袋、塑料袋包裹后放置在密闭容器中,也可以另用容器盒放置,以便于回收到消毒供应中心清点数量。其中,一次性针头、刀片等锐器类使用完毕后,使用者立即将其收集在锐器盒内。要防止剪刀、穿刺针等锐器刺伤回收人员,同时还要防止尖锐器刺破包装和损伤刀刃。专科器械、特殊器械等,科室需填写书面的器械回收清单,包括数量和名称,以利于消毒供应中心回收后的器械数量复核,防止丢失。

（3）使用后的污染器械,无肉眼可见的明显血迹、污物及污迹者,可直接放于密闭容器中。用后敷料及时清理,按医疗废物处理。器械上存在明显血块、污迹、分泌物等,要立即用流动清水冲洗或擦拭,再将其放入指定的容器密闭存放,防止污迹、血迹干涸。

（4）确诊的感染性疾病患者使用过的复用器械,使用科室将其放在黄色医疗废物收集袋内密封,并标明具体感染性疾病名称,然后置于密闭容器中集中回收。

2. 回收容器　所有使用后的污染器械在保持密闭状态下存放,推荐使用密闭箱、密封袋、密封盒,通过回收车进行回收。回收容器由消毒供应中心统一清洗,可采用高压水后流动水冲洗的方式,清洗后进行化学消毒剂擦拭。回收密闭箱每次清洁,回收车每天清洁,必要时擦拭消毒。每次回收时与科室洁污箱交换。一次性密封袋按医疗废物处理。回收车上备手消毒液、清洁手套、登记本。

（二）回收方法

1. 回收时间　血液及体液污染的器械尽量在1~2小时内得到及时回收处理。普通科室每天回收2次。对器械使用量大、手术器械科室,消毒供应中心人员应实行弹性工作制,保证物品及时回收处理。如门诊手术室、妇产科门诊人流室、产房等,应根据工作规律调整回收时间和次数以增加回收频率,使污染器械得到及时回收处理。手术室术后器械用后立即回收。

2.器械清点 除特殊专科器械外,所有器械需整箱交换,密闭运输,不在病区清点污染物品。回收的各类污染物品在消毒供应中心接收区由双人核对所收科室物品的数量,登记并核对回收物品与科室请领物品是否相符,清点数量与完好情况;如有差异和数量不足,要及时与所收科室进行沟通,并做好登记。

3.回收运载 回收运载时要避免对电梯、科室等周围环境的污染,做好手卫生,减少医院感染的因素,防止工作人员职业暴露的发生。根据医院的规模、病区的分布情况,对污染物品实行分组回收,减少回收时间。先回收未直接接触患者的医疗用品,再回收污染物品;搬运回收容器后,进行手消毒。回收时严格执行隔离技术,各类污染物品在供应中心的去污区内集中进行拆包、分类、检查,回收时,工作人员采用清洁回收专用车,车内配备清洁回收箱(盒)、手消毒液,禁止工作人员裸手接触污染器械。回收人员不得戴污染手套接触清洁物品及公共设施。

4.回收人员自我防护 戴工作帽、口罩,穿工作服,工作人员在每个科室回收器械后脱手套,手消毒后戴清洁手套,严防职业暴露的发生。

(三)回收操作技能

1.污染器械回收操作方法 用于消毒供应中心到各诊疗区、病区或手术室进行回收的操作。

(1)操作准备:①人员准备:着装符合回收工作要求,戴圆帽(须遮盖全部头发)、戴手套。②物品准备:污染回收车、(干)手消毒剂,根据回收品种、类别、数量选择与之匹配的密闭盒。

(2)操作步骤

1)回收:按照规定时间、路线和回收区域进行污染器械收集。回收前评估包括:①确认回收封闭箱所属科室。②确认有无特殊回收器械标识(急用、易碎等)。③根据精密器械回收制度及要求,初步检查器械完好性、部件完整性,填写专项回收记录。

2)封闭运送:将回收物品放置妥善,包括密封箱等容器的盖子应盖紧封闭,污染袋开口处应扎紧封闭,车内的物品放置稳固,车门应保持关闭状态。污染物品回收后,按照规定入口送至消毒供应中心污染区集中清点、核查、记录。

(3)标识及表格应用:①手术室器械应有配置清单,便于清点、核查和后续制作流程。②诊疗区、病区器械使用回收物品清单,用于清点、统计回收物品名称及数量。

2.操作注意事项 ①精密贵重器械、易碎器械应放在回收车内明显宜拿取的位置,避免回收中的挤压、动荡。②回收人员应与去污区人员共同清点器械或交接回收器械情况,包括精密贵重器械、急用器械、易碎器械等。

(四)手术污染器械及外来器械的回收操作

1.操作准备

(1)人员准备:着装符合回收工作要求,戴圆帽(须遮盖全部头发)、戴手套。

(2)环境准备:消毒供应中心去污区环境整洁、光线充足。

(3)物品准备:操作台、转运车、器械清洗篮筐、清洗架、标识等物品,电脑记录系统处于备用状态。专用污染电梯门口和外来器械接收入口处应设置备用清洁手套。

2.操作步骤

(1)器械通过污染专用入口送至消毒供应中心去污区,工作区人员及时接收污染器械并清点核查。

（2）操作评估：①回收污染器械的回收车、箱、盒等专用用具处于封闭状态。②回收器械有归属部门的标识、器械标识、器械配置单，表格填写清晰、项目完整。③察看有无特殊标识，如感染、急用、易碎等。④依照专项管理制度进行外来器械、移植物回收。

（3）清点器械数量，以组合器械包为单位，逐一清点、核查。

（4）按照技术规程检查回收器械完好性、部件完整性。

（5）填写器械清点核查记录。项目应填写完整，字迹清楚，操作人员签名。

3. 标识及表格应用

（1）手术室器械应有配置清单，便于清点、核查。

（2）使用手术器械回收记录。

（3）使用外来器械、植入物专项回收记录。

（4）根据需要使用精密贵重器械专项回收记录。

4. 操作注意事项

（1）及时接收并清点、核查回收的手术器械。

（2）发现器械缺失等问题要及时反馈，协调沟通。

（3）外来器械、植入物由专人负责进行回收，即刻当面清点、交接器械。

（4）回收器械物品标识明确，注明器械归属部门、物品名称或编号等信息，防止混乱。

（五）回收用具清洗、消毒

1. 操作准备

（1）人员准备：着装符合工作要求，戴圆帽（须遮盖全部头发）、口罩、手套，穿隔离衣，穿去污区专用鞋或防水靴。

（2）环境准备：去污区洗车间整洁、地漏排水通畅、无杂物堆放，室内光线明亮。应设清洗水槽，用于回收箱（盒）等容器的清洗；配置洗车冲洗水枪或大型自动化清洗消毒器；有回收车（箱、盒）的储物架。

（3）物品准备：清洁擦布、清洗设备、清洗水枪、清洗水池、化学消毒剂等。

2. 具体操作步骤

（1）操作前评估：①根据密闭盒、箱、车等用具品种、数量、材质类别，选择机械清洗或手工清洗。②清洗消毒设备或酸性氧化电位水等已在备用状态。③根据需要配置化学消毒剂并测试是否合格。

（2）手工处理清洗、消毒、干燥：①运送车箱（无菌物品）等用具，采用擦拭或冲洗（洗车水枪）方法。②污染回收车的清洗，从污染较轻的部位开始，再处理污染较重部位。顺序为车体外部（由上至下、车门扶手处重点清洗）→车轮→车内（由上至下）。消毒：用消毒剂擦拭消毒，再用流动水彻底冲洗或擦拭。干燥：清洁布擦拭柜内（由上至下）→擦拭车体外部（由上至下）→车轮沥干或擦拭。存放于清洁区域或洗车间。③污染器械盒等容器清洗：在清洗槽中冲洗。消毒：浸泡于消毒液中或用消毒液进行擦拭，再用清水彻底冲洗。干燥：清洁布擦拭干燥（由内向外）。存放于清洁区域储物架上。

（3）自动清洗消毒器处理：①清洗消毒器自动完成清洗、消毒与干燥过程。清洗前应打开封闭盒、箱的盖子，将箱、盖分别放在清洗架上；车应打开门并加以固定，防止冲洗时关闭。将回收用具推进清洗舱内清洗消毒。采用清洗消毒器进行机械清洗方法处理，其热力消毒

90 ℃、1 分钟，A0 值达到 600。②具体操作应遵循所用产品制造商指导手册和操作规程。

3. 操作注意事项

（1）回收运送车、箱等工具使用后要及时清洗或消毒。

（2）含有小量血液或体液等物质的溅污，可先清洁再进行消毒；对于大量的溅污，应先用吸湿材料去除可见的污染物，然后再清洁和消毒。

（3）一般选用含氯消毒剂消毒，有效氯 500 mg/L 的消毒液浸泡大于 10 分钟，或选用中效以上的消毒剂。

## 二、分类

分类指污染器械、器具及物品运送到消毒供应中心去污区，进行清洗前准备至清洗工作开始的操作过程。分类操作包括清点、核查和分类装载程序。

（一）分类要求

分类装载操作是清洗前必要的准备工作。通过器械评估，根据器械材质、结构、污染状况等分类装载，便于选择适宜的清洗、消毒程序和方法，避免因清洗方法不当造成器械损伤或损坏。

1. 应在消毒供应中心去污区进行污染器械分类操作，包括清点、核查和清洗装载等。

2. 去污区环境需整洁、光线要充足，应备有器械分类操作台、器械清洗篮筐、U 形架、清洗架等，有转运车、分类标识、记录表格等，有电脑记录系统并处于备用状态；有污染敷料收集袋或容器、锐器收集容器、消毒剂等。

3. 需双人进行清点、核查操作，并填写各类统计记录，以满足质量追溯管理要求。发现问题及时处理或报告，与器械归属部门沟通、反馈。

4. 使用清洗篮筐、清洗架等用具进行分类。分类的器械应摆放有序，应充分打开关节；可拆卸的部分应按指导手册的规定拆卸，确保器械表面、管腔、缝隙和小孔等处能够充分地接触清洗介质（水和清洗剂）。

5. 准备采用机械清洗方法时，应验证器械盛载量和装载方法，避免清洗装载超量，影响清洗效果。

6. 酌情使用分类标识，以满足清洗质量追溯的管理要求，利于后续操作。

7. 严格执行手卫生消毒和职业防护要求。工作人员着装符合器械清点工作要求，戴圆帽（须遮盖全部头发）、戴口罩、戴手套、穿隔离衣、穿污染区专用鞋。严格遵循标准预防的原则，禁止裸手接触污染器械，防止发生职业暴露。分类结束后，对分类台及用具及时进行清洁，必要时进行消毒。

8. 操作人员应掌握发生职业暴露时的紧急处理方法。

（二）分类用具

1. U 形架等　用于各类手术钳的整理，可在器械分类时选择使用，起到撑开器械关节、固定器械、防止扭结、避免器械损坏的作用。

2. 清洗篮筐　用于装载各类腔镜器械，是器械清洗、分类、无菌包装的主要用具。具有保护腔镜器械，利于清洗操作，便于腔镜器械组合等功能。使用时可将 U 形架串联的器械摆放在器械篮筐中，也可直接摆放在清洗篮筐中。器械宜充分打开 90°。

3. 带盖、精密篮筐　用于装载较小的器械或零部件，防止在清洗等操作中的丢失。

4.清洗架　清洗消毒器的辅助部件。常用的清洗架有:①专用精密器械清洗架,设有管腔冲洗接头和固定夹,用于冲洗管腔类器械。②呼吸机管路清洗架。③换药碗清洗架。④换药盘清洗架。

5.分类标识　用于区分器械的所属科室、拆开清洗的器械、成套器械分篮筐装放等情况,避免在操作程序中发生器械混乱,便于进行器械的组合。具体应用于以下情况。

(1)标明清洗方法标识放置在清洗篮筐中,标识对应清洗所用方法(手工清洗方法或清洗设备序号),便于清洗后的质量记录。

(2)标明组合分拆器械用于套装器械拆分。使用相同符号的标识,分别放置在分装器械清洗篮筐中,便于腔镜器械组装配套,提高操作效率,防止器械混乱。

(3)标明器械归属部门,用于不同使用部门使用相同器械的分类,满足临床器械使用及管理需求。

(4)标明需紧急或其他特殊需求的处理,便于优先处理,满足临床使用需求。

(三)分类操作流程

分类程序包括操作前的分类评估,清点、核查器械,器械分类后清洗装载,设分类标识等操作步骤。

1.分类评估　卸载后的腔镜器械,除去外包装及敷料,进行污染腔镜器械分类评估。

(1)操作可行性评估:回收腔镜器械符合器械管理要求,有可遵循的规章制度、技术操作规程、质量要求。

(2)感染风险评估:①评估微生物感染风险,确认回收腔镜器械是否设置感染分类标识。被朊毒体、梭状芽孢杆菌或不明原因感染腔镜器械,应执行 WS 310.2—2016 第 6 项操作程序;其他感染性疾病和(或)致病微生物污染的腔镜器械,应执行 WS 310.2—2016 第 5 项操作程序。②评估腔镜器械交叉污染的风险。消毒后直接使用与消毒后需要继续灭菌器械物品应分类,分别进行处理。

(3)器械材质结构评估:①评估腔镜器械材质(耐湿热或不耐湿热),选择清洗消毒方法。耐湿热器材主要包括不锈钢等金属类器械,这类器械按照机械清洗和热力消毒的方法及要求准备。不耐湿热的精密、有电源类器械(材)等,按照手工清洗方法及要求准备。②评估精密、贵重器械程度,按照专项操作规程要求准备,如硬式内镜、显微手术器械。

(4)污染状况评估:①评估器械污染的性质(湿性或干性),确认操作程序。湿性污染按照常规处理程序准备。污渍干涸时(干性),应进行清洗预处理准备。即先采用人工清洗和(或)超声清洗等方法清洗,清除表面污染物后再按照常规程序处理。②评估可见污染量。污染量少易于清除,按照常规处理程序准备;污染量较多时应进行预处理准备,方法同干涸污渍处理程序。

2.清点、核查器械

(1)清查器械功能的基本完好性,有无变形及螺钉、附件缺失等情况。

(2)清查器械功能的基本完整性,器械数量准确,并记录。

3.分类装载　分类后的器械即装载于清洗篮筐或清洗架上。篮筐装载时,器械应充分打开关节,摆放有序。器械可拆卸的部分应按照指导手册的规定拆开清洗。具体方法如下。

(1)分类

1)根据材质分类装载:金属材质和玻璃器皿不应放在同一个清洗篮筐中,避免清洗中损坏;软管道或电源线应单独使用清洗篮筐;精密器械宜单独使用清洗篮筐。

2)根据结构分类装载:需要拆卸后清洗的复杂器械,放置在同一个清洗篮筐中,利于器械配套组装的操作,避免器械装配时发生混乱;组合成套的手术器械量过多时,分开装载。

3)根据精密程度分类装载:按其专项操作方法和生产厂家提供的使用说明或指导手册分类、装载。可选用专用架或专用器械防滑垫,如硬式内镜等较小的附件应使用带盖的清洗网盒,避免清洗时失落。

4)根据临床使用需求分类装载:按其器械归属部门、使用需求的急缓程度归类。

5)根据污染情况进行分类装载:需进行预处理的器械应单独分类放置。

6)根据器械处理程序进行分类装载:使用不同清洗程序的器械应分开装载,例如消毒后的器械与灭菌后使用的器械分开装载;塑胶材质等管腔类器械不使用润滑剂,且难以干燥,因此应与金属器械分开装载。

(2)装载方法举例:①钳、剪类装载,应打开器械呈 90°。②管腔类器械装载应使用专用清洗架清洗,通过清洗架可以使管腔内、外得到水流冲洗。③鼻钳类无锁扣闭合器械不打开清洗,可借助用品放置在器械颚部开启闭合处,使器械充分接触水流,保证清洗质量。④各类容器的装载,如盆类、盘类、罐类、盒类容器,开口处朝下或倾斜摆放,避免容器内积水,可直接装载于清洗架上清洗。

4.操作注意事项

(1)遵循产品说明书装载清洗腔镜器械。机械清洗的器械盛载量和装载方法应经过验证,符合 WS 310.3—2016 的有关规定。

(2)器械装载量不应超过清洗篮筐的高度,易摆放为一层。

(3)每次清洗架装载物品后测试清洗臂旋转状况。用手转动每一层架的清洗臂,观察清洗臂转动有无阻碍或发出碰撞器械的声音。

(四)分类操作技能

1.操作准备　在去污区清洗操作间进行准备工作。

(1)人员准备:着装符合器械清点工作要求,戴圆帽(须遮盖全部头发)、戴口罩、戴手套、穿隔离衣、穿去污区专用鞋。

(2)环境准备:消毒供应中心去污区的环境应整洁、光线要充足。

(3)物品准备:器械分类操作台,器械清洗篮筐、清洗架等,转运车,分类标识、分类记录表格等物品,电脑记录系统,应处于备用状态;备齐污染敷料收集袋或容器,锐器收集容器等。

2.操作步骤

(1)回收器械卸载,将回收器械按照器械包名称分类,逐一码放在分类操作台上并留有分类操作的空间。

(2)操作评估,评估方法见本节分类评估相关内容。

(3)器械清点、核查,包括:①确认回收物品归属部门标识。②确认使用部门回收物品记录单或手术器械配置单。③根据器械回收次序分批清点、核查。确认特殊标识(急用、易碎等),标注急用的器械优先清点并处理。精密器械稳妥放置,单独核查器械完好性、完整性。

(4)记录。记录项目完整,字迹清晰。包括日期、科室、器械包名称、器械型号、数量等,清点人、核对人签名。

3.操作注意事项

(1)临床回收器械清点,应经双人复核,并在记录单上签字。

(2)器械清点缺失等问题应记录,并及时反馈临床,协调沟通。

(3)灭菌和消毒器械分别清点,防止交叉污染。

(4)手术器械按照器械配置单进行清点。外来器械及植入物由专职人员清点,执行专项清点制度。

(5)清点器械后及时进行台面的整理,有血渍污染应及时进行擦拭消毒。

4.标识及表格应用　根据清点器械种类可选择使用以下清点记录单。

(1)污染器械清点核查记录单。

(2)器械检查问题记录单。

(3)精密贵重器械回收记录单。

## 三、装载

(一)装载要求及用具

1.装载要求

(1)按照设备的使用操作指南进行物品装载。

(2)待清洗物品、器械应该少量、正确地装入清洗消毒器。对各类容器,如瓶子及其他类似器皿需倒空;瓶子单独倒放。

(3)有关节与轴部的器械要充分打开,治疗碗、弯盘等不得重叠放置,以便于水能充分冲洗到物品的表面。

(4)管腔类、内镜、麻醉器械等放置于专用的清洗架,中空的器械装于喷嘴上,细小的器械置于带盖的筛筐内,防止散落。

(5)待清洗物品装载入设备后,做检查。

2.用具　各类器械的清洗架、清洗网(篮筐)。

(二)装载操作流程及注意事项

1.手工清洗装载操作　需用手工清洗器械装载操作的有:不能采用机械清洗方法的精密器械类、电源器械类的清洗处理;黏附较多血液、体液和干涸污渍器械的清洗预处理;结构复杂如穿刺针、手术吸引头等器械的清洗预处理。

(1)操作准备

1)人员准备:操作人员个人防护符合 WS 310.2—2016 附录 A 要求。

2)环境准备:在消毒供应中心去污区,环境要整洁、光线要充足。

3)物品准备:器械分类操作台,器械清洗篮筐、清洗架等,转运车,分类标识,分类记录表格等物品,电脑记录系统处于备用状态;污染敷料收集袋或容器、锐器收集容器等。

(2)操作步骤

1)腔镜器械评估,包括:①评估器械材质和结构。②精密、贵重器械功能完好性和附件完整性评估。

2)分类装载,包括:①将待清洗器械放入清洗篮筐中。②精密贵重器械按类别或单套器械放入清洗篮筐中。

3)设标识,拆分的器械根据需要设置分类标识。

4)进入手工清洗流程。

（3）操作注意事项：装载操作结束，及时清洗、消毒回收用具，整理环境，及时对操作台面进行消毒擦拭。污染器械操作台有明显血液、体液污染时，要及时擦拭消毒。

2.超声波清洗器分类、装载（台式）

（1）操作准备

1）人员准备：操作人员个人防护符合 WS 310.2—2016 附录 A 要求。

2）环境准备：在消毒供应中心去污区，环境要整洁、光线要充足。

3）物品准备：超声波清洗设备、操作台，器械清洗篮筐、清洗架等，锐器收集盒、污染敷料收集用具等。清点、核查记录单等物品，电脑记录系统处于备用状态。

（2）操作步骤

1）器械评估，包括：①评估污染性质和污染量，是否需要预清洗。②进一步评估器械材质和结构，是否适宜超声清洗方法。

2）分类、装载，包括：①根据综合评估的结果将器械放入清洗篮筐中。②精密贵重器械按类别或单套放入清洗篮筐中。③将盛器械的清洗篮筐置于超声波清洗器中。

3）按开启键，进入清洗程序。

（3）操作注意事项

1）污染量较多或有干涸污渍的器械，经手工清洗预处理后，再进行超声清洗装载操作。

2）拆开、分解的器械单独放置或设标识牌。

3.自动清洗消毒器分类、装载

（1）操作前准备

1）人员准备：操作人员个人防护符合 WS 310.2—2016 附录 A 要求。

2）环境准备：在消毒供应中心去污区，环境要整洁、光线要充足。

3）物品准备：自动清洗消毒器、操作台、U 形架，器械清洗篮筐、清洗架等，锐器收集盒、污染敷料收集用具等。清点、核查记录单等物品，电脑记录系统处于备用状态。

（2）操作步骤

1）器械评估，包括：①评估器械材质和结构，是否适宜自动清洗消毒器清洗方法。②评估污染性质、污染量，污渍较多的器械经预清洗处理，再进行机械清洗的装载操作。

2）分类、装载，包括：①根据综合评估结果进行清洗装载操作。②分层摆放清洗篮筐，不能摞放篮筐；直接放在清洗架上的换药盘等容器，应按照规定的数量和方式摆放；管腔类器械应使用专用清洗架，并将管腔器械牢固插入冲洗口。③贵重器械，如电钻、内镜等分类后，单件放置在清洗篮筐中。

（3）标识及表格应用：设标识，追溯器械清洗时所用的清洗设备、清洗程序等。满足 WS 310.3—2016 有关清洗质量监测和追溯要求。

（4）操作注意事项

1）清洗装载充分考虑器械物品的材质、精密度，选用适宜的装载方法。

2）清洗架装载清洗篮筐后，应转动清洗臂，如发现清洗臂被器械阻碍旋转要及时调整。

## 四、清洗

（一）手工清洗

1.手工清洗适用范围　手工清洗方法适用于器械的清洗预处理，能够针对性地去除器械上的湿性或干性血渍和污渍、锈迹、水垢、化学药剂残留、医用胶残留等情况；主要用于不能采用机械清洗方法的精密器械清洗，如一些软式内镜、电源类等器械；还用于运送车、转运箱、清洗篮筐、托盘等物品用具的清洗。

2.用具

(1)清洗水槽：由不锈钢材质制成。用于手工清洗操作的为双水槽，适宜进行腔镜器械浸泡和冲洗的清洗操作。

(2)压力水枪：用于手工清洗管腔器械。压力水枪一端接水源管道，另一端通过压力水枪喷头连接于管腔器械上。压力水枪喷头可增强水流压力，利于清除管腔器械内壁上附着的污渍。使用时应选择与管腔器械内径适宜的喷水接头，保证腔内的水流压力。

(3)压力气枪：用于手工清洗管腔器械的处理。压力气枪一端接于压缩空气管道，管道气源压力 0.45～0.95 MPa，压力气枪工作压力 0.1～0.3 MPa；另一端通过压力气枪喷头连接于管腔器械上，在压力的气流作用下，清除管腔壁脱落的污染物或水。使用时应选择与管腔器械内径适宜的接头，保证腔内的气流压力。

(4)器械刷：有多种规格和型号，根据腔镜器械的种类、大小、形状选择适宜的毛刷，主要用于手工清洗操作。

(5)洗眼装置：职业防护必备的设施，用于操作人员眼部受到污染后进行冲洗处理。

(6)超声波清洗机：分为台式和落地式，设备功能有所不同，有的只具有单一的洗涤功能，多为单槽台式机；有的具有洗涤、漂洗、消毒功能，为单槽或双槽。由于这类设备需要人工完成漂洗、消毒的程序转换，因此又常称这类设备为半自动化设备。

1)台式超声洗涤设备，一般具有洗涤和湿热消毒功能。

2)使用范围：超声波清洗消毒机适用于金属、玻璃类材质器械的清洗，对形状复杂器械如深孔、盲孔、凹凸槽的器械清洗效果好。一些精密器械应根据产品说明选择使用。

3)主要工作原理：超声波发生器所发出的高频振荡信号，通过换能器转换成高频机械振荡而传播到介质——清洗溶液中，超声波在清洗液中疏密相间地向前辐射，使液体流动而产生数以万计的微小气泡，这些气泡在超声波纵向传播成的负压区形成、生长，而在正压区迅速闭合。在这种被称为"空化"效应的过程中，气泡闭合可形成超过 1000 个大气压(约101 MPa)的瞬间高压；连续不断产生的高压就像一连串小"爆炸"不断地冲击物件表面，使物件表面及缝隙中的污垢迅速剥落，从而达到物件全面洁净的清洗效果。

4)定期维护、定期检测超声波气穴的活性。检查的频率依赖于使用清洗机的情况。建议每月检测一次。可采用玻璃滑片检测方法。为了保持测试之间的连贯性，必须确保测试条件的一致，即使用相同的溶液浓度、液量、除气时间等；如果运转情况不良，应首先按照故障排除法进行处理。超声清洗机的监测还可选用专用的测试产品，或选择使用设备厂商推荐的方法和产品。

3.手工清洗操作流程及注意事项

(1)基本方法

1)冲洗操作方法：即使用水冲洗器械。一般用于洗涤前初步去污步骤或去除化学清洗剂的漂洗。用压力水枪、气枪进行管腔冲洗操作。

2)浸泡操作方法：将污染腔镜器械浸泡在水中或含有清洁剂的液体中，使黏附在器械上的干涸污渍软化、分解。浸泡时器械要完全浸没在水下；管腔器械从一端缓慢注入液体，使腔内充满清洗剂；器械上的阀门应打开。

3)擦拭操作方法:使用软巾浸于清洁剂液体内进行器械擦洗,或使用蘸有清洁剂的软布直接擦拭。操作时,擦拭清洗的力度应柔和,使用的擦布宜采用低棉絮材质,避免毛絮脱落。擦拭法一般用于表面光滑器械、不能浸于水中清洗的不耐湿材质器械、带电源类器械的清洗。擦拭清洗时应在水面下进行,防止产生气溶胶;对不能浸于水中清洗的器械,可用蘸有清洁剂的软布直接擦拭去污,应使用具有活性、无蛋白质黏附能力的清洁剂。

4)刷洗操作方法:即使用专业清洁刷刷洗器械的方法。器械刷洗部位主要包括关节、齿缝。刷子的刷洗方向要与器械齿端纹路一致,避免产生清洗死角。选用适宜的刷子型号,确保刷子可以深入到空隙、管腔内。刷洗手术吸引器、各类穿刺针等管腔器械时,可交替使用压力水枪或气枪进行管腔内的清洗。

(2)清洗程序及操作

1)操作前准备:①人员准备:操作人员个人防护符合 WS 310.2—2016 附录 A 要求。②环境准备:在消毒供应中心去污区,环境整洁、光线充足。③物品准备:操作台、转运车、器械清洗篮筐、清洗架等,清洗剂、刷子、标识等物品,电脑记录系统处于备用状态。

2)操作步骤:①操作前评估污染分类:可遵循清洗技术操作规程选择清洗方法和操作程序,确认是否可水洗。②冲洗(第一步):污染器械、器具和物品置于流动水下冲洗,初步去除污染物。手工清洗时水温宜为 15～30 ℃。③洗涤(第二步):冲洗后,使用酶清洁剂或其他清洁剂浸泡,然后用刷子刷洗或用擦布擦洗。清洗动作柔和,不应使用钢丝球类用具和去污粉等物品,避免器械磨损。去除干涸的污渍可先用酶清洁剂浸泡,再进行刷洗或擦洗。④漂洗(第三步):洗涤后,再用流动水冲洗或刷洗。⑤终末漂洗(第四步):用流动水冲洗,根据器械材质需要选择清洗用水,如为动力器械、光学材质部件则使用软水或纯化水、蒸馏水冲洗,以提高器械清洗的质量。

3)注意事项:①结构复杂的腔镜器械应拆卸后清洗。②手工清洗后的器械应放置在专用的托盘、车等清洁处与污染器械分开放置,并及时传入清洁区,避免清洗、消毒后的二次污染。③清洗池、清洗用具等应每天清洁与消毒。

4)表格使用:根据追溯管理需要,手工清洗精密器械、外来器械、贵重腔镜器械等应记录。记录清洗器械名称或编号、数量、清洗方法、消毒方法、操作人员等信息。

(二)清洗机清洗

机械清洗是指利用清洗设备完成清洗去污的方法。机械清洗具有自动化、程序化、标准化和清洗效率高等优点,是医疗器械、器具和用品清洗采用的首选方法。机械清洗适用于耐高温、湿热材质的器械清洗。受设备本身自动化程度和功能影响,不同类型清洗设备的操作方式和程序有较大区别。自动化程度高的设备完成预清洗、洗涤、漂洗、终末漂洗、消毒、干燥等处理时,完全是自动化(全自动)的一键式操作,不再需要人工辅助操作,而一些自动化程度较低(半自动)的设备则需要加入人工辅助操作。

1.用具 针对器械种类设定了不同的清洗架,如换药碗清洗架、湿化瓶清洗架、腔镜清洗架、手术器械清洗架等。

2.清洗机清洗操作流程及注意事项

(1)喷淋式清洗消毒器

1)基本程序:①预清洗:清洗舱内自动进软水,自动加热,水温控制在 20～35 ℃,喷淋预清洗时间 1～3 分钟,自动排污,除去物体表面污渍和可发泡的物质。②洗涤:自动进软水,自动投入设定清洗剂,自动加热(根据清洁剂使用温度要求)。一般水温设定在 35～45 ℃,设定喷淋洗涤时间至少 5 分钟,自动排水。③第 1 次漂洗:自动进软水,自动加热 35～45 ℃(也可用冷水),设定喷淋漂洗时间 1～2 分钟,自动排水。④第 2 次漂洗:自动进软水或纯化水,自动加热 35～45 ℃(也可用冷水),设定喷淋漂洗时间 1～2 分钟,自动排水。⑤终末漂洗、消毒:自动进纯化水,自动加热 90 ℃,根据需要设定消毒时间为 1 分钟或 5 分钟以上。在设定的温度(一般为 70 ℃)下自动投入润滑剂,自动排水。⑥热风干燥:自动加热,自动控制设定的干燥温度一般为 70～90 ℃,干燥时间 10～20 分钟。自动开启柜门,取出清洗器械。

2)操作前准备:①人员准备:操作人员个人防护符合 WS 310.2—2016 附录 A 要求。②环境准备:在消毒供应中心去污区,环境整洁、光线充足。③物品准备:如操作台、器械清洗篮筐、清洗架等,清洗剂、刷子、标识等物品,电脑记录系统处于备用状态。查看水源、热源接通,接通电源,设备指示灯应开启,清洗设备处于备用状态。

3)操作步骤:①操作前评估污染分类,有可遵循的清洗操作规程;确认清洗器械与清洗方法的适宜性;器械装载方式和装载量符合操作规程。②清洗器装载:开启清洗设备舱门,推进器械架,器械装载正确,插件牢固,装载适量;关闭舱门。③清洗器运行:选择清洗程序并启动开关,运行指示灯开启。观察预清洗水温,一般不超过 45 ℃;设备舱门处没有水溢出现象;喷淋臂转速正常,转动无器械阻挡,器械可接触到水流。观察排水阶段,排水通畅,没有水溢出和滞留现象。自动加入清洁剂时,水温符合使用规定。漂洗阶段喷淋漂洗时间 1～2 分钟;漂洗循环 2 次。终末漂洗。消毒温度应≥90 ℃,消毒时间 1～5 分钟。热风干燥,70～90 ℃,干燥时间为 15～20 分钟。④清洗结束:运行指示灯熄灭;观察打印的程序代码、消毒时间、温度,并记录。⑤开启清洗设备舱门:取出器械架,放置 5 分钟后观察器械的干燥程度。观察无水迹为干燥。

4)设备使用注意事项:①遵循生产厂家提供的使用说明或指导手册和制定的技术操作规程。②不应随意改变清洗消毒器的程序和参数。③消毒温度、时间应符合 WS 310.3—2016 的有关规定。确认并记录设备每一次运行的消毒温度、时间和清洗程序。④按照制造商的指导,每天检查喷淋壁转动是否灵活,出水孔是否通畅。⑤每天应进行清洗设备舱内的清洁。可使用清洁剂擦拭内壁、滤网以及擦拭清洗设备表面等。对维护的情况应予记录。⑥设备检查所发现的任何问题都要提醒并由适当的责任人进行处理。⑦定时观测和检查洗涤剂使用情况。检查注入清洗剂的泵是否正常运转,泵管有无松脱、老化等现象,确保清洗剂用量准确。

5)标识及表格应用:①酌情使用标识,器械清洗方法和清洗设备运行情况可追溯。②进行清洗消毒流程记录。

(2)喷淋超声波式清洗消毒器

1)预清洗,清洗舱内自动进软水,自动加热,水温控制在 20～35 ℃,喷淋预清洗时间 1～3 分钟,自动排污,除去物体表面污渍和可发泡的物质。

2)超声喷淋洗涤,自动进软水,自动投入设定清洗剂,自动加热(根据清洁剂使用温度要求),一般水温在 35～45 ℃,设定超声洗涤时间 5～10 分钟,自动排水。

3)漂洗,自动进软水,自动加热 35～45 ℃(也可用冷水),设定喷淋漂洗时间 1～2 分钟,自动排水。此过程也可根据需要使用中和剂或酸性清洗剂,防止沉淀物污染器械(不是必需步骤)。

4)终末漂洗、消毒,自动进纯化水,自动加热 90 ℃,根据需要设定消毒时间为 1 分钟或 5 分钟以上。在设定的温度下(一般为 70 ℃)自动投入润滑剂,自动排水。

5)热风干燥,自动加热,自动控制设定的干燥温度(一般为 70~90 ℃),干燥时间 10~20 分钟。自动开启柜门,取出器械架。

6)设备使用注意事项:①遵循生产厂家提供的使用说明或指导手册和制订的技术操作规程。②不应随意改变清洗消毒器的程序和参数。③消毒温度、时间应符合 WS 310.3—2016 的有关规定。确认并记录设备每一次运行的消毒温度、时间和清洗程序。④按照制造商的指导,每天检查喷淋壁转动是否灵活,出水孔是否通畅。⑤每天应进行设备舱内的清洁。可使用清洁剂擦拭内壁、滤网设备表面等,对维护的情况应予记录。⑥设备检查所发现的任何问题都要提醒并由适当的责任人进行处理。⑦定时观测和检查洗涤剂使用情况。检查注入清洗剂的泵是否正常运转,泵管有无松脱、老化等现象。确保清洗剂用量准确。

## 五、消毒

常用消毒方法为物理消毒和化学消毒。物理消毒是利用物理因子杀灭或清除病原微生物的方法。消毒供应中心采用的物理消毒为湿热消毒法。湿热消毒是利用较高温度的热水(≥90 ℃)或蒸汽为消毒介质,在维持相应温度和时间的条件下可使菌体蛋白质变性或凝固。蛋白质的变性和凝固需有水分子的存在,而湿热处理时是在热水或热蒸汽的环境下,且湿度越高蛋白质的变性和凝固越快,对微生物的杀灭效果亦越好。细菌繁殖体、病毒和真菌等对湿热均较敏感。WS 310.2—2016 中 4.4 条款规定,耐湿、耐热的器械、器具和物品应首选物理消毒方法。化学消毒方法根据杀菌作用而分类,消毒剂可分为高效消毒剂、中效消毒剂和低效消毒剂。由于化学消毒对器械具有一定的腐蚀性,因此器械消毒时需要谨慎选用。

(一)湿热消毒法

1.煮沸消毒 利用煮沸消毒器进行湿热消毒的方法。

(1)使用范围:可用于耐高温、耐高湿材质的腔镜器械和物品消毒,包括不锈钢等金属类、玻璃类、一些耐高温的塑胶类材质的器械。

(2)工作原理:常用设备为电热消毒煮沸器。使用时在煮沸槽中加入纯化水(或蒸馏水),通过电加热待水温达到 90 ℃或沸腾达到 100 ℃后,将清洗后的器械浸泡于热水中,此时开始记录消毒时间,一般为 1~5 分钟。本法具有简单、方便、实用、经济、效果可靠等优点。

(3)使用注意事项:①物品应先清洁后再煮沸消毒。②煮沸物品需用蒸馏水或纯化水,避免物品上有水碱黏附。③中途加入物品时,应按照最后放入器械的时间,重新记录消毒时间。④煮沸器的盖应严密关闭,以保持沸水温度。⑤煮沸消毒的物品应及时取出,以免生锈。⑥玻璃类物品冷水时放入;橡胶类物品待水沸后放入,以免变软。⑦所有物品必须浸在水面以下。⑧每次所放入物品的量不应超过消毒器容量的 3/4。

2.自动清洗消毒器消毒 全自动清洗消毒器可以进行湿热消毒。利用热水进行喷淋冲洗,在保持一定温度和时间条件下实现器械消毒。使用方法参阅生产厂家的使用说明书或指导手册。

(二)化学消毒法

化学消毒法适用于未配备湿热消毒设施的医院;不耐热的腔镜器械,通常采取浸泡或擦拭的方法消毒。

1.酸性氧化电位水

(1)使用范围:适用于包装前腔镜器械的消毒。

(2)主要原理:氧化电位水生成机是利用有隔膜式电解槽将混有一定比例氯化钠和经软化处理的自来水电解,在阳极侧生成具有低浓度有效氯、高氧化还原电位的酸性水溶液,同时在阴极一侧生成负氧化还原电位的碱性水溶液的装置。由氧化电位水生成机生成的酸性氧化电位水是一种具有高氧化还原电位(oxidation-reduction potential,ORP)、低 pH、含低浓度有效氯的无色透明液体。它的生成原理是将适量低浓度的氯化钠溶液加入到隔膜式电解槽内,通过电解,在阳极侧氯离子生成氯气,氯气与水反应生成次氯酸和盐酸。另外,水在阳极电解,生成氧气和氢离子,使阳极一侧产生 pH 2.0～3.0 的液体,氧化还原电位≥1100 mV,有效氯浓度为 50～70 mg/L,残留氯离子<1000 mg/L。酸性氧化电位水具有较强的氧化能力,对各种微生物有较强的杀灭作用,且杀菌速度快、使用范围广、安全可靠、不留残毒、对环境无污染。但酸性氧化电位水对光敏感,稳定性不高,对铜、铝和碳钢有轻度腐蚀性,杀灭微生物作用受有机物影响较大。

(3)使用方法(腔镜器械消毒):手工清洗后,用酸性氧化电位水流动冲洗浸泡消毒 2 分钟,净水冲洗 30 秒,取出干燥后进行包装、灭菌等处理。具体方法应遵循 WS 310.2—2016 的相关规定。内镜的消毒遵循卫计委 2004 年版《内镜清洗消毒技术操作规范》。物体和环境表面消毒、卫生手消毒、卫生洁具和织物的消毒遵循卫计委 2012 年版《医疗机构消毒技术规范》。

(4)注意事项

1)由于酸性氧化电位水生成器在电解过程中会释放少量的氯气和氢气,故应将生成器和蓄水容器放置在干燥、通风良好且没有阳光直射的场所。

2)酸性氧化电位水消毒时只能用原液,宜现用现制备,贮存时应选用避光、密闭、硬质聚乙烯材质制成的容器,贮存不超过 3 天。

3)每次使用前,应在酸性氧化电位水出水口处分别测定 pH、有效氯浓度、氧化还原电位值,达到 pH 2.0～3.0、有效氯浓度 50～70 mg/L、氧化还原电位值≥1100 mV。

4)对不锈钢以外的金属物品有一定的腐蚀作用,应慎用。

5)使用酸性氧化电位水消毒前,应先清洗器械,彻底清除有机物。

6)不得将酸性氧化电位水和其他药剂混合使用。

7)酸性氧化电位水为外用消毒产品,不可直接饮用;碱性还原电位水不慎入眼内应立即用水冲洗。

8)如仅排放酸性氧化电位水,长时间可造成排水管道腐蚀,故应再排放少量碱性还原电位水或自来水。

9)每半年应清理一次电解质箱和盐箱。

(5)有效指标的检测

1)有效氯含量:应使用精密有效氯检测试纸,其有效范围与酸性氧化电位水的有效氯含量接近。具体使用方法见试纸使用说明书。

2)pH:应使用精密 pH 检测试纸,其 pH 范围与酸性氧化电位水的 pH 接近。具体使用方法见 pH 试纸使用说明书。

3)氧化还原电位:取样时开启酸性氧化电位水生成器,等到出水稳定后,用 100 ml 小烧杯接取酸性氧化电位水,立即进行检测。氧化还原电位检测可采用铂电极小于等于在酸度计

"mV"档上直接检测读数。具体使用方法见使用说明书。

4)残留氯离子:取样时开启酸性氧化电位水生成器,等到出水稳定后,用250 ml磨口瓶取酸性氧化电位水至瓶满后,立即盖好瓶盖,送实验室进行检测。

2.含氯消毒剂

(1)作用原理:含氯消毒剂是指在水中能产生具有杀菌活性的次氯酸的消毒剂,可分为无机化合物和有机化合物类。含氯消毒剂杀菌谱广,能有效杀灭多种微生物和原虫,但对金属有腐蚀作用,腔镜器械消毒时不宜选用。

(2)使用范围:①对朊毒体或气性坏疽、突发原因不明的传染病病原体污染的诊疗器械和器具的消毒。②对消毒供应中心物表和环境的消毒遵循原卫生部《医疗机构消毒技术规范》。

(3)注意事项:①粉剂应于阴凉处避光、防潮、密封保存;水剂应于阴凉处避光、密闭保存。②所需溶液应现配现用。③配置溶液时应戴口罩、手套。

3.醇类(乙醇)

(1)作用原理与特性:乙醇能够吸收细菌蛋白的水分,使其脱水、变性、凝固,从而达到杀灭细菌的作用。75%的乙醇与细菌的渗透压相近,可以在细菌表面蛋白质未变性前逐渐地向菌体内部渗透,使细菌所有蛋白质脱水、变性、凝固,达到杀死细菌的作用。乙醇为中效消毒剂,能杀灭细菌繁殖体、结核杆菌及大多数真菌和病毒,但不能杀灭细菌芽孢,短时间不能灭活乙肝病毒,且受有机物影响大;易挥发,易燃烧。

(2)适用范围:乙醇适用于皮肤、环境表面及医疗器械的消毒。可用于不耐湿热消毒器械的消毒处理。

(3)使用方法:用75%乙醇无絮低纤维棉布擦拭器械表面。

(4)注意事项:①乙醇易燃,忌明火。②盛装乙醇的容器,用后盖紧、密闭,置于阴凉处保存。③对乙醇过敏者勿用。

(三)器械消毒操作流程

1.基本要求及程序

(1)人员要求:①操作人员须经过岗位培训。②操作时,符合去污区人员的职业防护要求。

(2)基本原则

1)消毒处理方法首选机械热力消毒,消毒设备主要有清洗消毒器、煮沸消毒槽等。

2)不耐湿热腔镜器械,可采用75%乙醇、酸性氧化电位水或取得卫生行政部门卫生许可批件的消毒药液进行消毒。

3)对于不能水洗或不耐受高温的腔镜器械,可采用75%乙醇擦拭消毒。

4)腔镜器械厂商特别说明的器械材质接触化学消毒剂或高温水会导致材质变性及功能受损者,这类器械在确保清洗质量的情况下,可直接进行检查、包装、灭菌。

5)应建立消毒质量记录表,湿热消毒记录温度、时间、A0值等参数,化学消毒记录消毒剂的名称、浓度、作用时间等参数。

(3)操作要点

1)有可遵循的技术操作规程,符合先清洗后消毒的原则。

2)评估器械材质与所采用消毒方法的兼容性,正确使用消毒方法,避免器械的损坏。

3)消毒时间、温度或浓度等指标符合要求。

4)填写消毒记录表,复核消毒指标,确保消毒质量。

2.湿热(槽)消毒器操作

(1)操作前准备

1)人员准备:操作人员个人防护符合 WS 310.2—2016 附录 A 要求。

2)环境准备:在消毒供应中心去污区,环境整洁、光线充足。

3)物品准备:操作台、转运车,器械清洗篮筐、清洗架等,煮沸消毒槽,标识等物品,记录表或电脑记录系统处于备用状态。

(2)操作步骤

1)操作前评估,评估器械已完成清洗过程,有可遵循的消毒技术操作规程,评估器械属于耐湿热材质,可采用湿热消毒方法。

2)消毒槽注水,使用软水或纯化水进行湿热消毒,加水量不应超过最高水位线。

3)配置润滑剂,按照产品说明书进行。

4)开启设备,按照操作规程启动设备。

5)腔镜器械消毒,消毒的器械须放在清洗篮筐内,再浸入热水中;橡胶类材质器械物品水沸后放入,以免长时间浸泡于热水中使橡胶变软;玻璃类物品应冷水时放入。消毒的器械应全部浸没在水中;每次放入量不应超过消毒器容量的 3/4。

6)将消毒后的器械放在清洁的台面上,及时传送到清洁区进行干燥等处理。清洁处理台面指专用于清洗消毒后器械的车或操作台面。

(3)操作注意事项

1)正确选择消毒方式。

2)记录消毒方式及参数。

3)消毒人员取出消毒器械时,建议使用防护手套,避免烫伤。

3.酸化水消毒操作

(1)操作前准备

1)人员准备:操作人员个人防护符合 WS 310.2—2016 附录 A 要求。

2)环境准备:在消毒供应中心去污区,环境整洁、光线充足。

3)物品准备:操作台、转运车,器械清洗篮筐、清洗架等,标识等物品,记录表或电脑记录系统处于备用状态。

(2)操作前评估

1)评估准备消毒的器械已经过清洗处理。

2)评估器械可使用酸化水消毒,有可遵循的技术操作规程。

3)评估酸性氧化电位水有效指标合格(pH、含氯浓度)。

(3)操作步骤

1)酸化水准备:开启酸化水阀门,并将酸化水接入消毒容器,容器放在清洗池中。

2)器械消毒:待水液量完全浸没器械后开始计时,始终保持酸化水阀门开启,使新鲜的酸化水不断加入容器。消毒的器械须放在清洗篮筐内,再浸入酸化水液中浸泡或直接冲洗消毒器械。消毒时间 2 分钟。

3)消毒结束,将消毒后的器械放在专用清洁处的台面上,即刻传送到清洁区进行干燥等处理。

4)酸化水用后处理:消毒结束后,关闭设备,倾倒容器内酸化水消毒液,用清水冲洗清洗水池,或打开酸化水碱性阀门,用碱性水冲洗。

(4)操作注意事项

1)彻底清除器械、器具、物品上的有机物,再进行消毒处理。

2)酸性氧化电位水对光敏感,有效氯浓度随时间延长而下降,消毒液宜现制备现用。

3)对铜、铝等非不锈钢的金属器械和物品有一定的腐蚀作用,应慎用。

4)酸性氧化电位水日常监测要求参阅化学消毒监测及操作的相关内容。

4. 化学消毒剂使用及操作

(1)操作前准备

1)人员准备:操作人员个人防护符合 WS 310.2—2016 附录 A 要求。

2)环境准备:在消毒供应中心去污区,环境整洁、光线充足。

3)物品准备:消毒剂,消毒剂配制使用容器、量杯,清洁擦布数块,操作台、转运车,器械清洗篮筐、标识等物品,记录表或电脑记录系统处于备用状态。

(2)操作步骤

1)操作前评估:①评估器械已经过清洗过程。②评估器械材质属于不耐湿热材质,符合消毒技术操作规程。③确认消毒剂使用效期和配比浓度。含氯消毒剂对清洗后器械、物品消毒可采用 500 mg/L 的消毒 10 分钟以上;直接对污染物进行消毒处理,用含有效氯 2000～5000 mg/L 消毒 30 分钟以上。

2)配置消毒剂:容器或水槽上标注加水线,提示加水量。按照规定的消毒剂浓度和添加量,使用量杯配置。配置后,使用化学测试卡进行浓度测试,测试合格后方可使用。消毒剂配制量(放入器械后的水位)以在容器的 3/4 位置为宜;放入的器械量不超过容积的 3/4。

3)器械消毒:浸泡消毒将器械放在清洗篮筐中,然后浸泡于消毒剂中,消毒剂应浸没全部需消毒的器械,盖上消毒容器的盖子。达到消毒时间后,取出篮筐,不应直接用手拿取器械,避免损伤皮肤。浸泡消毒的器械使用清水漂洗或再用软水漂洗,以彻底去除消毒剂的残留。

4)消毒结束,将清洗后的器械放置于专用清洁台面,如转运车或操作台。

(3)注意事项

1)严格掌握化学消毒方法的适用范围。

2)准确配置消毒剂使用浓度和确定消毒时间。配置的含氯消毒剂应加盖保存,定时更换。

3)消毒后应彻底清洗,去除化学消毒剂残留。

4)记录消毒方式及参数。

## 六、干燥

(一)手工干燥

1. 适用范围及用具

(1)适用范围:适用于无干燥设备及不耐热器械、器具和物品的干燥处理。

(2)用具:①低纤维絮类擦布。②压力气枪。③95%乙醇。

2. 操作流程及注意事项

(1)操作前准备

1)人员准备:操作人员个人防护符合 WS 310.2—2016 附录 A 要求。

2）环境准备：在消毒供应中心清洁区，环境整洁、光线充足。

3）物品准备：清洁低棉絮擦布、压力气枪、操作台、转运车、器械清洗篮筐、标识等物品。

（2）操作步骤

1）操作前评估：①有可遵循的技术操作规程。②评估干燥方法是否适宜器械材质。③评估腔镜器械清洗质量合格。

2）操作台准备：用擦布擦拭器械，台面应留有适当的擦拭操作空间和摆放干燥器械的空间。

3）干燥擦拭：擦拭动作柔和，宜单件处理。容器类物品的擦拭宜先擦拭表面而后擦拭内面。腔镜器械擦拭应首先擦拭器械表面的水迹，然后再擦拭关节、齿牙等局部的水迹。管腔器械可使用压力气枪清除腔内的水分，如穿刺针、妇科刮宫吸管、手术吸引管等的干燥。

4）干燥器械放置：将干燥后的器械分类、有序地摆放在台面上，避免再次接触水。

5）操作后处理：操作结束后，整理台面，物品归位。

（3）操作注意事项

1）保持擦布的清洁，擦布过湿影响干燥效果，应及时更换。

2）操作人员注意手卫生，在洗手或手消毒后进行腔镜器械的手工干燥操作。

（二）机器干燥

1.适用范围及用具

（1）适用范围：干燥设备具有工作效率高的特点，是器械干燥的首选方法，适用于耐热材质器械的干燥。使用机器干燥可以避免擦布脱屑以及擦布和人为等因素可能造成的器械污染，保证器械消毒质量安全。

（2）工作原理：医用干燥箱以电阻丝、电热管为发热源，靠风机或水循环热量，采用机械触点控温，温度可设定在 40～90 ℃。具有自动控制温度和时间，数字显示并提示电压、超电流保护指示灯的功能，并配置器械标准的不锈钢网筛和管腔干燥架。

（3）用具：干燥设备。

2.操作流程及注意事项

（1）操作前准备

1）人员准备：操作人员个人防护符合 WS 310.2—2016 附录 A 要求。

2）环境准备：在消毒供应中心清洁区，保持环境整洁、光线充足。

3）物品准备：干燥柜、操作台、转运车，器械清洗篮筐、清洗架等，标识等物品。

（2）操作步骤

1）操作前评估：①评估干燥方法是否适宜腔镜器械材质，有可遵循的技术操作规程。②评估器械是否经过清洗。③评估设备处于备用状态。

2）腔镜器械装载：使用篮筐装载器械。

3）程序选择：根据标准和材料的适宜性选择干燥温度、时间。

4）干燥结束：干燥后，卸载腔镜器械。

（3）操作注意事项

1）装载的器械不超出器械篮筐，以利于干燥彻底。

2）装载和卸载均要防止烫伤。

# 第二节 包装间工作程序

## 一、手术室常规器械的包装操作

（一）要求

1. 环境要求　检查包装及灭菌区内按照规范要求保持相对正压，数值为 5～10 Pa，温度保持在 20～23 ℃，湿度为 30％～60％，换气次数≥10 次/小时，照明为 750～1500 lx。工作台面、地面、物品柜、设备等每日在工作前后进行湿式擦拭，室内玻璃墙体每周进行擦拭，空气过滤网每月通知技术人员进行清洁，天花板每季度进行清洁。

2. 人员要求　操作人员着装应符合规范要求，穿工作服、专用鞋，戴圆帽（须遮盖全部头发）；操作前需进行洗手，符合手卫生要求。

3. 包装材料要求　包装材料分为无纺布、硬质容器、纸塑包装袋等，需要根据器械种类、重量、大小选择合适的包装材料。无论选择哪种包装材料，在包装前都应检查是否破损、清洁、在有效期内。一次性的包装材料禁止重复使用。包装材料在使用前，需要将其放于符合规范要求的室内中大于 2 小时，目的是使其达到温度与湿度的平衡，有利于提高器械灭菌的合格率。

4. 包装方法要求　根据不同包装材料选择不同的包装方法。

5. 器械要求

（1）用目测的方法检查手术器械外观是否清洁，对清洗质量不合格的器械应重新进行处理；有锈迹的器械应按规定进行除锈；器械功能损毁或锈蚀严重的，应及时联系厂家进行维修，不能维修的做报废处理。

（2）所有的手术器械包装前应保持干燥，带管腔的器械应用高压气枪进行干燥处理。

（二）用具

1. 设备　检查、包装区域内应按规范配备器械检查台、包装台、器械柜、辅料柜、包装材料切割机、医用热封机、清洁物品装载设备、带光源的放大镜、压力气枪、绝缘监测仪等。

2. 辅助材料　纱布、低纤维絮擦布、棉签、特殊器械保护材料、各种型号软垫、器械固定架等。

3. 包装材料　纺织材料、无纺布、纸塑包装袋、硬质容器。

4. 化学指示物　包外化学指示物、包内化学指示物。

5. 可追溯系统　随着信息化的发展，追溯系统生成的条码记录逐渐取代手工记录，不仅只有条码上涵盖的信息，电脑上也会备份相关信息，减少信息的丢失及错误的发生。标识的信息包括物品名称、包装者、灭菌器编号、灭菌批次、灭菌日期、失效日期。

（三）操作流程

1. 准备工作

（1）将手术器械包装台擦拭干净，检查放大镜、卸载车功能完好，处于备用状态。

（2）干燥柜、封口机处于备用状态。

（3）备齐各种包装所需物品：包装材料、吸水巾、包内指示卡（在有效期内）、包外指示胶带（在有效期内）。

2.接收清洁物品

(1)手洗器械:将干燥柜内器械移至工作台,检查其清洁度、完整性及功能状态是否完好。

(2)机洗器械

1)将机械清洗消毒的物品从卸载车移至工作台。如未烘干应进入干燥柜烘干后使用。

2)检查物品的清洁度、完整性以及功能状态。

3.质量检查 用带光源的放大镜进行各类物品的质量检查,尤其是吸引器等带管腔的器械,物品必须清洁干燥,完整无裂缝,无锈迹,功能良好。

4.器械包的配置 由专人对手术器械配置。

(1)放入相应的器械清点单、包内化学指示卡。

(2)按器械清点单顺序检查器械的质量、完整性、功能性完好者放在"U"形架上。

(3)尖锐器械如尖头镊子、剪刀等器械使用保护套。

(4)带螺丝的器械检查螺丝是否齐全,是否旋紧。拆分的组合器械配置时需重新组合,注意正确组合,旋紧螺丝。

(5)剥离子、刀柄等小而易落的物品应单独包裹后放入包内。

(6)包的大小、重量应符合标准需求。

5.器械的包装 由专人负责器械的打包工作。

(1)根据不同物品选择不同的包装材料、包装方法。

(2)无纺布包装,有效期为180天;棉布包装,包装前先检查下包布是否有破损,有效期为14天,梅雨季节为7天;硬质容器包装,有效期为180天。

(3)不管选用何种包装材料,打包人员需对包内器械进行常规检查。

(4)包装松紧适宜,用化学指示胶带封包后,贴上相应的外标签等待灭菌。

不耐高温、高压的器械及精密器械应选择纸塑包装,进行低温灭菌:①包装前应充分了解该物品能否适用于低温灭菌。②根据物品的大小、重量选择大小、厚薄适宜的纸塑袋。③包内放入相应的化学指示卡(指示卡在有效期内)。④检查包装物品的质量。⑤检查封口打印机打印的灭菌日期、失效日期是否正确。⑥确认无误后,将包装后的物品放入专用筐内等待灭菌。

6.封包要求

(1)包外应设有灭菌化学指示物。高度危险性物品灭菌包内还应放置包内化学指示物;如果透过包装材料可直接观察包内灭菌化学指示物的颜色变化,则不放置包外灭菌化学指示物。

(2)闭合式包装应使用专用胶带,胶带长度应与灭菌包体积、重量相适宜,松紧适度。封包应严密,保持闭合完好性。

(3)纸塑袋、纸袋等密封包装的密封宽度应≥6 mm,包内器械距包装袋封口处≥2.5 cm。

(4)医用热封机在每日使用前应检查参数的准确性和闭合完好性。

(5)硬质容器应设置安全闭锁装置。无菌屏障完整性破坏时应可识别。

(6)灭菌物品包装的标识应注明物品名称、包装者、灭菌器编号、灭菌批次、灭菌日期和失效日期。标识应具有追溯性。

(四)注意事项

1.包装前应依据器械包内清单或图示,核对器械的种类、规格和数量,拆卸的器械应进行组装。

2. 手术器械应摆放在篮筐或有孔的盘中进行配套包装。

3. 盘、盆、碗等器皿,宜单独包装。

4. 剪刀和血管钳等轴节类器械不应完全锁扣。

5. 有盖的器皿应开盖,摞放的器皿间应用吸湿布、纱布或医用吸水纸隔开。

6. 管腔类物品应盘绕放置,保持管腔通畅。

7. 精细器械、锐器等应采取保护措施。

8. 灭菌包重量与体积符合要求。

9. 包装方法及材料

(1)灭菌包装材料应符合 GB/T 19633 的要求。开放式的储槽不应用于灭菌物品的包装。纺织品包装材料应一用一清洗,无污渍,灯光检查无破损。

(2)硬质容器的使用与操作,应遵循生产厂家的使用说明或指导手册。

(3)灭菌物品包装分为闭合式包装和密封式包装。手术器械采用闭合式包装方法,应由两层包装材料分 2 次包装。

(4)密闭式包装如使用纸袋、纸塑袋等材料,可使用一层,适用于单独包装的器械。

## 二、常用器械的包装操作

(一)手术器械、精密器械

1. 操作准备

(1)人员准备:操作人员着装应符合规范要求,穿工作服、专用鞋,戴圆帽(须遮盖全部头发);操作前需进行洗手,符合手卫生要求。

(2)环境准备:检查包装及灭菌区内按照规范要求保持相对正压,数值为 5～10 Pa,温度保持在 20～23 ℃,湿度为 30%～60%,换气次数≥10 次/小时,照明为 750～1500 lx。工作台面、地面、物品柜、设备等在每天工作前后进行湿式擦拭。

(3)用物准备:包装材料、封包胶带、包内化学指示卡、无菌标识、手术器械、器械网篮、灭菌篮筐等。

2. 操作步骤

(1)评估方法及要求:器械经过清洗、消毒和检查保养处理,有可遵循的操作规程。

(2)按照器械配置单或卡片摆放器械,符合先用后放的顺序,利于无菌操作。精密器械放置在设有固定保护装置的专用托盘或容器内,摆放整齐;器械间应留有空隙,装放量不应超过容器的高度,以防止器械间碰撞损坏,放置包内化学指示卡。操作符合 WS 310.3—2016 相关规定。

(3)器械核对:核对器械的名称、规格、数量等。

(4)器械包装:器械放置在包装的中心位置,使用两层包装材料;选择采用信封折叠法或方形折叠法,符合 WS 310.2—2016 相关规定。

(5)使用专用胶带封包,符合 WS 310.2—2016 相关规定。在器械包醒目部位贴上包装标识,内容包括器械包名称、包装者、灭菌日期、失效日期、灭菌器编号、灭菌批次,符合 WS 310.2—2016 相关规定。

(6)整理用物:清洁工作环境及杂物,地面及物体表面进行湿式清洁,工作台用清水擦拭;未包装的物品根据管理要求分类储存。

(7)记录:使用器械配置单,进行手术器械交接、清点、核查。

3.操作注意事项

(1)应根据手术器械的数量与重量选择合适的包装材料。

(2)不能使用别针、绳子封包。

(3)封包方式可采用两条平行、"井"字形或"十"字形。

(4)手术器械、精密锐利器械要采取保护措施,要使用专用的器械盒,垫上硅胶垫,配上卡槽,防止损坏。剪刀、血管钳等有轴节的器械不完全锁扣,在包装时,应根据器械装配的技术规程和图示,核对器械的种类、规格和数量。

(二)腔镜器械

1.操作准备

(1)人员准备:操作人员着装应符合规范要求,穿工作服、专用鞋、戴圆帽(须遮盖全部头发);操作前需进行洗手,符合手卫生要求。

(2)环境准备:检查包装及灭菌区内按照规范要求保持相对正压,数值为5~10 Pa,温度保持在20~23 ℃,湿度为30%~60%,换气次数≥10 次/小时,照明为750~1500 lx。工作台面、地面、物品柜、设备等在每天工作前后进行湿式擦拭。

(3)用物准备:包装材料、封包胶带、包内化学指示卡、无菌标识、手术器械、器械网篮、灭菌篮筐等。

2.操作步骤

(1)评估方法及要求:器械经过清洗、消毒和检查保养处理,有可遵循的操作规程。

(2)按照器械配置单或卡片摆放器械,符合先用后放的顺序,利于无菌操作。精密器械部件放置在设有固定保护装置的专用托盘或容器内,摆放整齐;器械间应留有空隙,装放量不应超过容器的高度,以防止器械间碰撞损坏,放置包内化学指示卡。操作符合 WS 310.3—2016 相关规定。

(3)核对器械:包括名称、规格、数量等。

(4)器械包装:器械放置在包装的中心位置,使用两层包装材料;选择采用信封折叠法或方形折叠法,符合 WS 310.2—2016 相关规定。

(5)使用专用胶带封包,符合 WS 310.2—2016 相关规定。在器械包醒目部位贴上包装标识,内容包括器械包名称、包装者、灭菌日期、失效日期、灭菌器编号、灭菌批次,符合WS 310.2—2016 相关规定。

(6)整理用物:清洁工作环境及杂物,地面及物体表面进行湿式清洁,工作台用清水擦拭,未包装的物品根据管理要求分类储存。

(7)记录:使用器械配置单,进行手术器械交接、清点、核查。

3.操作注意事项

(1)应根据手术器械的数量与重量选择合适的包装材料。

(2)不能使用别针、绳子封包。

(3)封包方式可采用两条平行、"井"字形或"十"字形。

(4)操作人员依据器械装配的技术规程或者图谱,核对器械的种类、规格与数量。

(5)根据腔镜器械清单进行双人复核,应依据包装规程,检查器械清洁度和功能性状,核对腔镜器械的种类、规格、数量,拆卸的器械应进行组装。一人组装,一人复核,双人核对后方可包装,并签字确认,达到准确无误。

(三)外来器械及植入物

1.操作准备

(1)人员准备:操作人员着装应符合规范要求,穿工作服、专用鞋,戴圆帽(须遮盖全部头发);操作前需进行洗手,符合手卫生指针要求。

(2)环境准备:检查包装及灭菌区内按照规范要求保持相对正压,数值为 5~10 Pa,温度保持在 20~23 ℃,湿度为 30%~60%,换气次数≥10 次/小时,照明为 750~1500 lx。工作台面、地面、物品柜、设备等在每天工作前后进行湿式擦拭。

(3)用物准备:包装材料、封包胶带、包内化学指示卡、无菌标识、手术器械、器械网篮、灭菌篮筐、硬质器械盒等。

2.操作步骤

(1)评估方法及要求:器械经过清洗、消毒和检查保养处理,有可遵循的操作规程。

(2)按照器械配置单或卡片摆放器械,符合先用后放的顺序,利于无菌操作。精密器械放置在设有固定保护装置的专用托盘或容器内,摆放整齐;器械间应留有空隙,装放量不应超过容器的高度,以防止器械间碰撞损坏,放置包内化学指示卡。操作符合 WS 310.3—2016 相关规定。

(3)器械核对:核对器械的名称、规格、数量等。

(4)器械包装:器械放置在包装的中心位置,使用两层包装材料;选择采用信封折叠法或方形折叠法,符合 WS 310.2—2016 相关规定。

(5)使用专用胶带封包,符合 WS 310.2—2016 相关规定。在器械包醒目部位贴上包装标识,内容包括器械包名称、包装者、灭菌日期、失效日期、灭菌器编号、灭菌批次,符合 WS 310.2—2016 相关规定。

(6)整理用物:清洁工作环境及杂物,地面及物体表面进行湿式清洁,工作台用清水擦拭,未包装的物品根据管理要求分类储存。

(7)记录:使用器械配置单,进行手术器械交接、清点、核查。

3.操作注意事项

(1)应根据手术器械的数量与重量选择合适的包装材料。

(2)不能使用别针、绳子封包。

(3)封包方式可采用两条平行、"井"字形或"十"字形。

(4)操作人员依据器械对照外来医疗器械及植入物清点签收单进行配包,核对器械的种类、规格与数量。

(5)核对外来器械包公司名称、手术患者的姓名、住院病区、住院床号、使用日期、主刀医生、包装者、核对者、灭菌日期、失效期、锅号、锅次。一人组装,一人复核,双人核对后方可包装,并签字确认,达到准确无误。

(四)科室常规器械

1.操作准备

(1)人员准备:操作人员着装应符合规范要求,穿工作服、专用鞋,戴圆帽(须遮盖全部头发);操作前需进行洗手,符合手卫生要求。

(2)环境准备:检查包装及灭菌区内按照规范要求保持相对正压,数值为 5～10 Pa,温度保持在 20～23 ℃,湿度为 30%～60%,换气次数≥10 次/小时,照明为 750～1500 lx。工作台面、地面、物品柜、设备等每日在工作前后进行湿式擦拭。

(3)用物准备:包装材料、封包胶带、包内化学指示卡、无菌标识、手术器械、器械网篮、灭菌篮筐、硬质器械盒等。

2.操作步骤

(1)评估方法及要求:器械经过清洗、消毒和检查保养处理,有可遵循的操作规程。

(2)按照器械配置单或卡片摆放器械,符合先用后放的顺序,利于无菌操作。

(3)核对器械的名称、规格、数量等,放置包内化学指示卡。

(4)器械放置在包装材料的中心位置,用两层包装材料;选择采用信封折叠法或方形折叠法,符合 WS 310.2—2016 相关规定。

(5)使用专用胶带封包。包装符合 WS 310.2—2016 相关规定。

(6)在器械包醒目部位贴上包装标识,内容包括物品名称、包装者、灭菌日期、失效日期、灭菌器编号、灭菌批次,符合 WS 310.2—2016 相关规定。

(7)整理用物:清洁工作环境及杂物,地面及物体表面进行湿式清洁,工作台用清水擦拭,未包装的物品根据管理要求分类储存。

(8)记录:可使用器械配置单进行核对并签名。

3.操作注意事项

(1)应根据手术器械的数量与重量选择合适的包装材料。

(2)成套器械应选择棉布、无纺布、皱纹纸或硬质容器,单件器械可选择纸塑袋或纸袋。

(3)包装松紧适当,大小规格及重量不应超过标准要求。

(4)不能使用别针、绳子封包。

(5)密封包装时应使用医用封口机。

(五)敷料

1.操作准备

(1)人员准备:操作人员着装应符合规范要求,穿工作服、专用鞋,戴圆帽(须遮盖全部头发);操作前需进行洗手,符合手卫生要求。

(2)环境准备:检查包装及灭菌区内按照规范要求保持相对正压,数值为 5～10 Pa,温度保持在 20～23 ℃,湿度为 30%～60%,换气次数≥10 次/小时,照明为 750～1500 lx。工作台面、地面、物品柜、设备等在每天工作前后进行湿式擦拭。

(3)用物准备:包装材料、封包胶带、包内化学指示卡、无菌标识、手术器械等。

2.操作步骤

(1)评估方法及要求:器械经过清洗、消毒和检查保养处理,有可遵循的操作规程。

(2)器械包装:器械放置在包装的中心位置,可使用两层包装材料。选择采用信封折叠法或方形折叠法,符合 WS 310.2—2016 相关规定。包装时应打开容器盖子。盆包装时盆与盆之间应垫布巾,避免产生湿包。包内放化学指示卡。

(3)使用专用胶带封包,符合 WS 310.2—2016 相关规定。

(4)在敷料包醒目部位贴上包装标识,内容包括名称、包装者、灭菌日期、失效日期、灭菌器编号、灭菌批次,符合 WS 310.2—2016 相关规定。

(5)整理用物:清洁工作环境及杂物,地面及物体表面进行湿式清洁,工作台用清水擦拭,未包装的物品根据管理要求分类储存。

(6)记录:记录包装物品名称、数量。

3. 操作注意事项

(1)容器宜单个包装。

(2)根据被包装容器的大小选择包装材料的尺寸。

(3)封包应选择专用胶带,不能使用别针、绳子封包。

(六)个人补充器械

1. 操作准备

(1)人员准备:操作人员着装应符合规范要求,穿工作服、专用鞋,戴圆帽;操作前需进行洗手,符合手卫生要求。

(2)环境准备:检查包装及灭菌区内按照规范要求保持相对正压,数值为 5～10 Pa,温度保持在 20～23 ℃,湿度为 30%～60%,换气次数≥10 次/小时,照明为 750～1500 lx。工作台面、地面、物品柜、设备等每日在工作前后进行湿式擦拭。

(3)用物准备:包装材料、封包胶带、包内化学指示卡、无菌标识、手术器械、器械网篮、灭菌篮筐、硬质器械盒等。

2. 操作步骤

(1)评估方法及要求:器械经过清洗、消毒和检查保养处理,有可遵循的操作规程。

(2)按照器械配置单或卡片摆放器械,符合先用后放的顺序,利于无菌操作。精密器械放置在设有固定保护装置的专用托盘或容器内,摆放整齐;器械间应留有空隙,装放量不应超过容器的高度,以防止器械间碰撞损坏,放置包内化学指示卡。操作符合 WS 310.3—2016 相关规定。

(3)器械核对:根据个人补充器械清单核对器械的名称、规格、数量等。

(4)器械包装:器械放置在包装的中心位置,使用两层包装材料;选择采用信封折叠法或方形折叠法,符合 WS 310.2—2016 相关规定。

(5)使用专用胶带封包,符合 WS 310.2—2016 相关规定。在器械包醒目部位贴上包装标识,内容包括器械包名称、包装者、灭菌日期、失效日期、灭菌器编号、灭菌批次,符合 WS 310.2—2016 相关规定。

(6)整理用物:清洁工作环境及杂物,地面及物体表面进行湿式清洁,工作台用清水擦拭,未包装的物品根据管理要求分类储存。

(7)记录:使用器械配置单,进行手术器械交接、清点、核查。

3. 操作注意事项

(1)应根据手术器械的数量与重量选择合适的包装材料。

(2)不能使用别针、绳子封包。

(3)封包方式可采用两条平行、"井"字形或"十"字形。

(4)操作人员依据器械清单对个人补充医疗器械签收、进行配包,核对器械的种类、规格与数量。

(5)核对个人补充医疗器械名称,一人组装,一人复核,双人核对后方可包装,并签字确认,达到准确无误。

(6)个人补充医疗器械经上级部门审批后方能进入消毒供应中心。

# 第三节　常用灭菌方法

灭菌是指杀灭或清除传播媒介上的所有微生物(包括芽孢),使之达到无菌程度。经过灭菌的物品称"无菌物品"。需进入人体内部,包括进入血液、组织、体腔的医用器材,如手术器械、注射用具、一切置入体腔的引流管等,要求绝对无菌。灭菌的方法包括物理灭菌和化学灭菌两类。消毒供应中心使用的灭菌设备主要为压力蒸汽灭菌器、环氧乙烷灭菌器、过氧化氢低温等离子灭菌器等。

## 一、高温高压蒸汽灭菌

湿热灭菌法是指用饱和蒸汽、过热水或流通蒸汽进行灭菌的方法。由于蒸汽潜热大,穿透力强,容易使蛋白质变性或凝固,所以该法的灭菌效率比干热灭菌法高,是药物制剂生产过程中最常用的灭菌方法。湿热灭菌法可分为煮沸灭菌法、巴氏消毒法、高压蒸汽灭菌法、流通蒸汽灭菌法、间歇蒸汽灭菌法。

湿热灭菌法比干热灭菌法优越得多,因而使用更为广泛,效果更为可靠。湿热杀菌作用强,主要是因为水分有利于蛋白质凝固,水分越多,凝固蛋白质所需温度越低。蛋白质含水率在 25% 时,凝固蛋白质所需温度仅为 80 ℃,而不含水的蛋白质需在 170 ℃ 才能凝固。另外,湿热的穿透性比干热强,因为水或蒸汽传导热能的效率比空气高;其次,蒸汽中含有大量潜伏热,冷凝时即可将其放出使物体迅速加热。所以,用湿热灭菌法不仅能缩短时间,而且降低了温度。

压力蒸汽灭菌法的应用已有 100 多年历史,因其是将蒸汽输入到专用灭菌器内并处于很高的压力之下,所以可使蒸汽穿透力增强、温度升高,极大地提高了杀菌效果。到目前为止,尚无任何一种灭菌方法能完全代替压力蒸汽灭菌方法。

随着压力蒸汽灭菌的发展,目前最普及、最有效的压力蒸汽灭菌为脉动预真空饱和蒸汽灭菌。

压力蒸汽灭菌的基本要素是作用时间、作用温度及蒸汽质量等。饱和蒸汽必须满足干燥(含湿气<10%)和纯净(含不可冷凝气体<3.5%),不可过热。压力蒸汽之所以有强大的杀菌作用,主要是蒸汽处于一定压力之下和冷凝成水时体积缩小至原体积的 1/1673,使其能迅速穿透到物品内部;另外,蒸汽冷凝成水时能释放潜伏热。常压下,把 1 g 水从 0 ℃ 加热到 100 ℃ 需消耗 418.68 J 热能,而再把 1 g 的 100 ℃ 水继续加热成蒸汽则需要消耗 2250 J 热能,这种用温度计测量不出的热能称作潜伏热。这种潜伏热在蒸汽接触冷的物体冷凝成水就释放热量传递给物体,使物体温度迅速升高。其主要优点是无毒、无害、无污染,投资少,效果可靠;缺点是不适合不耐高温物品的灭菌。

(一)压力蒸汽灭菌器的基础结构

灭菌器一般分为三个部分:材料部分、控制部分、电气和机械控制部分。

1. 材料部分　含压力容器、配套部件、配套管线。压力容器是指腔体、夹套、门构成的一个整体,一般由 304 不锈钢和 316 L 不锈钢制成。使用 316 L 不锈钢制成的灭菌器寿命更长,更耐腐蚀,不易生锈。配套管线一般应为 304 或 316 L 不锈钢材质。腔体表面经过抛光处理,不残留污迹,防止有死角。

无夹套型灭菌器一般为小型、简易的灭菌器;卧式灭菌器一般都有夹套,用以避免腔体内出现温度不均匀的情况。

最早的卧式灭菌器采用内胆式夹套,但是由于焊接点多、进汽口少,会出现焊接变形、耐压性能下降、夹套加热不均匀等问题。腰带式夹套是目前使用最多、最新式的设计,其特点是进汽点多、热分布均匀。

门是灭菌器上的重要部件。灭菌器出现爆炸事故,一般都是门最先被炸飞。因为相比腔体,门是活动部件,需要经常打开和关闭。比如,在 121 ℃时,每平方米承受的压力为 10 t;在 134 ℃时,每平方米承受的压力为 20 t,而这些力量都由榫头来支撑,强度相对薄弱。

同时,由于门的内侧属于腔体的一部分,所以温度很高,应该一直朝向内部,避免操作人员触碰而烫伤。

2.控制器部分　包括主控制硬件、显示屏、软件等。

灭菌器的控制器应该为工业上的可编程逻辑控制器(programmable logic controller,PLC),能够实现对灭菌器的自动化控制。灭菌程序和控制方式更是不同灭菌器厂家的核心部分。不同厂家使用的软件控制原理和灭菌程序不尽相同,如不同的脉冲方式就各有优缺点。

3.电气和机械控制部分　一般包含以下部件。

(1)水环式真空泵:利用机械原理,抽取腔体内的空气和蒸汽。需要使用软化水,同时水温尽量不大于 15 ℃,水温越低,冷却效果越好,则真空度越高。

(2)热交换器:用于冷却夹套和腔体内排出的蒸汽。一是大幅缩短抽空时间,也保护真空泵;二是让灭菌器排出的为水而不是直接排出蒸汽,这也是目前脉动预真空灭菌器安装不再受限制的原因。目前,最先进的为板式热交换器,特点是体积小、换热快、寿命长,但由于是波纹式换热,所以对水质要求高,至少应为软化水。

(3)温度传感器:用来控制夹套温度、腔体温度。

(4)压力传感器:用来控制腔体压力。

(5)运行数据记录器:用来记录运行数据。这个记录器的压力传感器和温度传感器应该采用独立的传感器,不能使用控制系统的压力和温度传感器。

(6)电磁阀:控制器直接用来自动控制注入蒸汽。但由于电磁阀的口径小、易发热、易因杂质导致泄漏,故灭菌器一般使用电磁阀来控制气动阀,以间接控制蒸汽。

(7)气动阀:由电磁阀自动控制压缩空气,再由压缩空气控制气动阀,其内部为气动活塞执行机构。由于为机械结构,所以其耐热好、口径大、密封性好、灵敏度高、寿命长。

(8)疏水器:蒸汽进入灭菌器前,负责夹套蒸汽的冷凝水的排放。

(9)无菌空气过滤器:在压力平衡阶段,空气必须经过无菌级空气过滤器才能进入腔体,以保证灭菌的有效性。其对直径 0.3 $\mu m$ 以上颗粒的滤除效率应不低于 99.5%。

(10)快开门的压力连锁装置:保证压力容器的安全。

(11)门关闭保护装置:门关闭时,遇到人员或者物品时即能停止,防止夹伤。

(12)蒸汽发生器:必要时,用来给灭菌器提供蒸汽。为了保证蒸汽品质,蒸汽发生器、关联管路、关联阀门都为 316 L 不锈钢材质。同时需要保证蒸汽供应量与灭菌器耗汽量相匹配。

（13）其他：有门驱动的马达或活塞汽缸、压力表、安全阀、各类行程开关等。

（二）压力灭菌器灭菌的适用对象

从广义上讲，物品压力蒸汽灭菌器中处理灭菌后不会改变其化学和物理特性，同时不影响其安全性和功能性。

压力蒸汽灭菌器广泛适用于医疗卫生事业、科研、食品等单位对医疗器械、敷料、玻璃器皿、溶液培养基等进行灭菌。

对于医疗领域，压力蒸汽灭菌器可以处理固体的、复用的耐热器材，如不锈钢手术器械、其他适合的医疗器械、耐热塑料制品、棉布敷料等；水基液体，如开口的、闭口的液体药品或培养基。

处理固体和液体物品时，注意选择合适的灭菌温度和对应的灭菌程序。

（三）压力蒸汽灭菌器的种类

1.按照排除空气的方式区分　根据冷空气排放方式的不同，压力蒸汽灭菌器分为下排气式压力蒸汽灭菌器和预真空压力蒸汽灭菌器两大类。

（1）下排气式压力蒸汽灭菌器：也称为重力置换式压力蒸汽灭菌器，是利用重力置换的原理，使热蒸汽在灭菌器中从上而下，将冷空气由下排气孔排出，排出的冷空气由饱和蒸汽取代，利用蒸汽释放的潜热使物品达到灭菌。

（2）预真空压力蒸汽灭菌器：其灭菌原理是利用机械抽真空的方法，使灭菌柜室内形成负压，蒸汽得以迅速穿透到物品内部进行灭菌。抽真空方式最早为射流阀，后由于耗水量大、效率低，逐渐被水环式机械真空泵替代。

根据抽真空的次数，预真空压力蒸汽灭菌器又分为预真空和脉动预真空两种。①预真空是指先抽真空，然后注入蒸汽，再开始灭菌。②脉动预真空是指先抽真空，注入蒸汽，然后重复上述过程 3 次或以上。脉动预真空的优点就在于通过反复抽真空、反复注入蒸汽的过程，使残余空气和蒸汽反复混合，逐渐增加真空度，一般能达到 99.9%，从而使灭菌器内的残留空气量最少化，从而充分保证灭菌效果。

目前使用最广泛、最主流的压力蒸汽灭菌器为脉动预真空蒸汽灭菌器，其结构也最为复杂。

2.按照腔体体积区分　1 个灭菌单元为 300 mm×300 mm×600 mm，容积为 60 L。

（1）小型灭菌器：灭菌器腔体容积＜60 L，装载量不大于 1 个灭菌单元。

（2）大型灭菌器：灭菌器腔体容积≥60 L，能装载 1 个或多个灭菌单元。

3.按照控制方式区分　采用手动方式设定和调节灭菌参数变量以及进行灭菌周期的运行以实现灭菌的灭菌器，为手动控制型灭菌器，包括纯手动控制型、半自动控制型。带有自动控制器，根据预设定的参数，按照程序自动运行的灭菌器，为自动控制型灭菌器。

4.按照外形区分　分为台式、立式和卧式。

5.按照门的特点区分

（1）根据门的数量，分为单门式、双门式。传统的压力蒸汽灭菌器为单门。随着对无菌操作的要求越来越严格，双侧开门的压力蒸汽灭菌器越来越多。医院、药厂的一些灭菌物品在生产过程中也常使用双门压力蒸汽灭菌器。

（2）根据门的开门方向，分为上开门、侧开门、垂直升降门、侧移门。考虑安全因素、避免烫伤工作人员，欧洲普遍采用的原则是：1 m³ 以下灭菌器采用垂直升降门，再大型的灭菌器采用侧移门。

（3）根据门的固定方式，分为合页式和榫头式。

（4）根据门的开启方式，分为手轮式和自动式。

**6. 按照移动性区分**　分为手提式和固定式。

**7. 按照灭菌物品区分**　分为固体灭菌和液体灭菌。

（1）固体物品灭菌：根据物品的气动流程速度限制，控制空气排出、蒸汽注入的速率。若用纸塑袋包装灭菌，如果空气排出速度太快，会造成纸塑袋的封口处破裂；若用过滤器灭菌，如果空气排出、蒸汽注入时不考虑过滤器的特点，会造成过滤器被击穿。

（2）液体灭菌：有专门的程序和硬件支持，同时还分为开口容器液体灭菌和闭口容器液体灭菌，即使用不同的灭菌程序。液体容器需要耐温和耐压。液体灭菌时，必须将专门的负载温度传感器放置在液体内，而且应该放置在最大的容器内。温度传感器温感部分应该摆放在液体的冷点，即近底部或者中心，不能触碰到容器壁。

**8. 按照蒸汽供应方式区分**　分为外供蒸汽型、自带电加热蒸汽发生器型、自带工业蒸汽换清洁蒸汽发生器型。

外供蒸汽型，即由外部提供蒸汽。医院内、实验室内灭菌器需要提供清洁蒸汽。药厂内，部分特定要求时，需要供应纯蒸汽。

**9. 按照夹套特点区分**　分为无夹套型、内胆式夹套型、腰带式夹套型。

**10. 按照腔体形状区分**　分为圆形腔体、椭圆形腔体、方形腔体。方形腔体由于装载时利用率高，故为主流产品。

**11. 按照物品的用途区别**　分为无菌物品生产用、垃圾物品用。

无菌物品生产是指灭菌完的物品需要再次使用。垃圾物品灭菌是指为保护环境，在抛弃一些特殊医疗垃圾前，需要做灭菌的无害化处理。

**12. 按照装载式腔体的高低区分**　部分腔体大于 1 m³ 的灭菌器体积过大，如果地面有条件做下沉处理，考虑装载的便捷性，会有地坑安装式，即灭菌器腔体与装载区和卸载区的水平一致，以方便操作人员将装载车直接推进腔体，避免二次搬运。

直接安装在地面上，腔体最低端比装载区高的，为地面安装式。

**13. 按照灭菌程序的特点区分**　分为普通下排气、下排气正压脉冲、负压脉冲、跨压脉冲、正负压脉冲。随着对灭菌有效性的重视，正负压脉冲正成为主流。

**（四）压力蒸汽灭菌器的操作方法**

1. 检查冷水阀（软化水），确保打开，正常压力在 300 kPa 以上，水温尽量低。如果自带蒸汽发生器，应检查纯水阀门，确保打开，正常压力在 300 kPa 以上。

2. 检查压缩空气压力，正常压力范围为 600～800 kPa。

3. 打开电源箱上开关，并且把灭菌器的电源开关由"0"旋至"1"的位置。将待灭菌的物品装进灭菌器腔内，关上前门。等关门指示灯亮后，按 ◇ 键，即自动运行。

4. 前处理过程，含有多次预真空和多次正脉冲，反复排出空气（包括腔体、包裹间隙、器械腔孔），多次注入蒸汽，保证空气充分排出，同时充分加热、加湿物品。加热阶段，蒸汽持续缓慢进入，冷凝成水，释放热量，温度上升至灭菌温度。要保证腔体内蒸汽冷凝水排出通畅。

5. 灭菌时注意观察压力、温度,需要同时维持在合理范围内。对于 134 ℃,灭菌时间保持 4 分钟以上;对于 121 ℃,灭菌时间保持 16 分钟以上。灭菌器温度和时间取决于物品的产品说明书。

6. 选择程序时,一定要与物品对应,既要保证灭菌效果,又要防止温度太高,损坏物品。

7. 干燥处理时,缓慢抽真空,排空蒸汽,腔体内水挥发成蒸汽排出,使物品干燥。

对于不同物品,为了保证良好的干燥效果,可以选择延长干燥时间、增加特定的蒸汽干燥脉冲或者特定的空气干燥脉冲。

8. 程序完成后,后门会自动打开,应立即卸载无菌物品,并关上后门(无菌区)。由于灭菌器夹套持续高温,应避免无菌物品长时间摆放在灭菌器腔体内,以防止无菌物品的高温氧化和物品温度升高后的二次吸湿。

(五)压力蒸汽灭菌的使用注意事项

1. 每天使用前需对灭菌设备进行安全检查及清洁记录,检查内容包括:①灭菌器压力表处在"零"位。②记录打印装置处于备用状态。③灭菌器柜门密封圈平整无损坏,灭菌器柜门安全锁扣灵活,安全有效。④灭菌器冷凝水排出口通畅。⑤柜内壁清洁。⑥压缩空气符合设备运行要求。

2. 每天早上缓慢打开蒸汽总阀门,再手动打开排冷凝水阀门,尽量排出冷凝水。每天早上第一锅做 B-D 测试,定期更换门封圈和无菌空气过滤器,定期校验压力表和安全阀,每年校准一次压力传感器和温度传感器;液体灭菌必须有专门的程序。

3. 在操作前认真阅读使用手册,操作人员须接受正规的使用培训,必须持有上岗证。

4. 根据灭菌器的产品说明书熟知其使用禁忌。脉动真空压力蒸汽灭菌器正常灭菌程序,只针对固体、耐温、非密闭物品;所有粉状、膏状、油状物品不能在此灭菌。

5. 在维修前,认真阅读维修手册,维修人员须接受维修培训,经过授权后方可进行操作。

6. 使用或维修时,注意相关的安全事项,如电气安全、介质安全、机械安全、感染防护、操作安全等。

7. 灭菌器新安装、移位和大修后,应进行物理监测、化学监测和生物监测。物理监测、化学监测通过后,生物监测应空载连续监测 3 次,合格后方可使用。监测方法应符合 GB/T 20367 的有关要求。对于小型压力蒸汽灭菌器,生物监测应满载连续监测 3 次,合格后方可使用。预真空(包括脉动真空)压力蒸汽灭菌器应进行 B-D 测试并重复 3 次,连续监测合格后方可使用。

8. 开口液体灭菌前,液体温度尽量为室温或小于 40 ℃。所有过程中均应防止液体爆沸。液体灭菌的运行时间很长,2~5 小时不等;必须使用液体专用程序。液体容器需要耐高温和耐压;建议为水基溶液。不能灭菌易燃和易挥发液体。开口液体只能使用开口液体程序,如有盖子,亦应尽量打开,防止盖子粘连。

9. 闭口液体只能使用闭口液体程序,每锅次灭菌,应该尽量是同一类型的液体,同样体积、同样形状的容器。容器体积越小,整个运行时间越短;尽量使用更小容量的容器,液体量为容器容积的一半。

10. 玻璃瓶比塑料瓶传导快;瓶子放在不锈钢装载架上比放在塑料托盘上升温快。液体灭菌时一定要放置 LOAD 温度传感器(负载传感器),且一定要放在液体内,应该放在最大的容器内,温感部分应该摆放在液体的冷点——底部或中心,不能触碰到容器壁;日常工作注意保护探头。

11.液体灭菌结束开门时,一定要站在门的侧面,防止被蒸汽和水雾烫伤,同时防止液体沸腾、容器炸裂;出现问题,切忌强制开门,等待冷却结束或隔天处理。任何情况下,需要开门前,一定要确认液体内部的腔体压力表、压力传感器和负载温度传感器在安全值以内。

12.产品灭菌和垃圾灭菌,必须使用不同的灭菌器。

(六)压力蒸汽灭菌器的常见故障与处理

1.维修灭菌器须注意的原则

(1)首先要接受培训。

(2)遇到问题,先断电,关闭蒸汽总阀门,关闭压缩空气阀门,断水。

(3)灭菌器冷却后再维修,避免烫伤。

(4)不能随意修改参数。

(5)不要尝试强制开门。

(6)开展维修工作前,应该了解和学习灭菌器的结构。

2.压力蒸汽灭菌器常见故障处理

(1)漏蒸汽、漏水:断水、断电、断蒸汽,寻找泄漏点,紧固管线或更换部件。

(2)泄漏测试不合格:寻找泄漏点,常见的是门封问题、管线松动、阀门泄漏。

(3)B-D测试不合格:①做泄漏测试,判断是否有泄漏。②更换另外一个批次 B-D 包。

(4)灭菌器抽真空达不到设定值:管线漏气、热交换器泄漏、水压不足或过热、真空泵故障、压力传感器不准。

(5)生物监测阳性:①首先确认泄漏测试结果、B-D 测试结果。②确认是否为假阳性。③阅读器误判。

(6)湿包:①包裹是否过大。②器械是否使用了吸水巾。③器械是否过多。④是否为蒸汽含水量过大。⑤是否为水倒灌。

(7)打印记录压力温度超出范围:①主要检查压力传感器、温度传感器是否不准确。②蒸汽质量不达标。

(七)压力蒸汽灭菌器的日常维护

1.每次程序结束,检查有无物品掉落至腔体内,如有须及时取走。

2.每周一次清洁灭菌器腔体内过滤器。

3.每周一次移开导轨,清洁腔体内部,用不含氯的清洁剂,不能用铁丝刷。

4.每周一次用不含腐蚀剂的不锈钢清洁剂或白油清洁外部的不锈钢。

5.每周一次对蒸汽发生器进行手动排污,为间歇打开,持续时间1～2分钟。

6.每周一次检查门在关门时遇阻力后停止关门的功能。

7.每周一次检查空气过滤器是否连接可靠。

8.注意定期更换无菌空气过滤器(建议在 1 年内)。

9.定期润滑门封,必要时更换门封(建议在 1 年内)。

10.注意定期校验和维修保养。

11.注意压力容器、压力表、安全阀的报验。

12.详细的维修及保养说明参阅说明书。


**二、环氧乙烷灭菌**

医疗机构中最常用的环氧乙烷(ethylene oxide,EO)灭菌器通常是 100% 环氧乙烷"单次剂量"药筒的灭菌器和混合环氧乙烷罐或缸的灭菌器。环氧乙烷灭菌器最好安装在单独房间。隔离灭菌器的目的是尽量减少人员暴露的风险。

(一)环氧乙烷灭菌的基础知识

1.环氧乙烷在常温下是无色气体,气味与乙醚相似,但低浓度时无味。在室温条件下很容易挥发成气体。当空气中环氧乙烷含量在 3% ～ 100% 时,遇明火可发生爆炸。

2.环氧乙烷可以杀灭微生物,包括细菌繁殖体、芽孢、病毒和真菌孢子,是一种广谱灭菌剂。

3.环氧乙烷具有穿透力强、对灭菌物品损害小、可低温下灭菌等特点,广泛应用于不耐热、不耐湿的物品灭菌。

4.环氧乙烷能与微生物的蛋白质、DNA、RNA 等产生非特异性烷基化作用,使微生物这些大分子失去活性,从而杀灭微生物。环氧乙烷能抑制微生物各种酶的活性,阻碍微生物的正常新陈代谢过程,导致其死亡。

5.目前,国内外医院使用的设备基本上是纯环氧乙烷灭菌设备。在整个灭菌过程中,灭菌舱内为负压,故万一发生泄漏,环氧乙烷气体也不会外泄;添加的方式由外置气体钢瓶改为内置一次性气罐,刺破气罐后,门自动锁死,不能打开,提高了安全性。

6.环氧乙烷的优点 ①能杀死所有微生物,包括细菌芽孢。②灭菌物品可以被包裹,确保至包裹使用前呈无菌状态。③不腐蚀塑料、金属和橡胶,不会造成物品损坏。④环氧乙烷渗透性强,能穿透形状不规则的物品,如较细、较长的导管,结构复杂且带管腔的器械。⑤有成熟的灭菌监测体系,包括物理、化学、生物监测,用于证实灭菌是否有效。

7.环氧乙烷的缺点 ①通风时间长,需要 10～12 小时,整个循环时间约 15 小时。②环氧乙烷是可疑致癌物,必须控制室内空气中环氧乙烷的浓度低于国家规定的标准,职业接触限值:阈限值 1 ppm。③环氧乙烷易燃易爆,储存和灭菌时不能泄漏。④环氧乙烷灭菌成本比压力蒸汽灭菌成本高。

(二)环氧乙烷灭菌的适用范围

环氧乙烷灭菌适用于不耐热、不耐湿的诊疗器械、器具和物品的灭菌,环氧乙烷不损害灭菌物品且穿透力很强,故多数不宜用一般方法灭菌的物品均可用环氧乙烷消毒和灭菌,如电子仪器、光学仪器、医疗器械、书籍、文件、皮毛、棉、化纤、塑料制品、木制品、陶瓷及金属制品;不适用于食品、液体、油脂类、滑石粉等的灭菌。环氧乙烷是目前最主要的低温灭菌方法之一。

(三)环氧乙烷灭菌器的主要结构

环氧乙烷灭菌器主要分为 A 类和 B 类两种类型,A 类用于医疗器械生产灭菌,B 类用于临床器械灭菌。灭菌器内腔尺寸有一定限制,通常灭菌室容积≤1 m³。

1.灭菌室 灭菌室的最高工作压力小于 0.1 MPa。

2.门控制系统 ①门锁可根据灭菌器的工作状态锁紧、锁松。环氧乙烷气体释放后,门锁紧,无法打开。如需强行中止循环,必须等环氧乙烷气体排出后,方可打开灭菌室门。②门密封良好,能保证正压灭菌时,环氧乙烷气体不易外泄。③凹槽垫圈物,既保证门开启或关闭时不易受损,其特殊的封闭性能又能保证密封完整。

3.真空泵 从灭菌周期开始到结束为止,真空泵持续工作,保证安全条件下有效去除环氧乙烷残留。

4. 安全阀　当灭菌器内工作压力超过最高工作压力、断电和出现其他故障时,安全阀自动打开,将环氧乙烷气体安全排放。

5. 报警装置　机器一旦出现故障包括环氧乙烷气体泄露,机器能及时响亮地报警。如超高温、超高压时,环氧乙烷气体温度超低时,汽化装置超高温时,均报警。

6. 面板　面板上有操作键和显示屏,操作键有温度选择键、增加/减少通气键、开始键和停止键,显示屏可以显示门锁状态、温度、湿度、压力、时间等。

(四)环氧乙烷灭菌的操作方法

环氧乙烷灭菌操作包括灭菌前检查、灭菌物品装载检查、灭菌器运行程序、灭菌物品卸载。

1. 灭菌前检查

(1)检查灭菌设备是否处于通电状态,水、电等参数符合设备要求。

(2)每日清洁灭菌室内腔,用清水擦拭内腔壁,注意检查气瓶安装槽、出气孔、炉门、密封圈等的清洁度。气瓶安装槽的局部易出现油性污物和色泽沉着,应及时擦拭,必要时使用金属清洁剂。检查纯水缩水器的水量是否在水位线上。

(3)打开压缩空气机观察压缩机空气压力表,压力范围在 600～800 kPa。

(4)打开压缩空气阀门,接通压缩空气,观察压力表的压力(350～1000 kPa),开启组合式空气过滤器下部的排放阀,排净压缩空气管道内的积水,关闭排放阀。

(5)打开环氧乙烷灭菌器的电源,电脑显示屏亮,并出现灭菌周期设置功能画面。

(6)打开打印机,将打印机开关置于"开启"挡位。

2. 灭菌物品装载

(1)灭菌物品需彻底清洗和漂洗,清除黏膜、血渍和其他有机物,去除水滴并烘干。选择合适的包装材料对灭菌物品进行打包。

(2)灭菌物品的装载必须利于环氧乙烷气体的穿透和排出,确保灭菌效果。对聚氯乙烯(polyvinyl chloride,PVC)等塑料类、橡胶类物品灭菌时,其数量不能超过灭菌器装载量的50%,以免吸附环过多环氧乙烷,导致灭菌失败。

(3)灭菌物品应合理放置,不可太多。装载量越大,环氧乙烷气体越难排出,可能造成残留。

(4)物品装放不能贴靠门和内壁,防止吸入冷凝水。

(5)纸塑包装器械可用支架分隔放置,如果没有分隔,可用纸塑面材料相靠,以免影响环氧乙烷气体的穿透。

(6)灭菌物品应放于专用灭菌筐内,如果使用两层灭菌筐,之间应有间隔;物品间放置要有间隙,不能高出灭菌筐;物品不能堆积,避免影响环氧乙烷气体的穿透及释放。

(7)每批次灭菌物品应装载生物测试包,并放置于灭菌器最难灭菌的部位,一般在整个装载的中心部位;两层灭菌筐时应放在上层,监测灭菌效果。

(8)装入气罐,逆时针旋转舱门手柄,打开灭菌器门,将环氧乙烷灭菌器配套的气罐插入气罐槽的挡圈内,往下压入,同时向里轻推,使气罐被搭扣扣住。放置环氧乙烷气罐后观察屏幕气瓶放置代码的消失。

(9)将已装入物品的篮筐放入舱内,关上门,顺时针旋转手柄至手柄垂直。

3.选择灭菌参数

(1)设置灭菌温度。按温度选择键,依据待灭菌物品生产厂家推荐的灭菌温度,选择设定环氧乙烷灭菌器的灭菌温度。目前医院常用的有 37 ℃和 55 ℃,建议常规首选 55 ℃。

(2)设置通气时间。依据待灭菌物品生产厂家推荐的通气时间,设定环氧乙烷灭菌器的通气时间参数。一般情况下,温度 37 ℃灭菌循环需要通气 12 小时以上,温度 55 ℃灭菌循环需要通气 10 小时。

(3)参数确认后,按下"开始"键,显示"START",灭菌/通气循环开始,整个过程自动运行直至结束。

4.灭菌过程观察　环氧乙烷灭菌过程关键参数的控制是达到灭菌质量的保证。气体浓度、相对湿度、灭菌温度与时间等这些关键因素直接影响灭菌的效果。环氧乙烷灭菌器的灭菌周期由以下阶段组成:准备阶段(预热、预真空、预湿)、灭菌阶段(刺破气罐、灭菌、排气)、通气阶段、灭菌过程完成。

(1)准备阶段

1)真空:在短时间内抽部分真空,从腔内和装填物品包装内去除大部分残留空气;达到真空时,将水蒸气注入腔内,扩散到整个装填物中。开始一段时间为调节期,此期间装填物达到相对湿度和预设温度。

2)充气:环氧乙烷气体或气体混合物作为灭菌剂进入腔内,并达到灭菌浓度等条件。

(2)灭菌阶段:灭菌器维持预定时间的暴露期。在此期间,腔内装填物保持灭菌浓度、相对湿度、温度及适当压力。暴露期结束后,进行最终的抽真空,从腔内去除气体或气体混合物,并将其排到外部大气中,或排到设备中将环氧乙烷转化为无毒性化学品。

(3)通气阶段:环氧乙烷排空后,灭菌器将新鲜空气经可滤除细菌的空气滤器抽入灭菌室内,置换环氧乙烷的残留气体并重复进行。空气置换持续至少 10 分钟。这时,一些机器开始腔内通风换气阶段,不用移动灭菌包到单独的通风腔就可完成通风。

(4)运行结束:在空气清洗或腔内通风期结束时,机器内压回至大气压,可听见或可看见指示物发出周期结束的信号。有些灭菌器会在门打开之前一直继续过滤空气清除的过程。

5.卸载

(1)灭菌循环过程结束后,必须检查灭菌运行打印记录中的温度、湿度、通风时间、压力等参数,确认正常后即可卸载。

(2)环氧乙烷灭菌的物品都必须经通风解析后方可使用。通风时间 50 ℃时 12 小时、55 ℃时 10 小时、60 ℃时 8 小时。大部分环氧乙烷灭菌的物品都会不同程度地吸收环氧乙烷气体,有些物品会比其他物品吸收和残留更多的环氧乙烷。通风时间是根据最难通风的物品及包装材料来设定的。即使金属和玻璃材质的器械本身不吸收环氧乙烷,但其包装会有残留的环氧乙烷,所以也需要通风一定时间。在紧急状态下,金属和玻璃材质的器械可采用设备厂商推荐的最短通风时间和程序,经通风排残后即可使用。若灭菌失败时必须对器械重新灭菌,要等通风后重新包装再灭菌。

(3)对于使用 100% 环氧乙烷气筒的灭菌器,每周期用过的空气筒都必须从灭菌器中取出并在处理前通风。若灭菌物品是在灭菌器室内通风的,可将其留在腔中。灭菌结束后取下气罐,按医疗废物处理。

(4)取出灭菌物品后,可以结束此次灭菌循环过程。在舱门处于开启状态时,按下"停止"

键,灭菌器即处于待机状态,等待下次灭菌。

(5)使用通风设备不要超载,物品和物品之间、物品与内壁之间都要留出 2.5 cm 的空间,以利于空气自由循环。

(6)全部卸载工作完成后,操作人员应洗手去除可能残留的环氧乙烷。

6. 表格设计与记录　环氧乙烷灭菌监测记录主要包括灭菌器设定温度和灭菌时间,生物监测(标准测试包)包内卡监测结果,灭菌结束后记录仪打印结果中复合灭菌开始时间和灭菌结束时间(表 1-1)。记录内容和监测结果存档。

表 1-1　环氧乙烷灭菌物品记录单

| 灭菌日期: | 灭菌设备号: | | 操作人/复检人: | | | |
| | 灭菌程序: | | 灭菌器运行序号: | | | |
| 灭菌参数设定:温度　　时间　　湿度 | | | 包内卡监测结果: | | | |
| 打印记录:<br>灭菌开始、结束时间: | | | 生物监测结果: | | | |
| 物品名称/编号 | 数量 | 物品名称/编号 | 数量 | 物品名称/编号 | 数量 |
| | | | | | |
| | | | | | |
| | | | | | |

7. 注意事项

(1)金属和玻璃材质的器械,灭菌后可立即使用。

(2)环氧乙烷灭菌器及环氧乙烷气罐应远离火源并防止静电。气罐也不应存放于冰箱内。

(3)环氧乙烷空气罐的存放处理应按照国家有关易燃易爆物品储存要求:①环氧乙烷是易燃易爆物品,保证安全十分重要。②环氧乙烷应储存在单独的房间内。房间应有通风、防爆、消防设施。③环氧乙烷钢瓶应储存在阴凉、远离热源处,不得接近热源,不得爆晒,环氧乙烷的储存温度应低于 30 度。④环氧乙烷钢瓶应有固定支架。⑤环氧乙烷有一定的毒性,因此非工作人员外其他人不得进入和开动存有环氧乙烷气体钢瓶的开关,以免发生事故。⑥气体钢瓶应接有压力表。⑦环氧乙烷存放间禁止吸烟,禁止使用其他明火。

(4)定期对环氧乙烷灭菌设备进行清洁保养和维修调试。

(5)生物指示剂应放置于待灭菌物品最难灭菌的位置。

(6)环氧乙烷残留量浓度在灭菌物品中应低于 15.2 mg/m³,在灭菌环境中应低于 1.82 mg/m³。每年应对灭菌环境中环氧乙烷气体残留浓度进行监测。

(7)环氧乙烷灭菌器排放应遵循生产厂家的使用说明或指导手册,设置专用的排气系统,并保证足够的时间进行灭菌后的通风换气。

(8)环氧乙烷灭菌设备应安装排气管道系统。灭菌器必须连接在独立的排气管路上,排气管材料应为环氧乙烷不能通透的材质如铜管等。排气管应连接室外,并于出口处反转向下,距排气口 7.6 m 范围内不应有任何易燃易爆物和建筑物的入风口如门或窗,排气管的垂直部分长度超过 3 m 时应装辅助排气设施。

(9)操作者吸入环氧乙烷气体超过暴露时间和浓度会有导致健康危害的风险,其中包括可能致癌、致畸、致突变。急性过度暴露可导致眩晕、呼吸窒迫、恶心、呕吐及头痛。

（10）严格掌握环氧乙烷的通风要求，聚乙烯材料物品解析 60% 时需 8 小时，50% 时需 12 小时。

（11）灭菌器须取得卫生部门卫生许可批件，应符合 WS 310.3—2016 和《医疗机构消毒技术规范》等规定。

（12）设备安装及设计必须有专业工程师等人员承担，须对环氧乙烷灭菌器操作人员进行专业知识和紧急事故处理的培训。

（五）设备维护与故障排除

对环氧乙烷灭菌器进行定期保养，是保证该灭菌系统始终处于良好状态必不可少的工作。日常保养必须由经过厂家培训的工作人员来进行。每天进行灭菌室内壁、灭菌室出口处边缘、灭菌器门内面、灭菌器外面、门封条的清洁擦拭和清理。每天开始工作之前，排去积存在压缩空气管道过滤器集液瓶中的水和油。根据厂商建议更换油水分离器的粗滤芯和细滤芯。至少每 6 个月更换一次有水分离器的粗滤芯，至少每 12 个月更换一次有水分离器的细滤芯。不洁净的压缩空气会导致过滤器的滤芯早期失效并有可能导致灭菌器出故障，严重的可能会造成环氧乙烷泄漏，使操作人员接触到环氧乙烷气体。

100% 环氧乙烷气体的新型灭菌器使用一套报警故障显示系统和代码检索表，为操作人员提供灭菌器的状态信息。如果出现报警代码，灭菌器不会中断运行，只是警示操作人员灭菌器处于特殊的状态。如果出现故障代码，灭菌器将中断灭菌过程。

根据设备厂家说明书提供的各阶段故障代码（表 1-2）掌握故障代码识别与处理。当机器出现预备阶段故障代码、灭菌阶段故障代码、自行阶段故障代码时，将中断运行，操作人员及时和工程师联系处理设备故障。机器出现锁定炉腔的故障代码时，操作人员或维修人员必须重新开关电源，启动运行。

表 1-2　环氧乙烷灭菌器常见"报警代码"的意义与处理

| 代码 | 含义 | 可能的故障 | 处理方法 |
| --- | --- | --- | --- |
| C2 | 待机情况下无水 | 储水器缺水 | 加蒸馏水 |
| C3 | 电源中断 | 供电电源中断 | 电源接通后机器自动恢复 |
| C4 | 无压缩空气 | 压缩空气中断 | 检查空压机和供气管道 |
| C6 | 出货门打开 | 出货门未关闭 | 关闭出货门 |
| C7 | 炉门被锁定 | 压缩空气中断 | 检查空压机和供气管道 |
| | | 炉门开关故障 | 联系工程师 |
| C8 | 打印纸出错 | 打印纸缺失 | 重装打印纸 |
| C9 | 打印机出错 | 打印机故障或电路出错 | 联系工程师 |
| C10 | 解毒器报警 | 排气时解毒器故障 | 查阅解毒器显示的故障信号 |
| C11 | 需更换气瓶 | 气瓶已用过或无气瓶 | 装入新气瓶 |
| C12 | 传感器需重新校准 | 传感器超出标准范围 | 联系工程师 |

（六）气罐存储和处置

灭菌器使用环氧乙烷气罐灭菌，气罐为一次性使用，寿命为 5 年。使用后的环氧乙烷气罐，可按照常规非可燃性废物处置。未使用的环氧乙烷气罐，存储应注意：①环氧乙烷灭菌器及气罐应远离火源。②环氧乙烷气罐应于室温下(温度15~30 ℃)直立放置。③环氧乙烷灭菌器附近仅存放当日使用的气罐,最大存放数量不超过12个,屋内换气次数不低于10次/小时。④环氧乙烷气罐应置于专用的可燃性液体存储柜内,存储柜应与外界空气相通。

### 三、过氧化氢低温等离子灭菌

(一)灭菌原理

过氧化氢低温等离子灭菌器使用的是55%~60%的高浓度过氧化氢,是一种强氧化剂。过氧化氢气体在特定的条件下发生电离反应,产生了过氧化氢等离子。过氧化氢低温等离子灭菌器在一定温度、真空条件下于灭菌舱内汽化、穿透、扩散到整个灭菌舱体和灭菌物品的内外表面,并在过氧化氢等离子体的协同下实现对舱内物品的灭菌和对残留过氧化氢的解离。

过氧化氢浓度的高低决定杀菌能力。注入过氧化氢的浓度和剂量未达到要求、装载超负荷、包装材料不正确等,都能影响过氧化氢的浓度。低浓度的过氧化氢注入后会造成过多水分进入灭菌舱,并降低灭菌舱温度,影响灭菌效果。过氧化氢注入量过多可能造成不能完全汽化,影响过氧化氢的充分扩散和穿透,未汽化的过氧化氢容易在灭菌物品表面和包装材料上残留,可致后期使用时发生职业伤害。

临床上使用的过氧化氢灭菌剂有两种,一种是卡匣式过氧化氢,一种是瓶装过氧化氢,两者的特点与操作不同(表1-3)。

表1-3 卡匣式过氧化氢与瓶装过氧化氢对比表

| | 卡匣式过氧化氢 | 瓶装过氧化氢 |
|---|---|---|
| 药剂注入 | 固定剂量包装,每次定量注入 | 每次电子或机械定量从瓶中抽取 |
| 密封状态 | 单胶囊独立密封设计,包外有过氧化氢泄露指示条 | 使用中为闭合、非密封状态,存在浓度下降的隐患 |
| 使用前注意 | 使用前注意检查卡匣外包装的指示条颜色是否正常,当出现红色指示条时,不能使用该卡匣 | 每次使用时检查是否在安全剩余剂量内,并确保每瓶过氧化氢溶液在14天的有效使用期限内,保证安全有效性 |

目前临床常用的过氧化氢低温等离子灭菌器,工作温度为45~55 ℃,灭菌周期为28~75分钟,灭菌后产物为水和氧气,灭菌后物品可以直接卸载使用。

(二)适用范围

灭菌应遵照生产厂家的使用说明书进行操作。过氧化氢低温等离子灭菌器可用于金属和非金属器械的灭菌处理,包括内镜、某些陶瓷和玻璃制品及其他不耐热、不耐湿的手术器械,如腔镜手术器械、电子仪器、光学仪器、精密显微手术器械等。

过氧化氢低温等离子灭菌器灭菌管腔器械时,要求单通道不锈钢管腔内径≥0.7 mm,长度≤500 mm;管腔器械(不包括软式内镜)内径≥1 mm,长度≤1000 mm。

过氧化氢低温等离子灭菌器不能用于处理植物纤维类制品,如棉布、亚麻布、纸张等;不能处理粉类(如滑石粉)和液体类(如水、白油等);不能用于一端闭塞的管腔类器械、不能耐受真空的器械和过于细长的管腔。

不同生产厂家、不同型号的灭菌器对不同材质的管腔均有不同的灭菌适用范围,应遵照生产厂家说明书执行。

过氧化氢低温等离子灭菌器不能灭菌布类、纸类的物品,所以在包装待过氧化氢低温等离子灭菌的物品时,不能选择棉布、皱纹纸、纸塑袋作为包装材料,应选择兼容的灭菌包装袋、无纺布等。

(三)灭菌器结构及部件

1.灭菌室 有圆形和矩形,室内工作温度不高于 60 ℃,波动范围不超过±5 ℃。灭菌室内还包括等离子电极网和过氧化氢浓度传感器等特殊结构。

2.门系统 包括灭菌室的门和联动装置。门的密封用硅胶,保证运行过程中不发生泄漏。在灭菌室门未完全关闭的情况下,不能运行灭菌周期,屏幕上提示关闭门信息。在灭菌周期的进行过程中,不能打开灭菌室门。电动门在关门的过程中如遇到障碍会自动停止关门并报警或提示。

3.面板 包括显示系统、开门键、关门键、灭菌周期选择键等。显示系统有灭菌信息显示、记录及存储功能。①灭菌信息显示包括灭菌室压力、灭菌器处于待机状态、灭菌器门的锁定状态、灭菌器能选择的灭菌循环、灭菌器正在工作的显示和灭菌器正处在哪个循环步骤及所运行的时间,发生错误时能显示错误类型,显示循环完成和提示灭菌室门是否可以打开。②信息记录包括选择的灭菌循环、灭菌日期和时间,每个循环步骤的阶段名称、压力以及时间,灭菌过程所用的总时间,循环完成结果和故障信息。③信息存储,品牌不同存储时间不同。

4.报警装置 在灭菌过程中室内过氧化氢浓度、压力、温度等超出正常范围,设备报警装置会发出报警音并指示设备处于异常工作状态。当灭菌器械没有彻底干燥时,灭菌器会自动报警并终止灭菌过程。

(四)灭菌操作

1.灭菌前准备 供电,电压 220 V 或 380 V;辅助设施(水、气)无特别要求。

2.灭菌器运行前检查

(1)电气检查:灭菌器处于通电状态,切勿使过氧化氢低温等离子灭菌器装置拔下插头或关闭的时间超过 24 小时,或按照厂商要求执行。如果关闭消毒灭菌装置长达 24 小时以上,应致电厂家获取指导。

(2)过氧化氢卡匣或罐装液体检查:在启动循环前应按照消毒灭菌装置显示器上的信息更换空的或过期的卡匣。如果过氧化氢外包装上的化学监测指示条是红色的,切勿拆除卡匣包装的塑料外壳包装。红色表示卡匣可能已损坏,为了确信卡匣的质量应致电厂家。切勿从卡匣收集箱上取出用过的卡匣,须根据当地废物处理法规弃置密封的卡匣收集箱。未使用过的过氧化氢卡匣也是危险物,应依法规弃置。如果需要操作使用过的卡匣,应戴乳胶手套、乙烯基或腈纶手套。切勿使手套接触脸或眼睛。要保证罐装的过氧化氢液体储存在合适的环境条件下(有些需冷藏保存),并有足够的过氧化氢量来保证灭菌成功。

(3)灭菌室检查:切勿用磨料擦拭灭菌室门。灭菌柜密封圈是保持灭菌室处于真空状态的关键部件,切勿在门座或灭菌室组件上使用粗糙的清洁工具如线刷或钢制毛刷等,否则会损坏密封圈。

3.灭菌物品的装载

(1)装载前检查:检查物品是否可通过过氧化氢低温等离子灭菌装置进行灭菌。因不同厂家、不同型号的灭菌器对管腔器械的要求有所差异,故在管腔器械灭菌前还应对管腔器械的材质、管径及长度进行判断,看是否符合过氧化氢低温等离子灭菌器的要求。检查灭菌室是否清洁干燥;对于含有真空排水泵的灭菌器,应先进行排水检查。潮湿会减弱和影响电子和自由基杀微生物的作用,装载潮湿的物件可导致灭菌失败或循环取消。检查是否采用特卫强(Tyvek)专用灭菌袋和无纺布作为包装材料,按照要求规范包装。器械盒内不能使用泡沫垫,因泡沫垫会吸收过氧化氢而影响灭菌过程。

(2)装载:待灭菌物品不得超出器械架范围,以免发生挡灯(遮挡过氧化氢监测灯),导致灭菌器报警。不能触碰舱门、舱底部、等离子电极网。等离子电极网是灭菌舱内的一层网状结构,装载物品不要与之太靠近,应保持 2.5 cm 的空间距离。器械或物品应有序、单层放置在载物架上,器械盒或贵重器械应平放在灭菌架上,不堆叠、不挤压,保证各物品间留有缝隙,便于过氧化氢低温等离子均匀扩散和注入。装载量以 60%~70% 为宜,无最小灭菌容积限制,最大灭菌容积量应低于 80%。

(3)生物监测灭菌装载:生物监测包或灭菌过程验证装置(process challenge device,PCD)应放于灭菌室内远离过氧化氢注入口的部位,如下层器械搁架、卸载侧门(非过氧化氢注入口)附近,或生产厂家使用说明书建议的灭菌器最难灭菌的部位,并且灭菌器应处于满载状态。

4. 灭菌周期的选择

(1)灭菌周期:依据 GB 27955—2011 要求,过氧化氢低温等离子体灭菌器的灭菌过程一次循环分 5 个阶段:真空期、注射期、扩散期、等离子期和通风期。

1)真空期,灭菌室内压力由正压下降至负压。

2)注射期,定量的 55% 以上浓度的过氧化氢液体注入灭菌室内。

3)扩散期,定量注入的过氧化氢溶液在一定的温度和负压下汽化,迅速均匀地扩散。

4)等离子期,启动等离子发生器,汽化的过氧化氢进入等离子态。等离子化过程结束,等离子物质重新组合成氧分子、水分子。

5)通风期,外部气体经过过滤后进入舱内,使得舱内外压力平衡,恢复为大气压。

上述 5 个阶段根据程序设计可以重复和交叉,完成双循环的灭菌周期。

(2)选择灭菌周期:过氧化氢低温等离子灭菌器有短循环和长循环灭菌周期(表 1-4),可根据灭菌物品选择不同的灭菌周期(表 1-5)。不同品牌的灭菌室灭菌周期设计及应用范围不同,按过氧化氢低温等离子体灭菌器生产厂家的使用说明书执行。

表 1-4 短循环、长循环灭菌时间对比表

| 灭菌循环阶段 | 短循环(分钟) | 长循环(分钟) |
| --- | --- | --- |
| 真空期 | 18~23 | 20~25 |
| 注射期 | 5~7 | 5~7 |
| 扩散期 | 1~3 | 9~11 |
| 等离子期 | 5~7 | 5~7 |
| 注射期(2) | 5~7 | 5~7 |
| 扩散期(2) | 1~3 | 9~11 |
| 等离子期(2) | 5~7 | 5~7 |
| 通风期 | ≥1 | ≥1 |

表 1-5　灭菌周期选择

| 管腔类型 | 规格 | 短循环 | 长循环 |
|---|---|---|---|
| 不锈钢管腔 | 直径≥1 mm,长度≤50 cm | √ | |
| 普通医用管路 | 直径≥1 mm,长度≤1 m | √ | |
| | 直径≥1 mm,长度为1～2 m | | √ |
| 软式内镜 | 直径≥1 mm,长度≤2 m | | √ |

5.灭菌后卸载　灭菌循环完成后即可打开室门,灭菌后的物品不要求通风。确认灭菌监测合格后,即可使用灭菌物品。取出物品后关闭室门,以利于保持灭菌室内的操作温度并使灭菌室保持清洁。

6.确认与放行　物理监测、化学监测(包外化学指示物监测)、生物监测合格,双人复核准确无误后,物品放行,记录并签名。

(五)注意事项

1.灭菌前物品必须清洗彻底,充分干燥。

2.管腔器械的灭菌应该选择与该灭菌器兼容的管腔器械材质和规格。不同型号、不同厂家、不同规格的灭菌器对管腔要求均有差异,严格按照厂家说明指导进行操作,确保灭菌成功。

3.装载时,灭菌物品塑面须朝一个方向,灭菌物品不得接触灭菌腔内壁。

4.灭菌物品不能叠放。

5.过氧化氢本身具有较大刺激性,尤其在浓度较高时。按照美国职业健康协会(Occupational Safety and Health Administration,OSHA)的规定:过氧化氢8小时时间加权平均暴露浓度应≤1 ppm。灭菌后,过氧化氢如果没有很彻底地分解和排除而仍然残留在包裹外甚至是器械上,将对医务工作者和患者造成暴露,直接危害健康。

6.过氧化氢直接接触眼睛可能会造成无法治愈的组织损伤。如不慎入眼,要用大量清水冲洗15～20分钟;如戴角膜接触镜(隐形眼镜),应先取下,然后继续冲洗眼睛。冲洗眼睛后应立即就医。

7.吸入过氧化氢可能使肺、咽喉和鼻受到严重刺激。如不慎吸入,应将吸入者移到空气新鲜的地方。

8.过氧化氢直接接触皮肤可能造成严重刺激。完成循环后发现物品带有水分或液体时,应戴上耐化学药品腐蚀的乳胶、乙烯基或腈纶手套。如衣物沾染过氧化氢,应立即脱下并用水彻底冲洗。

(六)设备维护及故障排除

1.根据设备厂商提供的操作手册和规章制度进行设备维护和故障排除。

2.每天使用清水或中性清洁剂进行灭菌器门、仪表的表面擦拭,勿使用研磨剂或粗糙的清洁工具,也勿使用乙醇或其他高强度的清洁剂;每天清理灭菌器柜室内杂质;每天至少进行一次灭菌器设备间台面、地面等环境的清洁。

3.每月进行一次灭菌设备柜体的清洁,避免积尘。应避免元器件和连线与水接触,一旦湿水应擦干后方可接触电源。根据厂商建议,检查各连线插座、接头是否松动,松动的应插紧。

4.根据厂商的建议制订相应的元器件更换或再生制度,进行设备的定期维护保养。

5. 使用灭菌系统信息解决消毒灭菌装置故障。通常系统会提供不同的错误信息代码提示,根据代码可了解到错误信息的大致情况,并根据故障处理权限要求,由专职操作人员、专业工程技术人员或厂家的技术人员来解决故障。

# 第四节　无菌物品储存

储存是指将备用的无菌物品存放、保管于一定的特殊环境中,以保证其不受任何损害的过程。无菌质量的特性决定了无菌物品储存及保管有其特殊的管理要求和控制感染的措施。

## 一、无菌物品储存原则

1. 无菌物品储存区为清洁区域,是存放、保管、发放无菌物品的区域。

2. 灭菌后物品应分类、分架存放在无菌物品存放区。

3. 各类无菌物品应每日清点、及时补充,保证储备充足,设立一定的基数。

4. 一次性使用无菌物品应去除外包装后进入无菌物品存放区。

5. 根据备用物品用途进行位置的规划,货架可设柜架号、层次号、位置号等标识,物品放置位置固定化、规格化,能够存取方便。

6. 消毒后直接使用的物品应干燥、包装后专架存放,并设置标识。标识应醒目清楚,避免细菌繁殖或受到真菌污染。

7. 无菌物品储存应遵循先进先出的原则,严格按照日期的先后顺序摆放。

8. 安全管理,认真按照灭菌物品的卸载、存放的操作流程执行;储存过程中应保护无菌物品不受污染和损坏。

9. 搬运无菌物品须使用专用的转运篮筐和转运车。

10. 无菌物品放在不洁的位置或掉落地上应视为污染包,不得使用。

## 二、无菌物品储存要求

(一)环境要求

无菌物品存放间空气流向必须是由洁到污,采用机械通风。根据 WS 310.1—2016 规定,工作区域温度必须低于 24 ℃,相对湿度低于 70%,换气次数达到每小时 4～10 次,最低照度达到 200 lx,平均照度达到 300 lx,最高照度达到 500 lx;天花板及墙壁应无裂缝、不落尘,便于清洗与消毒;地面应防滑、易清洗、耐腐蚀,与墙面踢脚及所有阴角均应为弧形设计;电源插座必须具有防水安全性。

无菌间货架应采用敞开式货物架,一般为 3～4 层。货物架可选择耐腐蚀、表面光滑、耐磨的材质,比如不锈钢材质的产品。货物架必须距地面≥20 cm、距天花板≥50 cm、距墙壁≥5 cm,主要是为了减少地面、天花板、墙壁对无菌物品的污染。使用封闭的柜子或容器,用于储存周转较慢的无菌物品。无论采用以上哪种方式储存物品,都必须关注储存期间影响无菌有效期的相关因素,避免无菌包被环境中水、潮气、尘粒污染,以及不恰当的搬运方法造成包装破损所致的污染。

货物架应该根据无菌物品的科室、类别、数量、体积、灭菌方式设置标识,符合无菌物品分类、固定放置的管理要求,并且要做到字迹清晰、标识醒目,便于快速、准确拿取无菌物品。

无菌间工作人员按照所规定的标识放置无菌物品,摆放时需按照灭菌日期的先后顺序,遵循先进先出的原则。

手术室、病房治疗室、病房换药室等应采用自然通风,当通风不良时可使用排风扇强制换气。

无菌物品存放环境应该每日清洁,物体表面、地面及排风口进行湿式擦拭,避免扬尘。

（二）人员要求

无菌物品存放区为独立的区域,由专人负责,严格执行消毒隔离制度,做好无菌物品管理,控制人员的流动量,并仅限于发放无菌物品的护士及消毒员。无菌间工作人员在接触无菌物品前应洗手或进行手消毒。

（三）检查核对要求

无菌间工作人员卸载无菌物品时应确认监测结果(物理监测、化学监测、生物监测)符合WS 310.3—2016灭菌质量要求,并对之进行包装完好性、湿包等质量检查。不符合标准的无菌物品应分析原因,重新处理和灭菌。无菌物品卸载后需要冷却30分钟后再进行货架装载。一旦无菌物品出现潮湿、包外指示变色不合格,或者掉落在地时一律视为不合格包,需要重新包装灭菌。无菌物品质量检查主要包括以下方面。

1.确认灭菌质量监测合格　物理监测质量不合格的,同批次灭菌的物品不得储存和发放。包外化学监测变色不合格的灭菌物品,不得储存和发放。灭菌植入物及手术器械应每批次进行生物监测,生物监测合格后,无菌物品方可储存或发放;紧急情况时,可在生物PCD中加用5类化学指示物,若合格可作为提前放行的标志;生物监测的结果应及时通报使用部门。

2.确认无菌物品包装合格　外包装清洁,无污渍;包装完好,无破损;闭合完好,包装松紧适宜,封包的胶带长度应与灭菌包体积、重量相适宜,闭合完整性好;密封包装的物品其密封宽度应≥6 mm,包内器械距包装袋封口处应≥2.5 cm;硬质容器应设置安全闭锁装置,无菌屏障完整性破坏后应可识别。

3.确认无菌物品标签合格　无菌物品包有无菌物品标签,且粘贴牢固;标签项目完整。灭菌物品的标识应注明物品名称、包装者、核对者、灭菌器编号、灭菌批次、灭菌日期和失效日期等相关信息,并且具有可追溯性。

4.确认无菌物品没有湿包问题　湿包不能作为无菌包储存。

（四）无菌物品有效期

根据WS 310.2—2016中无菌物品储存效期的规定执行。

1.环境温度、湿度达到WS 310.1—2016的规定时,使用普通棉包布包装的无菌物品有效期为14天;未达到环境标准时,使用普通棉包布包装的无菌物品有效期宜为7天。

2.医用一次性纸袋包装的无菌物品,有效期宜为30天。

3.一次性医用皱纹纸和医用无纺布包装的无菌物品有效期为180天。

4.使用一次性纸塑袋包装的无菌物品有效期宜为180天。

5.使用硬质容器盒包装的无菌物品有效期宜为180天。

无菌物品储存的数量应该设有相对固定的基数,储存数量不宜过多,避免无菌物品失效。

（五）低温灭菌物品存放要求

过氧化氢等离子灭菌物品禁止与高压蒸汽灭菌物品混放;环氧乙烷灭菌物品必须放在通风良好处,一次性无菌物品储存必须有利于环氧乙烷的挥发。贵重的精密器械要做好保护措施,可以选择靠边的货架存放,防止掉落损坏。

（六）消毒后直接使用物品要求

消毒后直接使用的物品可置于无菌物品存放区或置于检查包装及灭菌区储存。该类物品应保持干燥,并且包装后分区、专架存放,标有明显的标志,禁止与其他无菌物品混放。

（七）一次性无菌物品的入库要求

一次性无菌物品先拆外包装后方可进入无菌间,未拆封的应储存于消毒供应中心仓库。一次性无菌物品每批次进入消毒供应中心仓库时,仓库管理人员必须确定一次性无菌物品的有效性,主要包括检查以下项目:产品检验报告,产品名称、规格、生产批号、灭菌批号,每箱外包装是否完整、严密,无破损、无潮湿,医疗器械生产企业许可证、医疗器械注册证等信息是否齐全,外包装上的化学指示物变色是否合格。拆外包装的无菌物品进入无菌间时,要检查包装的完好性,核对生产厂家、生产批号、灭菌日期等信息与外包装信息内容是否一致。

### 三、无菌物品储存注意事项

1.接触无菌物品前应洗手或手消毒,禁止佩戴首饰,防止划破外包装纸。

2.保证足够的冷却时间,防止产生湿包。

3.无菌包潮湿、包装破损、标签字迹不清、误放不洁处或掉落地面,应视为污染包,须重新处理和灭菌。

4.发现灭菌质量问题及时反馈灭菌人员和相关负责人。

5.手术器械、辅料包的搬运应使用器械车。器械篮筐或手术器械箱搬运中应平移,防止器械碰撞和磨损。

6.一次性物品入库前需确认产品验证是否具备省级以上卫生或药监部门颁发的医疗器械生产企业许可证、工业产品生产许可证、医疗器械注册证、医疗器械经营许可证等,进口产品还要有国务院(卫生部)监督管理部门颁发的《医疗器械注册证》。

属于三类医疗器械的一次性无菌物品应有热原和细菌监测报告,妥善保留资料以备查证。库房有专职人员检查每箱产品的检验合格证、灭菌标识、产品标识和失效期。认真检查每批产品外包装,外包装应包装严密、清洁,无破损、变形、污渍、霉变、潮湿等质量问题。登记每批到货时间、批号、失效期、数量、品名、规格、厂家及送货人签名等。

## 第五节　监测技术

清洗、消毒及灭菌效果监测,是对消毒供应中心(central sterile supply department,CSSD)处置复用医疗器材全程质量控制与评价,通过监测正确判断清洗、消毒和灭菌等工作质量。

### 一、清洗消毒效果监测

（一）清洗质量日常监测

1.目测检查　肉眼观察或用3倍放大镜观察清洗物品表面清洁度。

（1）金属器械类:器械表面、咬合面、关节面清洁光亮,无污垢、锈迹、血渍、污渍,应干燥,器械无沉淀物或蚀损斑,表面无"白斑"。重点检查关节面和咬合面及管腔内壁。

（2）橡胶类：表面光滑，无黏附物、裂痕、胶布污迹、老化、粘贴，管腔通畅、干燥、保持原有的弹性。

（3）玻璃类：表面不挂水珠，应光洁、透明、无裂痕与残缺，刻度清晰完整。

（4）穿刺针类：针腔出水成直线，针梗、针芯无污迹，针尖锐利、无钩、无卷边，针斜面平整，针芯与针栓配套，无松动现象。

（5）所有物品清洗后应无清洗剂、消毒剂、除锈剂等化学剂残留。

2.擦拭法　用干燥、洁净、不起毛的布（如纱布）擦拭物体表面，根据布脏的程度判断表面洁净度。本法简便但不精确，且会有纤维絮残留。

3.潜血试验　将化验室应用的潜血试验（联苯胺法）引入物品清洗质量检查，作为判断清洗血液污染器械质量的参考数值，以阴性为合格。

（1）试剂：①150 g/L邻甲苯胺-冰醋酸溶液：称取邻甲苯胺150 g，加冰醋酸至1000 ml。或用10 g/L邻甲联苯胺溶液：称取邻甲联苯胺1 g，溶于冰醋酸及无水乙醇各50 ml的混合液中，置棕色瓶中，保存于4 ℃冰箱里，可用8～12周，若变为暗色，应重新配制。②30 g/L过氧化氢液。

（2）潜血试验的操作方法：用棉花反复擦拭器械3次，滴加15％邻甲苯胺-冰醋酸溶液2～3滴，再滴加30 g/L过氧化氢液2～3滴。结果判断：在2分钟内出现蓝色为阳性，无反应为阴性。

4.微生物学检测　对清洗后的器械，将浸有无菌盐水采样液的棉拭子在被检器材各层面及轴节处反复涂抹（查找涂抹面积），剪去手接触部位，将棉拭子放入装有10 ml采样液的试管内，送细菌室。按《消毒技术规范》规定的方法对样品做细菌培养，计算菌落数。

5.ATP生物荧光法检测

（1）ATP（adenosine triphosphate）生物荧光法检测作为一种用于检测器械清洗效果的方法，具有检测结果准确、及时的特点。器械污染物和ATP有明显的数量对应关系。通过对器械物体表面的ATP酶测定可定量分析其污染程度。

（2）ATP生物荧光法检测原理：荧光素酶在$Mg^{2+}$、ATP、$O_2$的参与下，催化荧光素氧化脱羧，产生激活态的氧化荧光素，并放出光子，产生560 nm的荧光。

（3）ATP生物荧光法检测方法：①取出试管内拭子。②分别涂抹研究对象的取样部位表面一遍。③取样后将拭子放回试管，挤下试剂并振荡5次。④放入仪器内，直接读取数据并记录。

6.残余蛋白质检测　用擦洗方法检查装置可以接触到的表面有无残留蛋白质，再使用水合茚三酮试剂目测检查有无残留蛋白质。

7.双缩脲反应

（1）应用与原理：评估医疗器械在自动清洗机清洗或手工清洗以后器械上蛋白质的残留量，从而评估清洗的效果。双缩脲（$NH_2-CO-NH-CO-NH_2$）在碱性溶液中可与铜离子产生紫红色的络合物，这一反应称为双缩脲反应。因蛋白质中有多个肽键，也能与铜离子发生双缩脲反应，且颜色深浅与蛋白质含量的关系在一定范围内呈正比例变化，而与蛋白质的氨基酸组成及分子量无关。该检测方法通过颜色的变化对物品表面蛋白质残留量进行评估。

（2）测试步骤。

1）棉签涂擦：使用专用的增湿剂在棉签上点4滴溶液或在采样物品表面点4滴溶液，然后用棉签在物品表面用力涂擦,可以用棉签在物品表面进行旋转采样。在器械关节部位同样也要涂擦,在培养之前尽量多采集物品表面。

2)放入:采样结束后,将棉签放入 Pro-tect M 内,用力往下按压。然后快速振荡最少 5秒。溶液将呈现绿色。

3)培养:将 Pro-tect M 放入培养容器中进行培养,时间为 45 分钟,温度为 37 ℃。

4)检测结果:培养 45 分钟后,对比 Pro-tect M 上的对照色,记录棉签或溶液的颜色。

(3)结果判断:测试结果的颜色可指示物品表面蛋白质的残留量,颜色结果可以按 Pro-tect M 上的对照色进行比对:绿色代表检测通过,没有蛋白质残留;灰色或紫色代表检测失败,表示有蛋白质残留,需要重新清洗或测试。

8.杰力试纸　检测原理:通过试纸上的过氧化物和显色剂与血污中的血红蛋白、肌红蛋白的作用使显色剂发生色泽变化,可判定微量血污是否存在,其灵敏度为 15 $\mu$g/L。用杰力试纸蘸取器械上的水,观察 1 分钟,试纸呈黄色为阴性,绿色为阳性。

(二)定期清洗消毒监测

1.每季度监测　每季度对直接用于患者的消毒物品进行一次监测。如常用的人工呼吸机管道等消毒效果监测。呼吸机管道表面消毒效果的采样方法如下。

(1)采样时间:呼吸机管道及配件经清洗、消毒处理后进行采样。

(2)采样物品准备:无菌试管(内含 10 ml,无菌生理盐水)、灭菌棉拭子、酒精灯。

(3)选择采样部位:呼吸机管口、呼吸机管内螺旋处、接头、水杯、湿化器等。

(4)采样步骤:从清洗消毒器卸载清洁的呼吸机管道及配件;戴口罩、洗手,点燃酒精灯,取出灭菌棉拭子放入无菌试管内浸湿;用浸有无菌生理盐水的棉拭子在采样部位横竖往返均匀涂擦各 5 次,并随之转动棉拭子,剪去手接触部位后,将棉拭子投入无菌试管内,用酒精灯进行试管口及瓶塞的消毒,密闭后在试管壁注明采样部位,并填写检验单立即送检。

2.清洗消毒器清洗效果测试　每年一次或发现清洗质量不合格时按照 ISO/TS 15883—5 进行清洗效果测试。当清洗物品或清洗程序发生改变时,也可以采用上述标准的方式进行清洗效果的监测。

监测方法应遵循 ISO/TS 15883—5 的规定;在测试清洗效果期间,去掉消毒阶段运行循环。在有需要的情况下,烘干阶段同样可以从测试期间删除,便于发现残留污染物。监测结果不符合要求的清洗消毒器应停止使用。

例如:普通外科器械。

样本:使用含接合处的外科器械(剪刀与止血钳的使用比率为 1∶1),每个托盘使用 20 个测试器械,使用足够的数量,使清洗消毒器满载。

污染物:让血液在室温下平衡,将试验器械彻底清洁干燥,在室温下用刷子把试验污染物涂抹在器械表面的接合处和皱褶处。

装载:每个托盘放置 20 个接种了污染物的试验器械,按水平位置任意摆放。所有器械应在 30 分钟内准备好并放置在托盘上。将器械置于托盘中,在室内环境温度和湿度下干燥约30 分钟。取出器械,检查每个器械是否存在过多的试验污染物,若在器械表面的凝固污染点直径>5 mm,则用吸水纸将其去除。然后将器械倒置于另外的托盘上,静置干燥 30~60分钟。

测试方法:将装有测试器械的托盘放入清洗消毒器,放置满载后启动清洗消毒器,根据制造商说明书运行"外科器械"清洁程序。在清洁阶段结束后立刻停止程序,卸载清洗消毒器。每个型号的负载应至少在清洗消毒器内进行3次清洁程序。若没有足够的器械使清洗消毒器达到满载,应运行足够的程序来检查清洗消毒器中每个位置的情况,并根据制造商说明书在空位置的托盘中放置清洁物品。

结果判定:当清洗机清洗结束后,目测每个器械的关节处以及接合处展开和闭合的状态。记录清洁干净和不干净的器械数量(在正常光线下,用正常视力观察,无可见的血迹即认为清洁干净),计算试验器械残留污染物的比率。结果用百分比表示。

(三)清洗质量监测的文件与记录

1.每批次清洗物品应进行监测结果记录,定期进行分析总结。

2.每月应随机抽查3~5个待灭菌包内全部物品的清洗质量,检查的内容同目测检查,并记录监测结果。

3.使用清洗设备准确记录物理参数及运转情况。

4.清洁剂选择、使用方法及质量要求。

5.每类器械清洗技术方法和评价标准。

6.清洗设备操作程序。

7.清洗设备维护和性能技术参数确认等文件。

## 二、灭菌效果监测

灭菌效果的监测方法,按其性质来讲,通常可分为物理监测、化学监测和生物监测。物理监测主要是反映灭菌器的状态,化学监测主要是反映每个包裹的灭菌过程,生物监测则主要是反映微生物的杀灭程度。物理监测、化学监测和生物监测都是重要的监测方法,但没有一种方法能完全证明经过灭菌处理的包裹是无菌的。只有充分地将3种监测方法有机地结合起来,才能最有效地保证灭菌过程的成功,从而确保灭菌的质量。

(一)监测种类与原理

1.物理监测　物理监测主要是反映灭菌器的状态,这里的状态主要是指灭菌器的各项关键参数是否达到设计或该次灭菌设置的要求,如压力蒸汽灭菌的温度、时间和压力;干热灭菌的温度和时间;环氧乙烷灭菌的浓度、温度、时间和湿度。因此,物理监测是最基本的灭菌质量监控,通过它可以直观地查明灭菌器的运行情况及是否处在正常的工作范围。操作人员必须在每一次灭菌开始至结束的整个过程中,详细观察和记录各项关键参数。新的或重新使用(维修后或常规检修后)的灭菌器,必须对各项灭菌的关键参数进行物理校正,以便及时发现灭菌器的障碍及检查各种仪表的正确性和灵敏度。

物理监测虽能反映灭菌器的状态,但却不能真实反映灭菌器内每个包裹的灭菌过程和微生物的杀灭情况。例如,压力蒸汽灭菌表头上显示的温度是排气口处,理论上是锅内温度最低处,但实际上却不能真正代表每个包裹尤其是包内中心部位的温度,因为中心部位的温度受到包裹大小、包装材料、装载数量、装码方式、蒸汽质量及冷空气团存在与否等因素的影响而有所不同,而物理监测本身不能发现这些问题。如果碰到仪表失灵,更容易导致数据差错。

为了增加物理监测的可靠性,须加强对各项灭菌参数的调试和校正,并结合化学监测和生物监测来综合反映灭菌的质量。

2.化学监测　化学监测是根据颜色或形状等改变判断结果,其方法简单直观,马上判读,误差较小,是医院普遍使用的监测手段之一。

化学监测主要是通过肉眼观察物质(状态)变化或化学(颜色)变化,来测试灭菌过程的一个或多个关键参数。化学监测具有快速、简单和费用低等特点,可用于发现可能出现的灭菌失败,如不正确的包装或装载、灭菌器功能失效等。它能及时地反映每个灭菌包裹的灭菌效果,给使用者带来方便。

国际标准化组织和美国医疗器械促进协会(The Association for the Advancement of Medical Instrument,AAMI)的化学指示剂按其不同用途均分为下述五大类。

(1)过程监测:主要用于每个包裹的包外,指示已暴露于某种灭菌过程,以区分已灭菌和未灭菌的物品,常用产品有化学指示胶带、包装袋上变色条和标签等。化学指示胶带还可以作为记录和封包之用。下面是3种主要灭菌方法的技术参数要求。

1)压力蒸汽灭菌用化学指示剂:①暴露于干热 140(±2)℃、30(±1)分钟下,应不变色或变色不完全。②饱和蒸汽(液体含水量不超过 15%,下同)条件下,121～124 ℃完全变色时间不应少于 3 分钟,134～137 ℃则不少于 30 秒。③饱和蒸汽条件下,121～124 ℃完全变色时间不应超过 10 分钟,134～137 ℃则不超过 2 分钟。

2)环氧乙烷灭菌用化学指示剂:①暴露于温度 60(±2)℃、相对湿度 50%～70%条件下,90 分钟内应不变色或变色不完全。②环氧乙烷浓度为 600(±30)mg/L、温度 30(±1)℃、相对湿度 50%～70%条件下,完全变色时间不应少于 5 分钟,也不应超过 30 分钟。

3)干热灭菌用化学指示剂:暴露于干热 160～165 ℃,完全变色时间不应少于 20 分钟,也不应超过 40 分钟。

(2)特殊监测化学指示剂:又称 B-D 测试(Bowie-Dick test)。它是 1963 年由苏格兰两位微生物学家 J. H. Bowie 和 J. Dick 设计的,专门用于检测预真空(包括脉冲)压力蒸汽灭菌器排出空气的效果。

冷空气是造成预真空(包括脉冲)压力蒸汽灭菌器灭菌失败的主要因素之一。冷空气的存在对灭菌有三方面不利:一是形成蒸汽空气混合体,产生分压,降低蒸汽的压力,不利于柜室在原定压力下达到应有的温度;二是阻隔蒸汽接触物品,不利于热的穿透;三是减少柜室气体中的水分,不利于微生物的杀灭。引起预真空灭菌器冷空气排除失败的原因主要有:①灭菌器损坏,如真空泵效果下降,致使柜室内未达到应有的真空程度。②自控系统失灵,抽气时间缩短。③柜室密封性能下降,不能维持规定的负压。④空气起始温度低,重力作用明显。⑤送入蒸汽动能偏高,将过多的空气挤入试验包内。⑥试验包与柜室容量相比过小,产生"小装量"效应。

在进行 B-D 试验时,未按规定要求进行,或不注意下述问题,也会导致测试失败。①B-D 试验的结果只说明预真空灭菌器排除冷空气的效果,而不能表达灭菌是否合格。②B-D 试验不合格通常意味着灭菌器发生了故障,或操作出了问题。必须找出失败原因,直至 B-D 测试合格,灭菌器方可使用。③B-D 试验不像其他化学指示剂,不能表示灭菌时灭菌参数是否达到。④B-D 试验只适用于预真空(包括脉动)压力蒸汽灭菌器,不适用于下排气压力蒸汽灭菌器。⑤必须空锅做,做前锅应预热;测试包应放在排气孔上部,但不能堵塞排气孔。⑥B-D 试验按规定在 134 ℃条件下作用 3.5 分钟,最长不超过 4 分钟(如无 0.5 分钟间隔);任意延长作用时间,会使原来出现的变色不均匀变为均匀,从而有可能掩盖存在冷空气团的真相。⑦必须选择符合上述质量要求的 B-D 测试纸。⑧标准试验包由 46～50 条 80～90 cm 的纯棉布巾组成,布巾先横折为3层,再纵折形成6层。将折好的布巾一条摞一条至25~28 cm厚,摞放时,各层布巾按折叠侧左右交替摆放,使两侧厚度相等。布巾摆好后,将B-D测试纸水平放于中央层布巾之间,然后用布将所有布巾包成一试验包,外面用化学指示胶带固定。⑨布巾可用一般手术室治疗巾,用前至少经1次洗涤,但不可热熨,因过分干燥会影响测试结果。重复使用的试验包,布巾必须洗净;连续测试时,每次均应打开布巾包,将布巾晾干1小时,再重新打包。布巾过于潮湿也会影响测试结果。布巾一般可反复使用30次左右,如使用时间过长,织物纤维容易老化,纤维收缩,会影响蒸汽穿透,导致B-D测试失败。⑩测试包应打得略宽松一些,太紧的包,蒸汽不易进入,但也不易形成气团;如有条件,可选择使用一次性B-D测试包,方便、稳当、可靠且不受人为因素影响。

一般情况下,判别B-D测试结果的方法是:测试纸变色呈均匀一致,表示B-D测试通过;测试纸变色不均匀一致,表示B-D测试未通过。

(3)单一参数化学指示剂:这类化学指示剂仅仅反映灭菌关键参数中的某个参数。通常这类指示剂仅用于压力蒸汽和干热灭菌器具。它的主要作用只是保证温度已经达到最低标准,但却不能说明在该温度下维持多长时间和灭菌器内是否已超过指示剂设计温度。不过,它对确定包裹内中心温度是否已达到要求是非常有帮助的。

为了确保测试预期效果,单一参数化学指示剂在性能设计上应有比较明确的要求,一般来讲可有下列几项。

1)应明确其能测定哪一项关键参数(通常为温度)。

2)应明确所测定参数的数值。例如,如某一温度溶化管,应明确是用于测定蒸汽灭菌"温度"这一关键参数;又如产品设计的溶化温度为121 ℃,则根据温度误差最大为-2 ℃的要求,管内指示剂在119 ℃以下不应溶化,而在121 ℃或以上时必须溶化。

(4)多参数化学指示剂:可反映灭菌的某些关键参数。这类指示剂在使用时要注意以下三项。

1)多参数化学指示剂主要是指包内指示剂,用于核查每个包内部的灭菌情况。实施包内监测时,必须选择多参数化学指示剂,而不能用单一参数化学指示剂(如温度溶化管)或第一类指示剂(如包外指示胶带)来代替。

2)影响包内指示卡变色的原因有以下几种:①灭菌剂不能穿透包装材料。②灭菌器材的包装过大。③灭菌超载或物品放置不当。④灭菌温度、时间未达到规定要求。⑤环氧乙烷浓度、相对湿度等未达到规定要求。⑥蒸汽质量问题,如蒸汽过干或过湿等。⑦有冷空气团存在。⑧指示卡染料接触冷凝水滴。⑨机器或运行故障等。

3)化学指示卡只能代表它所在的这个包裹的灭菌情况,而不能通过灭菌器内布点来反映其他包裹的灭菌效果。

多参数化学指示剂在性能设计上同样有一定要求,通常表现为以下两项:①这类指示剂应反映2个或2个以上影响灭菌质量的关键参数。②应明确每个关键参数的数值。

多参数化学指示剂主要是通过颜色的变化来综合反映灭菌过程的各关键参数,因此它能敏感地考核每个包裹的灭菌过程情况。不过,它的最大误差可达25%,主要是因为有时肉眼很难判断变色是否彻底。

(5)综合化学指示剂:综合化学指示剂又名移动式化学指示剂,它能像水银温度计那样,在一定条件下,其指示性标识会顺着某一方向"爬行"。如果标识"爬入"某一规定区域,则表明已达终末点,反之则未达终末点,这就避免了多参数化学指示剂用肉眼判别颜色深浅所致的误差。

化学指示剂使用方便,能及时判定每个包裹灭菌合格与否,故已成为医疗机构进行灭菌质量控制的最主要手段。

3.生物监测  灭菌是指杀灭所有形式微生物的过程。由于微生物是以几何级消亡的,因此评价医疗产品的灭菌程度常用无菌保证水平(sterility assurance level,SAL)$10^{-6}$来表示。也就是说,在每百万件灭菌物品中,微生物污染的可能性要少于1件。生物指示剂就是为了保证整个灭菌过程达到SAL水平而应用的,它能反映导致灭菌失败的各种因素。

生物监测区别于抽样无菌试验,这是两个不同的概念。生物监测是通过标准化的菌株和合乎要求的抗力来考核整个负荷是否达到SAL水平,而抽样无菌试验仅能说明受试包裹是否已达无菌要求,并不能核查同一负荷的其他包裹。因此,在对灭菌物品进行灭菌质量监控时,绝不能用抽样无菌试验来考核整个负荷灭菌质量的好坏。

(1)生物指示剂归类:一般来说,生物指示剂有3种,即菌片条、自含式菌片和密封安瓿;这里先把它们分别做一简要介绍。

1)菌片条是传统生物指示剂,它是将染有细菌的菌片放于密封的玻璃纸袋中,灭菌后通过无菌操作将菌片从袋中取出,并移种至自配的溴甲酚紫蛋白胨水培养基中,培养7天后观察结果。

2)自含式菌片又称自含式生物指示剂,是由3M公司首先推出的。它是将菌片与装有培养基的小玻璃安瓿同放在塑料软管中。软管顶端有一用滤纸片封好的通气孔,灭菌后,压碎安瓿,培养基与菌片混合在一起,培养48小时即可获得结果。与传统菌片条相比,它具有操作方便,并不需无菌移种和无菌配制培养基,可避免假阳性结果,而且培养时间短等优点。

3)密封安瓿是将芽孢和染料配制成混悬液,封装于玻璃安瓿中使用。由于芽孢封装于安瓿中,蒸汽无法接触到,故不宜用作压力蒸汽灭菌的生物监测。

目前市场上还有一种快速生物指示剂,仅需1~3小时(用于压力蒸汽灭菌)和4小时(用于环氧乙烷灭菌)就能得出结果,但在培养、观察结果时必须配备特殊的培养锅。

(2)生物指示剂的质量要求:生物指示剂的质量要求高,生产工艺复杂,可从以下几点考核生物指示剂的质量。

1)选择合乎标准的生物指示剂。必须注意的是,并非生物指示剂抗力越大越好,而是应该符合国际国内标准的要求。

①压力蒸汽灭菌生物指示剂的指示菌通常是嗜热脂肪杆菌(ATCC 7953)芽孢,培养温度为56℃。美国AAMI标准:存活时间≥5分钟、杀灭时间≤15分钟(121℃);我国标准:存活时间≥3.9分钟、杀灭时间≤19分钟(121℃),菌量为$5\times10^5\sim5\times10^6$,D值为1.3~1.9分钟。

②环氧乙烷灭菌生物指示剂的指示菌是枯草杆菌黑色变种(ATCC 9372)芽孢,培养温度为37℃。美国AAMI标准:在54℃、50%~70%相对湿度和600 mg/L环氧乙烷浓度下,存活时间≥15分钟、杀灭时间≤60分钟。

③干热灭菌生物指示剂的指示菌是枯草杆菌黑色变种(ATCC 9372)芽孢,培养温度为37℃。美国药典标准:存活时间≥4分钟、杀灭时间≤30分钟(160℃)。

2)用生物指示剂抗力仪对生物指示剂的各项质量和技术参数进行考核。而且,根据所采用灭菌方式的不同,生物指示剂抗力仪的技术要求亦有所不同。

①抗力仪用于压力蒸汽灭菌:a. 压力误差控制在±3.45 kPa。b. 在饱和蒸汽条件下,温度误差控制在±0.5 ℃。c. 达到温度[如(121±0.5)℃]和压力[如(204.8±3.45)kPa]不应超过 10 秒,排出时间不超 5 秒;时间精确度必须为±1 秒。

②抗力仪用于环氧乙烷灭菌:a. 压力误差控制在±0.84 kPa。b. 温度误差控制在±1 ℃。c. 相对湿度误差控制在±10%。d. 气体浓度误差控制在±5%。e. 达到生物指示剂暴露的气体浓度不应超过 1 分钟,排出气体时间必须低于 1 分钟。f. 环氧乙烷测试条件必须是:浓度600(±30)mg/L、温度54(±1)℃、相对湿度 50%～70%。g. 时间精确度必须为+1 秒。

③抗力仪用于干热灭菌:a. 温度误差控制在±0.5 ℃。b. 时间精确度必须不超过±1 秒。c. 生物指示剂插入后,抗力仪温度恢复时间必须少于 6 秒;在 120～190 ℃温度范围内,温度恢复时间在 30 秒内,而>220 ℃,则在 1 分钟内。

鉴于抗力仪的精度要求非常高,一般的仪器或手段不能用作生物指示剂的质量考核和参数计算。

3)正确地进行生物监测。

①必须采用符合标准的测试包,(或选择)合格的一次性测试包。其操作方法亦因灭菌方式的不同而有所区别。

压力蒸汽测试包:取 16 块新洗好的布巾或毛巾,每块约 41 cm×66 cm 大小,先沿长轴折3 折,然后对折,叠好后,将布巾一块块摞起来,上下两块布巾的折叠边一块在左,一块在右,间隔摆放,全包大小约为 15 cm×23 cm×23 cm;在第 8 块和第 9 块布巾之间,约为这一测试包的几何中心,放置 1 个或多个生物指示剂。

环氧乙烷测试包:根据美国 AAMI 建议,环氧乙烷测试包分验证性测试包和常规测试包,前者主要用于对灭菌器的考核,后者一般作为通常的生物监测之用。验证性测试包是将生物指示剂放于 1 个 20 ml 注射器内,注射器芯放在原位,去掉针头和针头套,生物指示剂的塑料盖应朝注射器针头处。另选 1 个成人型气管插管或 1 个塑料注射器(内含化学指示剂)、1 个琥珀色乳胶管和 4 条全棉清洁手术巾,每条巾单先折叠成 3 层,再对折,即每条巾单共形成 6层。然后将叠好的 4 条巾单从下至上重叠在一起,再将所述物品放于中间层。最后选 2 个清洁织布或无纺布包裹,用化学指示胶带封扎做成 1 个测试包。

常规测试包的制备方法与验证性测试包相似,但在将 1 个生物指示剂放入注射器内后,再用 1 个全棉小毛巾,2 层包裹,放入 1 个包装袋内。

②测试包应放在灭菌锅内最难灭菌处,一般压力蒸汽为排气口和物品中间,环氧乙烷和干热灭菌为物品中间。我国的规范是:压力蒸汽布放在灭菌柜室内上、中层中央和排气口,每点平行放置 2 个生物指示剂。

③必须选择同批号指示剂作为对照,且对照管必须为阳性。如对照管出现阴性,其原因可能是:菌片上微生物本已死亡,或培养基已失效,或培养温度不符合要求。

④任何生物指示剂呈阳性结果(有菌生长)时,均应认为是灭菌失败。当某次灭菌使用 1个以上生物指示剂时,无论哪个呈阳性均应认为该次灭菌失败。生物指示剂出现阳性结果时,应采取的措施有:a. 将所有物品收回重新处理。b. 检查灭菌过程的各个方面(灭菌器、装载情况和包装技术等),找出灭菌失败的可能原因。c. 用几个生物指示剂重新测试灭菌器的工作状态。d. 在生物指示剂结果都呈阴性(无菌生长)前,不要使用该灭菌器。e. 最后必须考

虑生物指示剂本身是否符合质量要求。

⑤应根据各方面具体条件,恰当确定监测的频度。

(4)过程验证装置(PCD):按照 ISO/TS 11139 中的定义,PCD 即是对灭菌过程构成预设抗力的验证装置,其用于评价灭菌过程效果。PCD 最重要的特点是,其对灭菌过程的验证不小于常规最难灭菌的物品对灭菌过程的验证,并通过这种方式对灭菌过程进行考核,从而评价灭菌过程的有效性。PCD 的设计基本取决于被灭菌物品的材料和构成,能够模拟日常灭菌的物品以及所采用的灭菌方法和灭菌关键参数。

1)PCD 的类型:穿透验证型、管腔验证型和两者兼有的复合型 PCD。

①穿透验证型:常用于对器械敷料包等物品的监测,是医院使用较多的方法之一。按照 AAMI ST 79:2006 的规定,由 16 块全棉手术巾做成 23 cm×23 cm×15 cm 大小的布包,中间可分别单独放入或同时放入生物指示剂和第五类化学指示剂,与布包组成一次性 PCD,称为生物验证测试包或化学验证测试包。该尺寸的布 PCD 或一次性 PCD 只适合>56.6 L 的压力蒸汽灭菌器。

EN 285:2006 对于生物 PCD 的要求是,选取约 90 cm×120 cm 的纯质白棉布,经线每厘米织数为 30±6 根,纬线每厘米织数为 27±5 根。全新状态和每次使用后的棉布都需进行彻底清洗,且不能使用织物洗涤柔顺剂。每次清洗后棉布需自然晾干,且在 15~25 ℃温度条件下,相对湿度 30%~70% 的环境中放置 1 小时。用放置后的棉布打制成长宽约 30 cm×22 cm、高约 25 cm 的测试包,质量为 7±0.7 kg。

②管腔验证型:该 PCD 由管盖、连接器、指示剂固定器和软管组成。广泛应用于管腔器械,特别是硬式内镜等空腔器械的灭菌效果监测。要求:a. 材料:聚四氟乙烯(poly tetra fluoroethylene,PTFE)。b. 管壁厚度:0.5±0.025 mm。c. 管内直径:2.0±0.1 mm。d. 软管长度:1500±15 mm。e. 密封舱质量:10.0±0.1 g。f. PCD 内部自由容积:装置内部总容积减去指示物固定器容积的(6±1)%。

2)PCD 的应用:选择 PCD 的基本原则,是应选择与实际灭菌物品性能相近材料,并能体现其灭菌难度最大的负载。其测试的结果具有代表性。生物验证测试包用于对植入物负荷常规放行、灭菌性能确认,不合格物品召回依据,灭菌负荷放行依据之一等。常规灭菌器效能监测应在满负荷情况下进行,PCD 应平放于灭菌器内最难灭菌处,灭菌器厂商应在机器的附带文件中指出此部位(通常在灭菌器前底部靠近排水口处)。

(二)压力蒸汽灭菌器的性能确认

按照生产企业说明书的要求,每项程序分别进行 3 个正常的灭菌周期试验。在灭菌器初装时、当故障大修后、负载改变或增减、转载方式改变、灭菌程序参数改变、包装材料改变、停用 6 个月以上时,医院需要与厂家共同进行运行性能的确认。如灭菌器有多个灭菌程序,则每个灭菌程序分别进行 3 个正常的灭菌周期试验。

1.测试方法

(1)脉动真空及预真空式的灭菌器在空负荷的状态下进行 B-D 试验、物理监测、生物监测,并在冷炉的情况下重复进行 3 次灭菌周期。全部合格后灭菌器方可使用。

(2)小型压力蒸汽灭菌器在满载的情况下,连续 3 次进行生物监测合格。

(3)下排气式压力蒸汽灭菌器在空负荷的状态下进行物理监测、生物监测,重复进行 3 次灭菌周期测试结果合格。

2.三种选择测试点的方法

(1)每次选择一个测试点。将生物测试物放置在灭菌器腔内最难灭菌的部位。

(2)选择多个测试点。验证试验时,分别于两条对角线的四角及中心部位、排气口上方各放置一个标准监测包或一次性的生物监测包。

(3)新安装灭菌器>60 L选择9个测试点。对下排气的灭菌器,考虑其腔内容易形成冷空气,容积<1 m³ 设3个测试点,即下层后、下层排气口、上层中;容积≥1 m³ 设5个测试点,即下层后、下层排气口、中层中、上层前、上层后。

(三)压力蒸汽灭菌效果的监测操作方法

1.物理监测

(1)监测目的:判定物品灭菌处理中,灭菌器运行状况是否达到灭菌标准规定的条件。

(2)监测频次与内容:每次灭菌时必须按照灭菌器确定的灭菌工艺和参数进行记录确认。

2.化学监测

(1)B-D试验(适用于预真空和脉动真空)。

1)监测目的:监测腔体真空水平,检查是否漏气。

2)监测频率:每天灭菌前空炉进行B-D试验。

3)可使用自制标准监测包或一次性B-D试验包。

4)灭菌器预热完成后,将B-D试验包放置于灭菌室底层排气口上方,再启动B-D试验程序。

5)结果判定:B-D试验纸变色均匀一致,说明冷空气排除效果良好,灭菌器可以使用;反之,灭菌器内有冷空气残留,测试不合格。

6)B-D试验不合格时,须检查失败原因,直至B-D试验结果通过后才能使用该灭菌器。

7)每天将B-D试验结果记录存档。

8)监测指示剂须经卫计委批准,并在有效期内使用。

(2)包外化学指示监测:包外化学指示包括化学指示胶带、化学指示块,主要作用是提示物品经过灭菌过程,同时还具有封口、标识作用。

1)监测目的:指示和说明物品是否经过灭菌处理。

2)监测方法:闭合式包装每包物品包外均要有指示标识或粘贴化学指示胶带,密封式包装每包物品包外应有化学指示块。

3)结果判定:经过一个灭菌周期,观察化学指示胶带颜色在灭菌前后的变化,判定是否经过灭菌过程。正常情况是指示区变为均匀一致的颜色,一旦发现灭菌物品包外化学指示不符合变色要求,应查找原因及时处理。

(3)包内化学指示物监测。

1)监测目的:包内化学指示物在灭菌处理过程中,对应参数是否能达到。

2)监测方法:高度危险性物品,包内应放置化学指示物,应置于最难灭菌的部位。灭菌后观察化学指示物的颜色变化,判断其是否达到灭菌条件。

3)放置时不要与金属器械直接接触,避免冷凝水影响其结果。

4)结果判定:指示区显示均匀一致的颜色,与对照区域颜色一致,视为合格。

5)包内化学指示物,须根据灭菌设备和设定程序的温度条件选择使用。

6)监测化学指示物须经卫计委批准,并在有效期内使用。

(4)第五类包内化学指示物监测。

1)监测目的:同包内化学指示物。

2)监测方法:因其不受冷凝水影响、无受压影响,一般放置于手术包、金属包、高度危险的器械、植入物灭菌等。

3)结果判定:染料块"爬行"进入指示区内,则该手术包或物品灭菌合格。

3.生物监测 生物监测是最终确定灭菌结果的试验。

(1)监测频率:应每周监测一次,灭菌植入物应每炉监测,或根据实际需要进行监测。

(2)监测方法:

1)采用符合标准的测试包,或选择合格的一次性生物测试包,内置嗜热脂肪杆菌芽孢。

预真空灭菌器和脉动真空灭菌器测试包[取16条全棉手术巾(每条41 cm×66 cm),将每条手术巾的长边先折成3层,短边折成2层,然后叠放,做成23 cm×23 cm×15 cm大小的测试包]。

下排气式灭菌器标准包(由3件平纹长袖手术衣、4块小手术巾、2块中手术巾、1块大毛巾、30块10 cm×10 cm 8层纱布敷料包裹成25 cm×30 cm×30 cm大小)。

小型压力蒸汽灭菌器由于一般无标准生物监测包,故应选择灭菌器常用的、有代表性的灭菌包制作生物测试包,置于灭菌器最难灭菌的部位,且灭菌器处于满载状态。生物测试包应侧放,体积大时可平放。

手提式压力蒸汽灭菌器,使用通气储物盒(22 cm×13 cm×6 cm)代替测试包,盒内盛满试管,指示菌片放于中心部位的两支灭菌试管内(试管口用灭菌牛皮纸包封),将储物盒平放于手提式压力蒸汽灭菌器底部。

2)选用自含式生物指示菌管或纸袋装菌片。压力蒸汽灭菌选用的指示菌株为耐热的嗜热脂肪杆菌芽孢(ATCCC 7953或SSHC 31株),菌片含菌量为每片 $5.0×10^5$~$5.0×10^8$ cfu,在121℃的条件下,D值为1.3~1.9分钟,杀灭时间(kill time,KT)≤19分钟,存活时间(survival time,ST)≥3.9分钟。

3)测试包应放在灭菌器内最难灭菌处,必须选择同批号指示剂作为对照,且对照管必须为阳性。生物监测布点首先要根据设备生产商在做形式测试(TYPETEST)时规定最难灭菌的位置来布点。

《消毒供应中心清洗消毒及灭菌效果监测标准》(WS 310.3—2016)规定每周定期监测一次,使用一个标准测试包,放在最难灭菌的位置,通常选择排气口进行布点。

4)结果判定:经一个灭菌周期后,纸袋装菌片送医院检验部门进行生物培养,结果阴性为合格。自含式生物指示菌管可在CSSD直接进行培养,快速生物阅读器培养3小时出结果,慢速生物培养锅48小时后出结果。试验管结果阴性,对照管结果阳性,为合格。

(3)注意事项。

1)进行生物监测时,必须按规定满载进行。当灭菌器新安装、移位和大修后,生物监测应空载连续监测3次。小型压力蒸汽灭菌器生物监测应满载连续监测3次。

2)监测所用菌片须经卫计委认可,并在有效期内使用。

3)采用新包装材料和包装方法应进行生物监测,以确定物品的安全性。

4)生物监测结果须双人查对并签名记录,归档留存。

(四)干热灭菌效果监测

1.物理监测

(1)监测目的:能及时、正确地判断干热灭菌参数是否合格,达到控制灭菌质量的目的。

(2)监测方法:检测时,将多点温度检测仪的多个探头分别放于灭菌器各层内、中、外各点。关好柜门,将导线引出,由记录仪中观察温度上升与持续时间。

(3)结果判定:若所示温度(曲线)达到预置温度,则灭菌温度合格。

2.化学监测

(1)监测方法:将既能指示温度又能指示温度持续时间的化学指示剂3～5个分别放入待灭菌的物品中,并置于灭菌器最难灭菌的部位。经一个灭菌周期后,取出化学指示剂,据其颜色及性状的改变判断是否达到灭菌条件。

(2)结果判定:检测时,所放置的指示剂的颜色及性状均变至规定的条件,则判为达到灭菌条件;若其中之一未达到规定的条件,则判为未达到灭菌条件。

(3)注意事项:检测所用的化学指示剂需经卫计委认可,并在有效期内使用。

3.生物监测法

(1)指示菌株:枯草杆菌黑色变种芽孢(ATCC 9372),菌片含菌量为每片 $5.0\times10^5\sim5.0\times10^6$ cfu。其抗力应符合以下条件:在温度($160\pm2$)℃时,其D值为1.3～1.9分钟,存活时间≥3.9分钟,死亡时间≤19分钟。

(2)监测方法:将枯草杆菌芽孢菌片分别装入灭菌中试管内(每管1片)。灭菌器与每层门把手对角线内,外角处放置2个含菌片的试管,试管帽置于试管旁,关好柜门,经一个灭菌周期后,待温度降至80℃,加盖试管帽后取出试管,在无菌条件下,加入普通营养肉汤培养基(每管5 ml),以($36\pm1$)℃培养48小时,观察初步结果,无菌生长管继续培养至第7天。

(3)结果判定:若每个指示菌片接种的肉汤管均澄清,判为灭菌合格,若指示菌片之一接种的肉汤管浑浊,判为不合格,对难以判定的肉汤管,取0.1 ml接种于营养琼脂平板,用灭菌L棒涂匀,放($36\pm1$)℃培养48小时,观察菌落形态,并做涂片染色镜检,判断是否有指示菌生长,若有指示菌生长,判为灭菌不合格;若无指示菌生长,判为灭菌合格。

(4)注意事项:检测所用的指示菌片需经卫计委认可,并在有效期内使用。

(五)环氧乙烷(EO)灭菌效果监测

1.物理监测

(1)监测目的:观察环氧乙烷灭菌器在灭菌程序运行中,持续监测物理关键参数的变化,能及时、正确地判断EO灭菌参数是否合格,达到控制灭菌质量的目的。

(2)监测频率:每次灭菌过程须进行监测。

(3)监测指标:按照《医疗器械环氧乙烷灭菌确认和常规控制》ISO/TS 11135—1:2007中的10.1,每次灭菌周期需要记录和监测下面的数据。

1)物品在EO灭菌器开始预处理的时间和结束预处理的时间。

2)灭菌前预处理阶段的灭菌室湿度。

3)物品结束预处理区到启动灭菌周期的时间。

4)整个灭菌周期内的灭菌室的压力和温度。

5)EO气体暴露阶段时间。

6)灭菌结束时间记录。

7)化学指示物的结果记录。

(4)结果判定:达到物理监测标准为物理监测合格,反之为不合格,灭菌失败物品不能使用,查找原因及进行处理。

(5)注意事项:

1)物理监测记录归档存放。

2)每次新安装或维修后的灭菌器,对关键参数须进行物理校正。

3)灭菌过程出现错误程序,应查找原因,及时采取相应的措施。

2.化学监测

(1)监测频率:每件物品进行包外和包内化学监测。

(2)化学监测方法:每个灭菌包的包外粘贴包外化学指示胶带,作为灭菌过程的标志;手术包内放置环氧乙烷包内化学指示物,作为灭菌效果的参考。

3.生物监测

(1)监测方法:每炉应进行生物监测,并且需要等生物监测结果合格后才能放行。

1)常规生物测试包的制备:取一个20 ml无菌注射器,去掉针头,拔出针栓,将含菌量为每片 $5 \times 10^5 \sim 5 \times 10^6$ cfu的内含式枯草杆菌黑色变种芽孢指示管放入针筒内,带孔的塑料帽应朝向针头处,再将注射器的针栓插回针筒(注意不要碰及生物指示物),之后用一条全棉小毛巾两层包裹,置于纸塑包装袋中,封装。

2)测试包放置数量和位置:放置菌片的数量应足够多。采用以下数量的生物指示物较为适宜:

①灭菌器柜室可用体积<5 m³ 时,至少放置10个菌片。②灭菌器柜室可用体积为5 m³ ~10 m³ 时,每增加1 m³,增加1个菌片。③灭菌器柜室可用体积>10 m³ 时,每增加2 m³,增加1个菌片。

生物指示物应放在那些在性能鉴定时发现是最难灭菌的部位,并均匀分布于整个灭菌物品中。生物指示物应在预处理之前放入被灭菌物品内或被灭菌物品的试件内。应尽量在灭菌周期完成后立即将生物指示物从被灭菌物品中取出并进行培养。应确定任何延迟复苏,特别是暴露于残留EO气体中的影响。所以,取出的指示菌片接种于含有复方中和剂的0.5%的葡萄糖肉汤培养基管中,以未经处理的阳性菌片做相同接种,两者均置于(36±1)℃培养。

3)芽孢培养方法:根据自含式生物指示物,针对性地选用48小时培养出结果或3小时培养出结果的培养生物阅读器进行芽孢培养,48小时及3小时培养均须设立阳性对照。

4)结果判定:阳性对照组培养阳性,试验组培养阴性,判为灭菌合格。阳性对照组培养阳性,试验组培养阳性,则灭菌不合格。

(2)注意事项

1)生物监测出现阳性结果,表示灭菌失败,物品不能使用。查找原因进行处理。

2)阳性对照的生物指示物应采用与试验管相同的生产日期和批号。

3)检测所用化学和微生物指示物必须经卫计委批准,并在有效期内使用。

(六)过氧化氢等离子灭菌效果监测

1.物理监测　根据灭菌过程记录灭菌的压力、时间等参数,用以判断整个灭菌流程是否正常;严格执行使用灭菌器的操作规程,检查灭菌剂的性状,灭菌物品性质、数量、干燥程度、灭菌结束后记录灭菌持续时间、操作者姓名和灭菌锅次。

2.化学监测　在包装时将化学指示卡放置在包中央,适当部位粘贴化学指示胶带,可以在灭菌后根据指示卡变色情况来判定过氧化氢的渗透状态,推测灭菌效果。

3.生物监测　过氧化氢等离子体灭菌生物监测一般推荐使用嗜热脂肪杆菌芽孢进行监测。因其对过氧化氢低温等离子灭菌的抵抗力最强,检测时将生物指示剂放置到灭菌舱内最深偏下的部位,灭菌结束后取出,压碎其中的培养基,放入恒温培养箱内培养 48 小时,如果对照组颜色改变成黄色,判断有活菌生长,检测组颜色没有改变,仍为紫蓝色,说明芽孢被完全杀灭,推断灭菌合格。

4.注意事项

(1)不宜用于"半盲端结构"器械、不推荐使用 Sterrad 100S 灭菌器进行灭菌处理。

(2)抽真空和灭菌时间不够会直接影响灭菌效果。对腔径小及管道较长的器械,应加强灭菌效果的监测,必要时调整灭菌周期。

(3)不合格的清洗会直接导致灭菌过程失败。

(七)低温蒸汽甲醛灭菌的监测

1.物理监测　记录每次灭菌周期的数据:①整个灭菌周期中灭菌室的压力。②整个灭菌周期中灭菌室的温度。

2.化学监测　可以使用符合 ISO 11140—1 要求的包内或包外化学指示物。

3.生物监测　应用符合 ISO 11138—5 要求的嗜热脂肪杆菌芽孢(NCIB 8224,DSM 6790,ATCC 7953,ATCC 10149,ATCC 12980)。对于灭菌室容积≤100 L 的灭菌器,使用 10 个生物指示物;对于容积更大的机器,每增加 50 L,则增加 5 个指示物。

### 三、紫外线消毒效果的监测

1.紫外线灯管辐照度值测定的检测方法

(1)紫外线辐照计测定法:开启紫外线灯 5 分钟后,将测定波长为 253.7 nm 的紫外线辐照计探头置于被检紫外线灯下垂直距离 1 m 的中央处,待仪表稳定后,所示数据即为该紫外线灯管的辐照度值。

(2)紫外线强度照射指示卡监测法:开启紫外线灯 5 分钟后,将指示卡置紫外灯下垂直距离 1 m 处,有图案一面朝上,照射 1 分钟(紫外线照射后,图案正中光敏色块由乳白色变成不同程度的淡紫色),观察指示卡色块的颜色,将其与标准色块比较,读出照射强度。

2.紫外线灯管辐照度值的结果判定　普通 30 W 直管型紫外线灯,新灯辐照强度≥90 $\mu W/cm^2$ 时为合格;使用中紫外线灯辐照强度≥7 $\mu W/cm^2$ 为合格;30 W 高强度紫外线新灯的辐照强度≥18 $\mu W/cm^2$ 为合格。

3.紫外线灯管辐照的注意事项　测定时电压(220±5)V,温度 20~25 ℃,相对湿度<60%,紫外线辐照计必须在计量部门检定的有效期内使用;指示卡应获得卫生许可批件,并在有效期内使用。

## 第六节　无菌物品储存与发放

安全储存、正确发放和使用无菌物品对医疗安全十分重要,也是无菌物品质量管理的终末环节。

## 一、无菌物品有效性确认

(一)灭菌过程监测结果有效性确认

1.组长或质控员对灭菌过程监测记录数据进行核对,做到双人查对

(1)每炉次灭菌过程的物理监测:在每个灭菌程序结束后,组长或质控员与消毒员共同核实灭菌程序选择是否正确,并查看此批次记录的关键参数,如抽真空压力、灭菌温度、灭菌压力、灭菌时间,所有临界点的时间、温度和压力值,以及灭菌器的运行状况等,确认灭菌过程物理监测(工艺监测)合格并签名。

(2)确认灭菌过程验证装置监测结果合格:复核每炉次的化学监测、生物监测的结果。双人共同确认合格并记录签名后,该炉次物品予以放行。

2.植入物灭菌效果双人复核　由组长或质控员与消毒员一起核对物理监测、化学监测和生物监测的结果,合格后方可放行。紧急手术所需的植入物应查对物理监测、化学监测和化学 PCD 监测(标准测试包中心部位放第五类化学指示物),合格可先发放。待生物监测结果出来后,监测者准确记录结果并及时通知有关科室。如监测结果不合格,应按照质量追溯的要求进行处理。

(二)无菌物品存放区人员接收无菌物品有效性确认

1.标识有效性确认

(1)确认每个无菌物品的包外化学指示物变色合格。

(2)无菌物品的标签符合要求。标签内容正确,无漏项,包括物品名称、包装/复核者、灭菌日期、失效日期、炉号炉次等项目信息,确认灭菌标识有效。

2.外包装有效性确认　灭菌过程因多次真空、高压及蒸汽湿热灭菌等的影响,会发生包装破坏事件,因此存放无菌物品时,必须检查外包装的质量。

(1)无菌物品包装要确保清洁、干燥、闭合状态良好,避免包裹松散、封包胶带散开、包装破损、包装污渍、包布有裸眼可见潮湿及明显水渍或手感潮湿等(此类物品不得进入无菌物品存放间)。

(2)纸塑包装应清洁、干燥、密封,检查有无密封处裂口、缝隙、气泡、皱褶以及塑面水雾、水滴或纸面潮湿、水渍等现象(此类物品不得进入无菌物品发放间)。

(3)硬质容器包装的物品,要检查密封性合格后方可接收。

## 二、无菌物品和消毒物品存放与管理

(一)无菌物品存放区管理原则

1.无菌物品存放区应具有良好的洁净度和工作制度,保障无菌物品的屏障系统不受破坏。

2.无菌物品存放区为独立的区域,应控制人员的流动量,进出无菌物品存放区人员仅限于发放无菌物品的护士及消毒员。

3.工作人员接触无菌物品前,必须严格遵循手卫生的要求,避免手污染无菌物品。

4.专人负责无菌物品存放区的工作,严格执行消毒隔离制度,做好无菌物品管理。

5.无菌物品发放时,认真核对科室名称、物品数量及质量,确认准确无误方可发出,并做

好物品数据录入。

6.手术室器械应通过专用通道发放至手术室的无菌区。如未建立专用通道的医院,应选择密闭运输。运输车不得进入手术室。手术室用清洁车进行物品交接,防止污染带入手术室。

7.临床科室物品的运送,应根据临床需要每天定时或分批下送。交接时要认真进行物品核对,CSSD下送的无菌物品应直接放入科室的无菌物品存放柜。

8.应使用清洁袋、清洁密闭箱或密闭车等清洁容器放置无菌物品,通过下送车送到各科室。下送车应每天清洁。

9.每天用清水擦拭无菌物品存放区内各物品表面。每周清洁内墙玻璃、抽屉;每月清洁外墙玻璃、空调或空气消毒机过滤网;每季度清洁天花板。保持室内环境整洁、干燥。

10.严禁出现未消毒物品、过期物品、标识不清的物品进入无菌物品存放区。

(二)CSSD物品的储存

1.无菌物品储存 物品经过灭菌后,在CSSD无菌物品存放区内使其保持无菌状态,为无菌物品储存。

(1)无菌物品储存放置。采用敞开式载物架,尽量不使用闭合式柜子,避免影响无菌包内部散热,造成湿包;载物架可选择不锈钢材质(有利于清洁),一般为3～4层,放置距墙5～10 cm,最低层离地20～25 cm,最高层放置物品,其物品距天花板50 cm,以减少来自地面、屋顶、墙壁对无菌物品的污染。载物架应根据无菌物品的类别、量、体积设置标识和发放指引。无菌物品应分类、分架、有序放置。一次性无菌物品与复用性无菌物品分架放置。

(2)无菌物品储存有效期。无菌物品按照包装材料及方法不同,在包装完好的前提下,有效期分别是:棉布包装的无菌物品有效期7天为宜,医用一次性纸袋包装的无菌物品1个月为宜,医用一次性无纺布、医用一次性皱纹纸、一次性纸塑、硬质容器等包装的无菌物品,有效期6个月为宜。

(3)无菌物品摆放顺序。按照灭菌日期先后顺序摆放,符合先进先出原则。

(4)无菌物品分类分科放置。有明确标志,便于查找与发放。

(5)无菌物品储存量应根据临床需要及时整理,应有大批量抢救物品的紧急应对方案。

2.消毒物品储存

(1)复核消毒物品标签内容正确,无漏项。包括物品名称、包装/复核者、消毒日期、消毒方法等项目信息,确认已消毒。

(2)直接用于患者的消毒物品可置于无菌物品存放区或检查包装及灭菌区储存,此类物品应分区、分架放置,并有明显的标志,禁止与未消毒物品混放。检查包装及灭菌区面积,允许的情况下可设独立的存放间,通过清洁物品传递窗口发放。

3.一次性无菌物品储存

(1)一次性无菌物品首批进入CSSD时,工作人员应核对医院感染办公室的审核相关许可证等资料,并根据医院感染办公室和医疗设备主管部门的通知,方可接收。CSSD保留复印件以备查。

(2)未拆外包装的一次性无菌物品,在CSSD仓库储存;拆外包装的一次性无菌物品,可进入无菌物品存放区储存。

（3）CSSD仓库储存检查要求。一次性无菌物品每批次进入CSSD仓库时，物管员必须确认一次性无菌物品有效性，查验项目主要包括：①产品检验报告，即产品名称、规格、生产批号、灭菌批号、检测时间、检测项目（生物性能：无菌实验和热源检测、物理性能、化学性能等）、检测结果、检测结论。②检查每箱外包装（运输包装）是否完整、严密，无破损、无潮湿等，生产日期、灭菌日期、失效期等是否合格，医疗器械生产企业许可证、医疗器械注册证等信息是否齐全。③每箱外包装上的化学指示物变色是否合格。④抽查每批号中包装、内包装质量及有无裸眼可见的异物。带外包装（运输包装）形式应储存CSSD的库房。库房应阴凉干燥、通风良好。各类物品设有标牌，按物品类别固定摆放位置，按有效日期顺序码放，近期先发，远期后发。

（4）无菌物品存放区储存检查要求。拆去外包装的无菌物品可进入无菌物品存放区。拆包过程应检查包装的完好性，核对生产厂家、生产批号、灭菌日期、失效日期等信息与外包装信息内容是否一致。

（三）无菌物品的发放

1.无菌物品发放准备

（1）发放前工作人员应洗手，并清洁发放车。

（2）无菌物品分科清点放置，并与下送人员核对。

2.无菌物品发放和核对　发放时应再次确认无菌物品的有效性。对每包无菌物品要检查包外化学指示胶带、包装完好性、失效期和标识项目等。

（1）信息化管理的无菌物品发放：发放人员通过CSSD信息管理系统，接收各科室无菌物品需要或科室回收物品名称、数量及规格并打印发放单，然后将无菌物品分科室进行装载，与下送人员复核后装入下送车。

（2）手工记录物品管理发放：发放人员根据每天科室回收物品或科室上报的物品名称、数量及规格请领单，进行核对后发放。

（3）下送方法：下送员应将无菌物品放入专用清洁闭合容器内，如下送车、清洁袋等，下送至科室。下送过程中防止无菌物品被污染或损坏。

（4）下送频率：下送频率与时间应满足临床科室需要。无菌物品每天下送1~2次，专科器械、手术器械等高值医疗器械应在当天下送。应根据科室对无菌物品的需要确认下送时间。

（5）发放时的记录可追溯：发放至科室的无菌物品的记录应妥善保管。发放记录包括：发放日期与时间、物品名称、发放科室、数量、炉号炉次、灭菌日期、失效日期等，植入性手术器械还需记录生物监测结果。一次性无菌物品记录出库日期、名称、规格、数量、生产厂家、生产批号、灭菌日期、失效日期等，其记录应具有可追溯性。

### 三、无菌物品管理的常见问题及处理

（一）无菌物品外包装不合格

1.包装松散　常见用于闭合包装方法的物品。

（1）原因分析：未使用包装胶带、胶带过少或过短、胶带黏合性差等，不能满足灭菌过程压力改变使包裹膨胀和缩小的物理变化，易导致封口胶带裂开或松脱，包裹松散。

（2）预防措施：闭合式包装应使用封口胶带，其胶带的长度和质量需经过循证，以确保灭

菌后物品闭合完好。

2.包装破损、有污垢，致无菌物品被污染

(1)原因分析：包装材料选择不正确，如医用包装纸用于大型的金属器械包、锐器刺穿、运送时搬运粗暴、运送时未加外防护包装等；放置环境温度或湿度过高、无菌物品反复搬运、手污染、包装出现明显折痕、放置环境不清洁、无菌物品密闭性未达标等因素致包装屏蔽被破坏；污垢常常是容器不洁、运送方法不当所致。

(2)预防措施：根据无菌包内容物选择包装材料，手术器械使用医用无纺布或器械盒。锐器使用保护套，根据无菌包内器械特性可增加运输包装。保持运送容器清洁和运输过程密封性能。

3.纸塑包装袋纸面屏蔽破坏

(1)原因分析：每天清点检查无菌物品时触摸或堆放、挤压、捆扎等，导致纸塑包装袋纸面皱褶过多及皱褶较深，破坏了纸塑包装袋纸面所具有的无菌屏障作用。

(2)预防措施：放置储存时需考虑其名称及有效期等能够目测，尽量减少触摸次数，避免堆放、挤压、捆扎现象，保护纸塑包装袋无菌屏障作用。

4.纸塑包装袋密封处裂开或气泡

(1)原因分析：密封式包装灭菌过程中，由于抽真空等导致压力改变，使包裹膨胀或缩小，其密封处易出现裂开、气泡或裂隙现象。

(2)预防措施：在选择纸塑包装袋时，应根据物品的规格相应增加纸塑包装袋的长度和宽度，减少封口位置裂开的现象，加强密封式包装四周密封情况的检查，避免密封处裂开或裂隙的物品发放到临床科室。

(二)无菌物品管理缺陷

1.无菌物品过期

(1)原因分析：未有计划的制作和请领无菌物品，储存数量过多导致过期；储存管理未按照灭菌日期先进先出的原则，造成无菌物品过期。

(2)预防措施：根据临床使用情况，准备无菌物品基数，并加强无菌物品存放和使用管理，先近期，后远期，避免无菌物品过期和浪费。

2.无菌物品混放

(1)原因分析：消毒后直接使用的物品储存在无菌物品存放区时，或使用单门灭菌器时，易造成无菌物品混放，导致发放或使用时错拿物品，影响诊疗、护理操作，甚至造成医院感染事件。

(2)预防措施：建立无菌物品存放区工作制度，固定清洁物品与无菌物品存放区域，并有醒目的标识，设专人管理，避免无菌物品与非无菌物品混放。

3.无菌物品标签错误或脱落

(1)原因分析：标签经压力蒸汽灭菌，因灭菌时包裹膨胀或缩小，以及湿热蒸汽等缘故，易导致标签脱落。无菌物品标签信息包括物品名称、炉号炉次、灭菌日期、失效期、包装及灭菌操作者、化学指示物等内容，其物品名称、包装责任人由打包人员填写，炉号炉次、灭菌日期、失效期及灭菌责任人由消毒员填写，因此易出现信息内容错误。标签一旦脱落或错误将不能使用或导致错误使用，若有效期错误，则有导致患者使用过期物品等风险。

(2)预防措施：包装物品时，组装、打包人员及消毒员均需核对标签信息是否正确，保证标签内容填写齐全、正确。新购厂家的标签应先试用,确保能够承受灭菌时压力、蒸汽等的影响,保证标签粘贴牢固。

4. 急救或突发批量物品储备不足

(1)原因分析:没有交接班制度,或交接不清等原因可造成急救物品(如气管切开包、小手术包、清创缝合包、胸腔穿刺包及各种不同规格的敷料,以备创伤、烧伤等突发事件及临床急需物品等)储备与供应不足。

(2)预防措施:严格执行交接班制度,及时补充各种急救物品,充分发挥消毒供应中心为临床一线及时提供无菌物品、保障患者得到及时救治的作用。

# 第七节　消毒供应中心设备的使用和保养

## 一、去污区的设备使用及保养

(一)纯化水设备

为饮用水经蒸馏法、离子交换法、反渗透法或其他适宜的方法制得的供药用的水,不含任何添加剂。

纯化水制备的大致流程为:原水-石英砂过滤-活性炭过滤-反渗透(reverse osmosis,RO)-电去离子(electrodeionization,EDI)-保安过滤器-储罐。

1. 适用范围　纯化水系统操作及树脂再生,反渗透装置的物理清洗、自动砂滤器的设定。

2. 清洁保养

(1)每日用清水擦拭制水设备外部,保持清洁,并进行电源指示、气压指示、仪表的检查;保障反渗透、压力容器、膜元件的及时更换。

(2)夜间停机时,可利用作为原水的自来水对石英砂过滤器及活性炭过滤器进行返洗,因为具有一定压力的自来水,可通过加压水泵泵体和回流阀进入砂滤器及碳滤器。

(3)每周除以上检查外,增加预处理系统的再生冲洗,沙罐、碳罐每周冲洗 2 次,树脂罐每周冲洗一次。

(4)根据情况每月更换 5 μm 过滤器滤芯一次。

(5)砂滤器或碳滤器的石英砂或活性炭,每一年左右更换一次。

(6)若不是因压力和温度因素引起的产水量逐渐减少 15% 或水质下降超标,说明反渗透膜需要化学清洗。

(二)高压水枪、气枪

高压水枪是利用一定压力的水冲洗管腔内部。高压气枪是利用一定压力的压缩空气,将管腔内的残留水滴吹出并干燥内腔。为保证腔体内的清洗质量,使用时可反复交替使用高压水枪和高压气枪。通过对内窥镜管道、手术器械、玻璃器皿等进行冲洗,达到去污清洁的目的,是医院内医疗用具清洗的必备产品。

1. 适用范围

(1)医用水枪:将高压水枪的连接管接于水管的出水处,打开阀门即可进行高压冲洗或喷洒。针对不同的内窥镜管道、手术器械和玻璃器皿,可更换不同的喷嘴,用于控制水压及喷洒角度,达到彻底清除污垢的目的。

（2）医用气枪:用于各类软性、硬性内窥镜、手术器械的内腔及外表面快速吹干。

2. 清洁保养

（1）设备不用时,应悬挂于墙上。

（2）枪体和喷头的消毒与灭菌方法

1）压力蒸汽灭菌:131 ℃ 30 分钟或 134 ℃ 5 分钟。

2）环氧乙烷灭菌（在环氧乙烷灭菌器内,作用 6 小时）。

3）戊二醛消毒灭菌（戊二醛有效浓度 2%,消毒 20 分钟,灭菌 10 小时）。

4）酸性氧化电位水（pH2.7,作用 10 分钟）。

5）煮沸消毒（煮沸 20 分钟）。

（3）导管的消毒与灭菌方法

1）环氧乙烷灭菌（在环氧乙烷灭菌器内,作用 6 小时）。

2）戊二醛消毒灭菌（戊二醛有效浓度 2%,消毒 20 分钟,灭菌 10 小时）。

3）酸性氧化电位水（pH2.7,作用 10 分钟）。

3. 注意事项

（1）由于冲洗枪在使用时会产生一定的压力,所以不要直接对人体使用。

（2）喷枪在通水作业时,喷头喷射方向应远离电源和电器设备,以免造成触电危险。

（3）当使用水压不足 4 kg/cm² 建议选择安装增压泵,以使冲洗枪充分发挥清洗作用。

（4）当使用压缩空气或其他气体时,可选配与其他管路相配套的快接插座。

（5）冲洗枪的清洁喷头和手柄上的硅橡胶零件最大耐温值 150 ℃,弹簧导管最大耐温值 80 ℃,所以在使用和消毒灭菌时,不要超过此范围。

（6）不要将冲洗枪和喷头上带有硅橡胶零件的部分放置在油质中,以避免老化变形。

（7）不要用乙醇擦拭冲洗枪的枪体,以免对枪体涂层造成损害。

（8）冲洗枪长期使用后冲洗枪喷嘴处的密封环可能会出现因老化、破损造成密封性不严的现象,及时更换厂家提供的冲洗枪喷嘴密封环。

（9）在冲洗枪出现故障时,不要私自拆卸冲洗枪,应及时与厂家联系。

（三）超声波清洗机

超声波清洗器是利用超声波在水中振荡产生"空化效应"进行清洗的设备。通过超声波发生器在水中激发出冲击、震荡和微小气泡的力量,这些水泡不稳定,一形成即破裂而产生一个小吸引区,将周围的水吸引到此区填充,吸引和剥离附着在被清洗器材上的污染物质。如果水中有空气存在,水泡就会被空气填充,就不会产生吸力,致使超声作用下降,所以使用超声波清洗器械前必须先将水中的空气去除,这就是除气过程。使用超声波清洗器时选用不同的超声频率可达到不同的清洗效果,一般选用超声频率为 30~40 KHz,也可多频联合应用。清洗水温建议在 40~45 ℃。

1. 适用范围　可以清洗手术机械、玻璃容器、食管镜、齿科机械、直肠镜等。

2. 使用方法

（1）检查清洗槽,保证槽内有适量的水（水位至少应高出换能器盒 200 mm 以上）。

（2）按工艺要求加入适量的清洗剂。

（3）将功率调节悬钮悬至最小位置。

（4）合上电源开关或将电源电缆插头插在电源插座上。

(5)打开电源开关,将"功率调节"旋钮旋至所需功率值,超声波清洁机开始工作。

(6)停止工作时,将"功率调节"旋钮旋至最小位置,关闭电源开关。

3.清洁保养

(1)如该设备长时间不使用,放掉清洗液并清洁清洗槽。

(2)如该设备长时间不使用,每月按操作指南开机一次,工作 30 分钟。

(3)及时更换清洗液,以保证良好的超声效果。

(4)如有技术故障,立即联系厂家维修。

4.注意事项

(1)开机前检查电源、水提供设备是否正常。

(2)按要求加入水和适量的专用清洗剂,调整水温在最佳状态(40～45 ℃),空载运行 5～10 分钟以排除空气。清洗时应盖好超声清洗机盖子,防止产生气溶胶。

(3)将待洗器械的关节和卡锁打开,锐利器械边缘需加以保护,有螺丝钉的器械需要在清洗后检查并加以固定;精细及镀铬器材不适合用超声波清洗。

(4)确保清洗器械完全浸泡在溶液下 3 cm 左右。

(5)应根据器械的不同材质选择相匹配的超声频率。

(6)严禁清洗槽内无水开机。

(7)严禁大功率直接启动。

(8)如现场腐蚀性气体浓度较高,将超声波系统远离清洗槽。

(9)开机状态以及关机 30 分钟时间之内,严禁触摸发生器内电子元件,电容器内储有高压电能。

(四)全自动喷淋清洗机

1.适用范围　可以清洗金属、塑料、橡胶、玻璃、乳胶等材质器械。

2.使用方法

(1)打开 power on/off(待机开关)到 on(开)位置。

(2)打开污染区舱门,检查舱内是否为空的,并清洗舱内过滤网。

(3)检查酶、清洗液和润滑油是否够用,如果不够,则添加。

(4)将需要清洗的物品、器械按正确的方法放入相应的托架中。

(5)将清洗的物品托架推入舱内,关闭舱门。

(6)选择相应的程序,在 3 秒内连按两下相应的按钮,此时,机器将会自动运行所选择的清洗程序。

(7)清洗完毕后,打开清洁区的舱门,拉出托架,关上舱门。重复步骤 4、5、6、7,进行下一次清洗。

(8)每日清洗完毕后,关闭 power on/of(待机开关)到 off(关)的位置。

(9)机器将自动运行关机程序,结束后将显示时间。

3.清洁保养

(1)每天应清洁清洗柜的外部和清洗舱的内部,应避免使用摩擦性清洗用具。

(2)每天最后一次周期结束后,先让机器冷却,然后清洗内舱底部过滤器。

(3)每周应拆除升降器阀门,检查是否有杂质,如果有,刷掉并在水龙头下冲洗。

(4)清洁清洗舱的旋转式喷杆及配件上的旋转式喷杆,其清洁方式如下。

1）拆除喷杆固定器，降下旋转式喷杆。

注：在旋转式喷杆的总管与清洗舱顶部之间有一个松的衬套。降下旋转式喷杆时，衬套会掉下。因此在拆除喷杆固定器并降下旋转喷杆时，扶住衬套。

2）从旋转式喷杆的总管上将喷杆拧下。

3）在水龙头下冲洗喷杆以清除脏物。

4）用细金属线（近似于曲别针的粗细）清洁喷嘴中的脏物，在水龙头下冲洗。

4. 注意事项

（1）禁止在周期进行过程中打开柜门。若发生紧急情况时，应首先按下键板的停止键，等待水流停止。任何时候进入舱室都要佩戴保护性手套和面罩。

（2）清洗结束按下 stop（停止）键后，应等到水流停止后再慢慢打开舱门。以防热水、蒸汽喷出导致烫伤。

（3）放置洗涤物时，应注意不得妨碍洗涤臂转动。

（4）放置清洗架时，将每个多层架正确接在机柜旋转喷头上，防止对机器造成损害或不能有效清洗装载物。

（5）停电时，自动门由于重力作用慢慢下降。应使手远离门旁以免导致人身伤亡。

（6）选择清洗剂和除垢产品时，选用氯化物含量低的清洗剂，以免对不锈钢造成损害。

（五）干燥柜

1. 适用范围　可用于手术器械、玻璃器材、麻醉设施如呼吸机管道、面罩以及湿化瓶及雾化管的干燥。适用于中心消毒供应中心、手术室、检验科、口腔科等其他需要干燥物品的部门。

2. 清洁保养

（1）每日用软布清洁柜内壁及其他部位，并记录签字。

（2）对排气管道每半年清洁一次，当排气管吹出热风时，易引起火灾。

（3）每年清洁配电室一次，清洁时，先关闭总电源开关，再打开配电室的盖板，用吸尘器或其他方法将配电室的灰尘除净。然后将盖板盖好。

3. 注意事项

（1）使用时根据物品的材质选择不同的烘干温度。在干燥柜内放置器械时物品离壁要有一定距离，并且要将物品摆放量从上往下递增，确保器械周围空气流通。

（2）设备运行过程中，必须配置可装器械的篮筐，通风的篮筐可使下层有热风循环。

（3）放置物品时，切勿超过箱体内的承受重量。以防对设备造成损害。

（4）严格掌握烘干的温度、时间。

（5）取放物品时防止工作人员的烫伤。

（6）箱内不可放置易燃易爆物品。

## 二、检查包装及灭菌区的设备使用及保养

（一）医用热封机

其工作原理是通过滚轴加热密封纸塑袋。

1.适用范围　用于纸塑袋、纸塑立体袋、纸袋的封口。

2.使用方法

(1)接通电源。

(2)开启电源开关,电源指示灯以及面板上的温度调节器指示灯亮,封口机开始预热。

(3)根据纸塑包装袋性能,将封口机温度、速度调节到所需要求。

(4)温度升到设定温度时,将待封口的纸塑包装袋放入封口机入口,传送装置自动封口传送。

(5)封口完毕,应开启降温开关,待温度降至常温时,关闭电源开关。

3.清洁保养

(1)每天使用前检查电源,温度。并用封口测试条检验封口效果。

(2)使用完毕,用清水擦拭机器表面。

(二)压力蒸汽灭菌器

利用热力灭活微生物,至今仍被认为是最方便、可靠,并在物品上不残留有害物品的消毒与灭菌方法之一。湿热灭菌中目前使用最普遍、效果最可靠的是压力蒸汽灭菌方法。应正确地使用压力蒸汽灭菌器,完成物品的灭菌工作,判断识别灭菌效果。

1.适用范围　适用于所有耐高温、高湿的器械、器具及物品。

2.使用方法

(1)预真空压力蒸汽灭菌器的灭菌方法,预真空压力蒸汽灭菌整个过程约需 25 分钟。

1)将待灭菌的物品放入灭菌柜内,关好柜门。

2)将蒸汽通入夹层,使压力达 107.8 kPa(1.1 kg/cm²),预热 4 分钟。

3)启动真空泵,抽除柜室内空气使压力达 2.0～2.7 kPa(排除柜室内空气 98% 左右)。

4)停止抽气,向柜室内输入饱和蒸汽,使柜内压力达 205.8 kPa(2.1 kg/cm²),温度达 132 ℃,维持灭菌时间 4 分钟。

5)停止输入蒸汽,再次抽真空使压力达 8.0 kPa,使灭菌物品迅速干燥。

6)通入过滤后的洁净干燥空气,使灭菌室压力回复为"零"位,温度降至 60 ℃ 以下,即可开门取出物品。

(2)脉动预真空压力蒸汽灭菌器的灭菌方法,脉动预真空压力蒸汽灭菌整个过程需 29～36 分钟。

1)将待灭菌的物品放入灭菌柜内,关好柜门。

2)将蒸汽通入夹层,使压力达 107.8 kPa(1.1 kg/cm²),预热 4 分钟。

3)启动真空泵,抽除柜室内空气使压力达 8.0 kPa。

4)停止抽气,向柜室内输入饱和蒸汽,使柜室内压力达 49 kPa(0.5 kg/cm²),温度达 106～112 ℃,关闭蒸汽阀。

5)抽气,再次输入蒸汽,再次抽气,如此反复 3～4 次。

6)最后一次输入蒸汽,使压力达 205.8 kPa(2.1 kg/cm²),温度达 132 ℃,维持灭菌时间 4 分钟。

7)停止输入蒸汽,抽气,当压力降到 8.0 kPa,打开进气阀,使空气经高效过滤器进入柜室内,使内外压力平衡。

8)重复上述抽气进气操作2～3次。

9)待柜室内外压力平衡(恢复到"零"位),温度降至60℃以下,即可开门取出物品。

(3)以山东新华脉动真空压力蒸汽灭菌器为例,其操作规程如下。

1)先将蒸汽管道内的冷凝水排放干净。

2)打开水源,水压应符合0.15～0.3 MPa。

3)打开电源。

4)打开蒸汽源。

5)将物品放入消毒车中,推入灭菌柜内,将锅体操作端电源开关拨向"一"侧。

6)触摸屏上电以后,经过一段时间的自检,显示灭菌系统的主菜单画面,此时按"前门操作"按钮,触摸屏转入另一画面,若夹压层力达到0.21 MPa,则按"关前门"按钮,同时轻按前门,听到一声响,表示门已关好。

7)按右下角"返回"按钮,又转换到"主菜单"画面,此时按"程序运行"按钮,以进入到运行程序选择画面。

8)根据需要按"织物""器械""液体"按钮。此时进入到设备主流程画面,可看到设备的管路示意图在灭菌过程中各执行元件的工作状态,显示灭菌的整个流程。如在脉动阶段,"脉动"下面的小圆圈显示黑色,指示正在脉动状态,相应的阀和泵也将进行动作指示。

9)此时,如果想查看与灭菌程序相关的一些时间参数,按"数值显示"按钮,将切换到数值显示画面。

10)灭菌流程完毕,听到报警声,请按"退出"按钮,画面切换到"确定要退出程序吗?",此时请按"确认"按钮,画面又切换到灭菌系统主菜单画面,请按"前门操作"按钮,此时内室压力为-4 kPa以下,再按"开前门"按钮,全过程结束,关闭电源、水源、蒸汽源,开门取物。

3.清洁保养

(1)灭菌器如停用一个月以上需重新使用时,检查接地是否可靠。

(2)经常检查密封圈密封性,并及时更换。

(3)班前准备

1)柜内壁清洁,检查门框与橡胶垫圈有无损坏、是否平整、门的锁扣是否灵活、有效。

2)检查压力表在蒸汽排尽时是否到达零位;电源、水源、蒸汽、压缩空气等运行条件符合设备要求。

3)由柜室排气口倒入500 ml纯水,查有无阻塞。

4)关好门,通蒸汽检查是否存在泄漏。

5)检查蒸汽调节阀是否灵活、准确、压力表与温度计所标示的状况是否吻合,排气口温度计是否完好;记录打印装置处于备用状态。

6)检查安全阀是否在蒸汽压力达到规定的安全限度时被冲开。

7)手提式和立式压力蒸汽灭菌器主体与顶盖必须无裂缝和变形;无排气软管或软管锈蚀的手提式压力蒸汽灭菌器不得使用。

8)卧式压力蒸汽灭菌器输入蒸汽的压力不宜过高,夹层的温度不能高于灭菌室的温度。

9)预真空和脉动真空压力蒸汽灭菌器每日进行一次B-D测试,检测它们的空气排除效果。

10)下排气、预真空及脉动真空压力蒸汽灭菌器的具体操作步骤、常规保养和检查措施,应按照厂方说明书的要求严格执行。

(4)班后工作:①关闭电源、气源、水源。②清洗消毒车及灭菌器。③每天终止使用后清除容器内的水,清理容器及电热管上的水垢,能延长电热管的寿命与节能。

4.注意事项

(1)经常检查灭菌器电源线的接地是否良好,以保证人身安全。

(2)灭菌器应置于通风干燥、无易燃易爆物品的室内使用。

(3)安全阀、放气阀出厂时已校定位置,阀上的铅封及螺丝不得任意拆启。

(4)密封圈切勿附油,以免损坏胶质而造成漏气。在装锅前应检查密封圈和与之衔接的密封沟里有无脏物和灰尘。如有应用湿布细心轻擦,勿损伤密封圈。

(5)预真空压力蒸汽灭菌器装载量不得超过柜室容积的90%和不得小于柜室容积的5%(以防止"小装量效应")。堆放灭菌器物品时,严禁堵塞安全阀、放气阀的出气孔,必须留出空位确保空气畅通,否则安全阀和放气阀因出气孔堵塞不能工作,造成事故。

(6)应尽量将同类物品同锅灭菌;不同类物品同锅灭菌时,布类物品应放在上层,金属器械类物品放置在下层。物品不能接触灭菌器的内壁及门,以防止吸入冷凝水。

(7)各类物品应按要求摆放,器械类包应平放,盆盘碗类物品应当斜放或倒立;布类物品应竖放;自动启闭式筛孔容器应平放;玻璃瓶等底部无孔的器皿类物品应倒立或侧放。橡胶类制品、导管、塑料制品等物品不能折弯或重叠放置。装载物品时不要堆放,应使用专用灭菌架或篮筐。物品放在架子上时,要有间隙的摆放,以利于蒸汽流通良好。

(8)灭菌液体时,应将液体灌装在耐热玻璃瓶中,以不超过 3/4 体积为好,瓶口选用棉花纱塞。切勿使用打孔的橡胶或软木塞;在灭菌结束后,不准立即释放蒸汽,必须待压力表指针回零后方可排放余气。

(9)溶液培养基等若在灭菌结束时立即放气,会因压力突然下降引起瓶子爆破或消毒器内装溶液溢出等严重事故。所以在灭菌结束时不应立即放气,而应停止加热使其自然冷却20~30分钟,使内压力冷却而下降至"零"位(压力表指针回到"零"位后数分钟,将放汽阀打开,然后略微打开盖子(开一条缝),人离开消毒室,待其自然冷却到一定程度后再取出。

(10)压力表使用日久后,压力指示不正确或不能回复"零"位,应及时予以更换,平时应定期送有资质的单位进行校验,若不正常,应换上新表。

(11)每日操作前后应注意清扫灭菌器柜内的排气口过滤网。

(三)过氧化氢等离子低温灭菌器

正确使用过氧化氢等离子低温灭菌器,完成物品的灭菌工作,识别和保证灭菌效果。

等离子体是某些气体或气体气态在强电磁场作用下,形成气体电晕放电及电离而产生的。此灭菌装置,首先通过过氧化氢液体经过弥散变成气体状态后对物品进行灭菌,然后再通过产生的等离子体进行第二阶段灭菌。在负压条件下,通过射频电源给过氧化氢灭菌剂一定的能量,让灭菌剂以等离子状态与微生物的蛋白质和核糖核酸发生氧化反应,使微生物死亡,完成灭菌。

1.适用范围 适用于不耐热、不耐湿的医疗用品。如各种内镜、电子电源器材、金属器材、导线及光学设备、陶瓷制品等。

2.使用方法

(1)以杭州三元低温等离子灭菌器为例,其操作规程如下。

1)按总电源开关到"开"位,设备通电,处于待机状态。

2)按设备右侧"开门键"打开灭菌室密封门,按要求放入待灭菌的器械,关闭灭菌室密封门。

3)按触摸式液晶显示屏上的"启动"键,进入灭菌程序的操作界面。

4)显示屏有三种灭菌方式——单循环、双循环、三循环,根据灭菌的器械选择合适的灭菌方式。如对外形简单、表面光洁的器械进行灭菌时,选择"单循环"灭菌程序。具有长管腔或结构复杂数量较少(少于 10 件)的器械,为了保障灭菌效果,需选择"双循环"灭菌程序。具有长管腔或结构复杂数量(大于 10 件)的器械,为了保障灭菌效果,需选择"三循环"灭菌程序。

5)灭菌模式选定后,按"运行键",并在触摸屏上弹出对话框,再次按"确认"键后将进入灭菌程序并自动完成全部灭菌过程。

6)灭菌完成后,系统显示"灭菌结束",打印机打印灭菌工作参数。

7)按下设备右侧开门键,打开灭菌室密封门取出已灭菌物品或器械。

8)灭菌结束后,设备会自动存储灭菌全过程数据信息,系统恢复初始启动状态,屏幕显示主界面。可进行下一灭菌操作。

9)若连续使用,重复以上程序,否则关闭电源开关。

(2)以过氧化氢等离子(强生 200 型)灭菌器操作法为例,其操作如下。

1)显示器屏幕上显示出"touch screen to start"(触屏开始)字样,用手随意点击屏幕任何位置,进入下一操作。

2)如需插入新卡匣,屏幕则会显示出"Please insert new cassette",此时插入新卡匣后继续下一操作。

3)点击"keyboard"(键盘),进行操作人员登陆:触摸"operation"空格处,使光标出现在此栏,键入小写字母"o";点击"enter",使光标跳至"password"处,键入密码小写字母"o"。

4)点击"open door"(开门),将需灭菌物品按装载要求放入灭菌舱;点击"close door"(关门),完成物品的装载。

5)点击"keyboard"(键盘),输入装载物品的数据:触摸 item♯此栏,键入每一个物品名称和其跟踪编号;物品输入后,点击"enter",键入的名单即进入名单筐,数据输入完毕,点击"done"。

6)选择并开始灭菌循环:点击屏幕右下角"go to"可以进入其他选项,例如选择长短循环(长循环 long,短循环 short);点击"start cycle"启动灭菌循环,此时屏幕右下角 est. completion 之后显示时间为完成该循环所需时间;灭菌进行中点击"cancel cycle"可随时取消当前循环。

7)灭菌循环运行完成:屏幕左上方显示"cycle completed",设备将自动打印灭菌循环记录;至无菌区取出灭菌物品,点击"done"键确认循环完成,屏幕回到开始状态,重新进入并点击屏幕"open door"键开门取出物品,按"close door"键设备回到备用状态。

3.清洁保养

(1)每日用软布清洁灭菌舱内部及舱门,避免使用粗糙的清洁工具,如金属刷或钢丝球等。

(2)定期清理蒸发器,处理时应确定蒸发器是冷却的,并戴天然橡胶手套以避免碰触到任何残余的过氧化氢。

(3)以反时针方向转动蒸发器,拆除后用流水冲洗干净。用湿布擦拭蒸发器外罩的内部表面,然后用无绒布擦干。

4.注意事项

(1)应使用专用特卫强灭菌袋和无纺布包装材质。

(2)不适于植物性纤维材质,包括纸、海绵、棉布、木质类、油类、粉剂等。

(3)待灭菌物品必须充分干燥。

(4)不锈钢材质的管腔长度≤50 cm,直径≥1 mm;聚乙烯和聚四氟乙烯材质长度≤200 cm,直径≥1 mm。当物品长度1~2 m,直径1~5 mm时,需使用增强剂。

(5)装载时塑面需朝一个方向;灭菌物品不得接触灭菌腔内壁;灭菌物品装载高度距腔体顶端8 cm。

(6)每次灭菌循环应将不同类物品混放,不能只放金属类物品。

(四)环氧乙烷灭菌器操作法

1.适用范围　用于不耐湿、不耐温物品的灭菌。正确装锅及做好仪器工艺监测,确保灭菌质量。

环氧乙烷灭菌程序主要包括预热、预湿、抽真空、通入气化环氧乙烷达到预定浓度、维持灭菌时间、消除灭菌柜内环氧乙烷气体、解析以除去灭菌物品内环氧乙烷的残留程序。100%纯环氧乙烷灭菌器的作用浓度为450~1200 mg/L。工作时间:共循环6小时。

2.使用方法

(1)打开总电源及干燥箱、空压机、环氧乙烷灭菌锅的电源。

(2)打开锅门,逆时针旋转锅门手柄直至打开。

(3)装入气罐,将气罐插入气罐槽的挡圈内,向下压入。

(4)放置篮筐,将待灭菌物品的篮筐放入锅内,关门,顺时针旋转手柄直到手柄垂直。

(5)设置灭菌温度,按温度选择键选择灭菌温度。

(6)设置通气时间。

(7)灭菌通气完成后,打开锅门,取出物品。

3.清洁保养

(1)环氧乙烷灭菌器应安置在独立的房间,周围30~50 m以内不能有明火作业。

(2)房间内有隔离措施,即环氧乙烷灭菌柜体、电气控制柜、机架、环氧乙烷钢瓶等,应分别安装在相互独立的房间,或按照厂方提供的安装图进行隔离。

(3)房间内有良好的通风及照明设施。

(4)使用环氧乙烷灭菌设备的人员应进行专业培训,使其熟悉环氧乙烷的理化性质和设备的操作程序及安全防护的规则。

(5)每年对环氧乙烷工作环境进行空气浓度的监测。

4.注意事项

(1)温度和相对湿度对环氧乙烷气体杀菌效果影响较大,故应严格控制试验中的有关条件。

(2)环氧乙烷液体可溶解聚乙烯、聚氯乙烯等,不可将其液体滴落于此类物品上。

(3)不能用于液体及具有潜在易燃性物品的灭菌。环氧乙烷遇水后可形成有毒的乙二醇,故不可用于食品的灭菌。

(4)物品被灭菌后,不可立即使用,必须置于通风处至少 6～7 天,以使被灭菌物品附着的环氧乙烷残留量降到最低。

(5)环氧乙烷是易燃易爆物品,灭菌器及气罐周围禁止火源。禁止吸烟,禁止使用其他明火,并保持房间内通风。

(6)环氧乙烷有毒性,人体一次吸入过量会有不适感觉,如有不适,应立即离开此环境,到室外呼吸新鲜空气。

(7)放置气罐时不能过于用力,防止环氧乙烷气体泄漏,检查气罐槽内是否通畅无堵塞。

(8)残留环氧乙烷排放应遵循生产厂家的使用说明或指导手册,设置专用的排气系统,并保证足够的时间进行灭菌后的通风换气。

(五)低温蒸汽甲醛灭菌器

甲醛为饱和脂肪醛类中最简单的化合物。低温蒸汽甲醛灭菌器是甲醛在低温状态下借助蒸汽穿透并一同杀灭微生物的方法。灭菌温度为 50～80 ℃,和水蒸气混合后灭菌更有效。温度对甲醛气体的灭菌作用有明显的影响。随着温度的升高,灭菌的作用加强。相对湿度小于 50% 时,杀菌速度随相对湿度的增加而增加;当相对湿度从 50% 升到 90% 时,杀菌速度随相对湿度的增加而增加。目前认为甲醛气体灭菌的相对湿度应在 80%～90%。当相对湿度和温度不变时,甲醛气体的灭菌速度和浓度之间基本上是直线关系。浓度越高,灭菌速度越快。

1.适用范围　应用于硬性内窥镜及其导光束、显微手术器械、高速电钻和气钻、电切电凝器导线、术中超声探头的灭菌。

2.使用方法　灭菌腔体预热、预真空、空气泄漏监测、灭菌、排出气体、干燥、等压过程。气体甲醛作用浓度 3～11 mg/L。灭菌时间 30～60 分钟。

3.注意事项

(1)应使用甲醛灭菌器进行灭菌,不应采用自然挥发的灭菌方法。

(2)甲醛残留气体排放应遵循生产厂家的使用说明或指导手册,设置专用的排气系统。

# 第八节　消毒供应中心消毒隔离管理

CSSD 是污染医疗器械高度集中的场所,必须有效地控制导致医院感染的污染源及传播途径,确保工作人员的职业安全和消毒灭菌物品的质量,避免医源性感染。

## 一、消毒隔离管理基本措施

有效切断污染源的接触传播、空气传播途径,是消毒隔离管理措施的关键环节。

(一)控制污染危险因素的基本做法

在控制污染危险因素的措施中,最基本的做法是根据物品感染危险和区域分类原则做到四个分开,即人员、物品、设备、区域分开。

1.人员分开指在进行污染、清洁或接触无菌物品操作时,人员的工作岗位相对固定。工作人员必须采取相应的消毒隔离措施和防护措施。如需要负责不同区域中的工作,工作人员在转换工作岗位时必须经过卫生处理措施,如洗手、更衣或换鞋。

2.物品分开指工作流程中运转和使用的各类器械、材料物品,必须划分为污染、清洁、无菌三类。各类物品只能在相应的区域中使用和流动。

3.设备分开指在消毒供应中心的设备、装备在使用中必须分开管理。在工作流程中运转循环使用的设备、装备从洁净度低的工作流程流转到洁净度高的流程时,必须经过有效的清洗消毒处理。如果从洁净度高的流程流转到洁净度低的工作流程时,可以直接转换使用。

4.区域分开指污染物品、清洁物品、无菌物品的处理和存放区域必须分开管理。即污染物品在污染区进行操作和暂存,消毒后的清洁物品在清洁区处理和储存,无菌物品在洁净区储存。

(二)消毒供应中心环境管理的基本要求

1.应保持环境无尘,地面无水迹。

2.采用湿式的清洁方法。日常保洁采用清水擦拭,污染区台面及容易接触污染的设备部位可使用消毒剂擦拭。地面被血液和体液污染时应及时使用消毒液擦拭。

3.建立保洁工作制度,规定保洁人员的职责及工作内容,明确保洁工作的程序,一般应按照洁净区、清洁区、污染区顺序进行。

4.应规定卫生保洁用具的更换频率和消毒方法,如抹布、拖布头等用具。每次使用后的用具应清洗、消毒、晾干。

5.应规定各区域地面、墙面、家具、卫生间等处卫生保洁的频次。一般每天进行2～3次地面和台面卫生保洁。另外,每天开始工作前,必须保证进行1次卫生保洁工作。

6.规定各类清洁剂和除污用品的种类和使用方法,避免对设备和设施造成损坏。例如不能用去污粉擦拭不锈钢表面等。

## 二、消毒供应中心工作区域的消毒隔离

(一)去污区

去污区是集中处理污染医疗器械、物品的区域,是CSSD控制感染的重点区域。包括工作人员进出缓冲间、污染物品接收区、分类台、清洗区、污物回收车清洗、消毒及存放间。

1.感染控制的目标是及时安全去除污染器械上的污染物,避免医源性交叉感染的发生。

2.感染控制的原则

(1)工作人员按照标准预防的原则做好个人防护。

(2)工作人员严格按照消毒隔离技术原则进行操作。

(3)去污区气压为－5～0 Pa,传递窗处于关闭状态,防止气流逆行。

(4)所有物品彻底清洗、消毒后,方可进入清洁区。

(5)运送污染的布类时应放在密闭容器内,并彻底清洗、消毒。

3.缓冲间为半污染区,是去污区人员出入的通道。供工作人员洗手、更衣和换鞋,该区内的污染防护服与清洁物品应分类放置,污染的防护服每天要清洗、消毒,防止交叉感染。

4.接收区是污染回收车及污染物品的物流通道。清洁物品、工作人员不得由此通过。物品不得逆行,门的内侧为污染区,外侧为清洁区。

5.分类台是污染医疗器械接收分类的工作台,是污染程度最严重的区域,工作人员每次接收后,及时用消毒液消毒台面,每天下班前对工作台面彻底清洗消毒。

6.清洗区包括处理污染物品的清洗池、操作台及周围的工作区域。感染途径以接触、飞沫、气溶胶传播为主,工作人员操作时应戴面罩,尽量保持水面下操作。

7.清洁设施如清洗消毒机、超声清洗器、高压水枪等使用后保持机器表面清洁。

8.回收车及回收箱每天在洗车间内进行彻底清洁。有血液或体液污染时,应先用消毒液抹拭后再清洗。

（二）检查包装及灭菌区

该区要求有较高的空气洁净质量,进入此区域的必须为清洁物品。

1.感染控制的目标是在包装过程中,防止清洁医疗器械被再次污染,保证待灭菌医疗器械的清洁质量。

2.感染控制的原则

（1）工作人员进入此区应洗手、换鞋,穿专用工作服及戴圆帽（须遮盖全部头发）。

（2）保持该区域空气清洁,有空调及机械通气设施,换气次数每小时＞8 次。气压为 5～10 Pa。

3.缓冲间是工作人员进出包装区的通道。工作人员在此区内洗手、更衣、戴圆帽（须遮盖全部头发）。

4.传递窗包括接收去污区的清洗后物品的传递窗和对外清洁物品的传递窗。传递窗应为双门互锁窗,非使用时处于关闭状态。

5.包装台主要用于器械检查、摆放、组合、包装和各种器械灭菌前的准备工作。每天工作前后认真做好清洁,保持包装台及物品清洁无尘埃、无棉絮纤维等杂物。

（三）无菌物品存放区

此区是存放、保管及发放无菌物品的区域。包括重复使用的无菌物品及拆除外包装的一次性医疗物品。

1.感染控制的目标是在存放运输无菌物品过程中,确保无菌物品不被污染。

2.感染控制的原则

（1）严格遵守无菌物品管理原则,确认灭菌物品质量后,方可放入无菌物品架。

（2）取放无菌包时尽量用灭菌筐,减少手接触无菌包次数。无菌包落地或误放入不洁之处,即视为受到污染,需重新灭菌。

（3）无菌物品存放架或存放柜应距地面高度 20～25 cm,离墙 5～10 cm,距天花板 50 cm。

（4）无菌物品发放按照"先进先出"的原则。

（5）发放无菌物品路线较长时,应采用密闭容器,或使用塑料袋作运输包装。

## 三、标准预防

（一）标准预防的概念

标准预防即"将患者的血液、体液、分泌物、排泄物均视为具有传染性,都需要进行隔离,不论是否具有明显的血迹污染或是否接触过非完整性皮肤与黏膜"。根据这一原则应将"所有污染器材视为具有传染性"。

标准预防的特点:既要防止血源性疾病的成本,也要防止非血源性疾病的传播;它强调双向防护,既防止污染器械上的微生物传给工作人员,又防止工作人员将污染的微生物传至清洁物品及环境。

（二）标准预防的隔离措施

标准预防所采用的隔离预防方法是在普通预防措施的基础上,根据不同传播途径的特性而设计的接触、空气、飞沫隔离。

接触隔离：预防通过直接或间接接触而传播的病原体，如多重耐药菌、志贺痢疾杆菌、甲型、戊型肝炎病毒及婴儿的肠道病毒感染等。

空气隔离：预防通过空气中的微粒核和（或）漂浮的尘埃而传播的疾病，如水痘、麻疹和结核等。

飞沫隔离：预防各种经飞沫而传播的疾病。飞沫可通过咳嗽、打喷嚏、谈话或因某些医疗操作（如行支气管镜检查、吸引等）而产生，因其颗粒直径大而传播距离近，所以不需要特殊的通风和空气消毒设置。许多细菌性和病毒性疾病可通过飞沫传播，如流感、脑膜炎球菌感染，以及腺病毒感染、百日咳、链球菌感染（或肺炎）、小儿猩红热等。

（三）标准预防的主要内容

标准预防所采用的预防措施被归纳为下列各项。

1. 医务人员在接触患者的血液、体液、分泌物、排泄物及其污染物品后，不论是否戴手套，都应认真洗手，而且在下述情况下必须立即洗手：①摘除手套后。②接触两个患者之间。③可能污染环境或传染他人时。

2. 医务人员接触患者的血液、体液、分泌物、排泄物，以及黏膜、非完整性皮肤和污染物品前均应戴手套。

3. 在操作中传染性物质有可能发生喷溅时，医务人员必须戴眼罩、口罩和穿防护衣，以防止污染皮肤、黏膜和衣服。

4. 被患者的血液、体液、分泌物和排泄物污染的医疗用品和仪器设备应及时做好清洁处理，以防止传染性病原扩散；重复使用的仪器和设备在用于另一个患者前应进行清洁和适当的清洁基础上的消毒或灭菌。

5. 医务人员在进行各项医疗、护理操作，以及环境的清洁、消毒时，应严格遵守各项操作规程。

6. 锐利的器具和针头要小心处置，以防刺伤。操作时针头套不必重新套上，在必须重新套上时应用工具而不用手。用过的一次性注射器、针头、刀片和其他锐利物品应放入置于附近防水耐刺的容器内。可重复使用的尖锐物品也应放在防水耐刺的利器盒内，以便安全运送至相关的再处理部门。

（四）标准预防的实施方法

1. 洗手及手消毒

（1）消毒供应中心人员洗手和手消毒指征

1）接触可能被污染的物品后应洗手。

2）脱掉手套应洗手。

3）离开污染区时应洗手。

4）进行环境卫生整理后应洗手。

5）制作清洗、消毒物品前应洗手或用手消毒剂。

6）在洁净区接触无菌物品前应洗手或用手消毒剂。

（2）洗手与戴手套

1）消毒供应中心工作人员洗手的方法

①在流动水下，使双手充分淋湿。

②取适量肥皂(皂液),均匀涂抹至整个手掌、手背、手指和指缝。

③认真揉搓双手至少15秒,应注意清洗双手所有皮肤,包括指背、指尖和指缝,具体揉搓步骤如下。

a. 手掌相对,手指并拢,相互揉搓。

b. 手心相对,双手交叉指缝相互揉搓,交换进行。

c. 掌心相对,双手交叉指缝相互揉搓。

d. 弯曲手指使关节在另一手掌心旋转揉搓,交换进行。

e. 右手握住左手大拇指旋转揉搓,交换进行。

f. 将五个手指尖并拢放在另一手掌心旋转揉搓,交换进行。

④在流动水下彻底冲净双手,擦干,取适量护手液护肤。

2)戴手套的方法

①打开手套包,一手掀起口袋的开口处。

②另一手捏住手套翻折部分(手套内面)取出手套,对准五指戴上。

③掀起另一只袋口,以戴着无菌手套的手指插入另一只手套的翻边内面,将手套戴好。然后将手套的翻转处套在工作衣袖外面。

3)脱手套的方法

①用戴着手套的手捏住另一只手套污染面的边缘将手套脱下。

②戴着手套的手握住脱下的手套,用脱下手套的手捏住另一只手套清洁面(内面)的边缘,将手套脱下。

③用手捏住手套的里面丢至医疗废物容器内。

4)手套分类:手套分为工业橡胶手套、医用乳胶手套、薄膜手套。

①工业橡胶手套耐磨损,防刺伤,防渗功能强,柔软性差。不方便清洗操作。

②医用乳胶手套薄且柔软,防渗功能差,细菌等病原微生物可能穿透手套,引起皮肤过敏。

③一次性薄膜手套由聚氯乙烯制成,防渗功能强,不易引起皮肤过敏。但易破损。

2.CSSD不同区域人员防护着装　CSSD不同区域人员防护着装要求见表1-6。

表1-6　CSSD不同区域人员防护着装要求

| 区域 | 操作 | 防护着装 | | | | | |
|---|---|---|---|---|---|---|---|
| | | 圆帽 | 口罩 | 隔离衣/防水围裙 | 专用鞋 | 手套 | 护目镜/面罩 |
| 病房 | 污染物品回收 | √ | △ | | | √ | |
| 去污区 | 污染器械分类、核对、机械清洗装载 | √ | √ | √ | √ | √ | △ |
| | 手工清洗器械和用具 | √ | √ | √ | √ | √ | √ |
| 检查、包装及灭菌区 | 器械检查、包装 | √ | △ | | √ | △ | |
| | 灭菌物品装载 | √ | | | √ | | |
| | 无菌物品卸载 | √ | | | √ | △♯ | |
| 无菌物品存放区 | 无菌物品发放 | √ | | | √ | | |

注:√:应使用;△:可使用;♯:具有防烫功能的手套

## 四、消毒供应中心职业防护管理

消毒供应中心工作人员在工作中常常接触被患者血液、体液、分泌物污染的物品,并经常使用各种方法进行消毒灭菌,这些因素对其身心健康不利。

(一)CSSD职业安全的影响因素

1. 生物性危害

(1)获得性免疫综合征简称艾滋病(acquired immune deficiency syndrome,AIDS):全球AIDS的流行仍在继续,人类免疫缺陷病毒(human immunodeficiency virus,HIV)感染者和死亡者的数目居高不下。该病在我国亦呈现快速增长趋势,美国统计的270例罹患AIDS医务工作者中,232例为护士,占85.9%,表明护士受职业感染的危险最大。消毒供应中心护士每天要清洗各种穿刺包,易发生职业暴露,CSSD护士在工作中感染HIV的可能性与利器刺入的部位、注入的血量、血中病毒滴度及患者基础疾病严重程度有关。另外CSSD护士工作强度大,体力消耗较多,导致体力透支,机体抵抗力下降,如有HIV侵入,极易引起感染。

(2)传染性肝炎:最常见、危害性最大的是乙型病毒性肝炎和丙型病毒性肝炎。CSSD护士在工作中极易感染乙型肝炎病毒(HBV),丙型肝炎病毒(HCV),她们感染病毒性肝炎后,不仅使自己的身心健康受损,影响工作和生活,而且易传染给家人、同事。

2. 物理性危害

(1)锐器伤害:锐器伤是指在工作时间内由针头及其他一切锐器所造成的使皮肤出血的意外伤害。在CSSD,导致锐器伤的主要器具有缝针,注射器针头、刀片、剪刀、各种穿刺针等。

(2)噪声污染:灭菌过程中蒸汽压力过大、真空泵发出的噪声,开关门的声音,灭菌完毕后的报警声,会使人的唾液、胃液分泌减少,胃酸降低,从而易患溃疡病。

(3)高温及烫伤:暴露在过高的温度下是致病的另一因素,持续的高温环境可导致中暑,还有导致肾脏、循环系统疾病及脑卒中的危险。

3. 化学性危害 工作人员在工作中接触各种消毒剂,轻者刺激皮肤引起接触性皮炎、变应性鼻炎、哮喘、重者中毒或致癌。常用的消毒剂有甲醛、过氧乙酸、戊二醛、含氯消毒剂,这些挥发性消毒剂,对人体的皮肤黏膜、呼吸道、神经系统均有一定程度的影响。

4. 运动功能性损害 CSSD护士每天下收、下送、接送手术室的消毒包,这些繁重的体力劳动,使躯干在负重时,腰部受力最大也最集中,腰背肌肉长期超负荷工作,肌肉产生代偿性肥大、增生。此外,下收时的频繁弯腰,易使腰部肌肉形成损伤性炎症。

5. 心理社会危害 CSSD护士的心理损害主要由于工作强度大、劳累、生活缺乏规律引起,灭菌班存在高温作业,易造成身心紧张性反应,导致心情压抑、焦虑、疲劳感及情绪低落等不良心理状态,危害护士的健康。

(二)CSSD职业防护措施

1. 护士提高防护意识,采取有效的保护措施 护理人员在接触被患者血液、体液、分泌物污染或可能污染的物品前,均应戴橡胶手套、口罩、帽子,脱掉手套后立即按六步洗手法洗手。工作人员患有渗出性疾病或皮炎时,应禁止直接处理、清洗、包装和接触消毒灭菌的器具。血液或体液意外进入眼睛、口腔,立即用大量清水或生理盐水冲洗。

2. 可疑暴露于乙型肝炎病毒(hepatitis B virus,HBV)、丙型肝炎病毒(hepatitis c virus,HCV)及人类免疫缺陷病毒(HIV)感染的血液或体液时,尽快于暴露后做基线检测、专家评估,给予暴露后预防(post-exposure prophylaxis,PEP)血液监测。跟踪期间特别是最初的0～12周内,指导护理人员不献血及母乳喂养,性生活时戴避孕套。被 HBV、HCV 阳性患者的血液或体液污染的锐器刺伤后,应在 24 小时内去防保科抽血查乙肝、丙肝抗体,必要时抽取患者血液进行对比,同时注射乙肝免疫高价球蛋白,按 1 个月、3 个月、6 个月接种乙肝疫苗。被 HIV 阳性患者的血液或体液污染的锐器刺伤后,应在 24 小时内到防保科抽血查 HIV 抗体。按 1 个月、3 个月、6 个月复查,同时口服拉米夫定每日 1 片,并通知医务处、护理部、院内感染办公室进行登记、上报、随访。

3.护士被血液或体液污染的针头刺伤后,立即挤出伤口内的血液,反复用肥皂水清洁伤口,并在流水下冲洗 5 分钟,再用碘酒和乙醇消毒,必要时去外科进行伤口处理。

4.CSSD 定期请设备科检修和保养仪器设备,消毒员每日进行清洁保养,每周进行 1 次一级保养,在使用灭菌器前先排尽管道内的冷凝水,灭菌过程中观察各仪表变化情况,防止蒸汽过大。

5.在灭菌室内安装中央空调,并对房间进行改造,采用环保隔热材料,使室内温度能下降至人体耐受的温度,出锅时,护士戴厚的帆布手套,夏季穿长袖衣裤,以防烫伤。

6.CSSD 工作人员在接触配备消毒液时戴口罩、手套、帽子,穿长袖工作服,必要时戴防护眼镜,器械浸泡消毒时,取放物品必须轻、稳,防止消毒液溅入眼内或皮肤上,清洁物品时应戴防水口罩、眼罩、手套、袖套、帽子、防水鞋、穿围裙。

7.工作中利用人体力学原理,适当休息,减少不必要的损伤,训练腰部肌肉力量,增加肌肉抗疲劳的能力。对疼痛部位进行理疗。

# 第二章　特殊器械的处理

## 第一节　口腔器械污染、消毒与灭菌

口腔科器械种类繁多,形状复杂,使用频繁,周转较快,污染严重,消毒灭菌较难。因此,口腔科器械是多种传染性疾病的传播媒介。近些年来,口腔科器械在传播乙型肝炎病毒(HBV)、丙型肝炎病毒(HCV)、庚型肝炎病毒(hepatitis E virus,HEV)、输血传播性肝炎病毒(transfusion transmitted virus,TTV)、人类免疫缺陷病毒(HIV)等血液传播性疾病和消化道传染病方面的情况已经引起医学界的广泛关注并进行了大量的研究。由于我国口腔科患者多,器械周转跟不上,消毒手段落后,加之没有严格的消毒规范,给口腔科器械消毒带来一定难度。我国携带乙肝病毒的人群基数较大;HIV 感染形势也令人担忧。因此,切断口腔科传播途径是预防血液传播性疾病的重要环节。随着医院感染学的发展,各种有关医院感染控制指南的出台、消毒灭菌法规的实施,使口腔器械消毒的重要性逐渐被广大医务工作者所认识。

做好口腔科器械消毒和灭菌是一项系统工程,需要有先进的技术、设备,有效的消毒剂品和完善的管理等各方面条件作保证。例如,必须使口腔科医务人员转变传统观念,认识到口腔科器械在传播医院感染中的作用,引进和接受新的消毒方法,培训口腔科医务人员,使他们掌握普通器械消毒灭菌专门技术以及口腔科器械专用消毒灭菌技术和消毒剂品,制订口腔科器械消毒灭菌的管理规范和研究口腔微生物学等。

### 一、口腔器械微生物特点

人类口腔内具有相对稳定的微生物群,包括细菌、真菌、病毒和螺旋体等。研究口腔内微生物的生长、繁殖等生物学特性和致病性及传播特点等,已经成为一门独立的学科即口腔微生物学。搞好口腔器械消毒灭菌,有必要了解口腔微生物学基础,认识口腔微生物的致病性和传播性,以及经口腔感染传播的病原微生物的各种生物学特性。

口腔器械污染首先是口腔内微生物的污染和经过口腔污染。口腔内微生物不仅是口腔疾病的病原,它们也可波及全身;全身性疾病的病原亦可经过污染口腔器械造成传播。

1.口腔内定植菌　伴随人类共同生长、相对稳定的菌群称为定植菌。人类在不同年龄阶段,口腔内定植菌群稍有变化。

(1)新生儿和婴幼儿期:主要定植菌为唾液链球菌、乳酸杆菌和白色念珠菌等。

(2)幼儿期:除有上述定植菌之外,还新增加有溶血性链球菌和变形链球菌等。

(3)学龄期:在上述基础上,又增加了类杆菌、梭状杆菌、螺旋体和厌氧菌等。

(4)成人期:青春期过后,口腔内定植菌逐渐增加,常稳定在数十种乃至上百种之多,其中多数为非致病菌和条件致病菌。

2.口腔内致病菌群

(1)牙菌斑菌群:主要由细菌构成,如变形链球菌、微球菌、葡萄球菌、溶血性链球菌,黏性放线菌、内氏放线菌,龋齿罗氏菌、棒状杆菌,奈瑟菌,韦荣菌,嗜血杆菌属及梭状杆菌和弯曲杆菌等。主要致龋齿和牙周病。

(2)牙髓、根尖周致病菌群:产黑色素类杆菌群,如卟啉病菌、牙龈卟啉菌;不产黑色素类杆菌,如颊普菌、口普菌;还有梭状杆菌、消化链球菌和放线菌属等。

(3)口腔黏膜致病微生物。①病毒类:单纯疱疹病毒(herpes simplex virus,HSV)、EB 病毒(epstein-Barr virus)、人类免疫缺陷病毒(HIV)、人类乳头瘤病毒(human papilloma virus,HPV)、柯萨奇病毒等,这些病毒可致口腔黏膜感染或通过黏膜感染全身。②细菌类:球菌,如金黄色葡萄球菌、表皮葡萄球菌、肺炎球菌和链球菌等;念珠菌,如白色念珠菌、类星形念珠菌、热带念珠菌、克柔念珠菌,以及近平滑念珠菌等。③螺旋体,如梅毒螺旋体和奋森螺旋体等。

3.颌面部致病微生物

(1)病毒类:腮腺炎病毒、狂犬病病毒、风疹病毒等。

(2)球菌类:金黄色葡萄球菌、表皮葡萄球菌、腐生葡萄球菌、化脓性链球菌、肺炎球菌和肠球菌群等。

(3)厌氧菌和兼性厌氧菌:破伤风杆菌、铜绿假单胞菌、结核分枝杆菌和放线菌群等。

4.经口腔传播的其他致病微生物

(1)病毒类:凡是经过血液传播的疾病的致病微生物都可经口腔器械传播,如 HBV、HCV、HGV、TTV、HIV、人 T 细胞白血病病毒(HTLV-1)、巨细胞病毒(cytomegalo virus,CMV)等。

(2)原虫类:疟原虫和弓形虫。

## 二、口腔器械污染特点及其医源性感染

(一)污染特点

口腔科器械除被患者的牙血、唾液等口腔分泌物污染之外,亦可被口腔科环境、医务人员手所污染。调查证实,多数医院口腔科器械及环境、设备表面及医务人员手污染严重。口腔器械上污染细菌不仅数量大且致病菌多,以牙钻手机为例,染菌量可达 $5\times10^4\sim5\times10^6$ cfu/cm$^2$。口腔器械污染微生物主要有三大类,即口腔内定植菌群、消化道致病菌群(如沙门菌群、大肠埃希菌群、志贺痢疾菌群)、假单胞菌群及真菌等,还有备受关注的血液传播性疾病病原,这是口腔器械引起医源性感染的关注重点。多数学者研究证明,HBV、HCV、HGV、TTV、HIV 等病毒不仅存在于血液中,亦可从唾液中排出从而污染口腔器械,这使得口腔器械成为血液传播性疾病的重要媒介。我国医院口腔科器械上 HBsAg 污染率波动在 5%~30%。还有调查证明,城镇个体牙科诊所的器械上 HBsAg 阳性率为 37%,而农村诊所内牙科器械上 HBsAg阳性率高达 62%。2003 年仍有文献报道口腔科器械乙型肝炎血清标志物污染很严重(表 2-1)。尽管可能有检验方法上的差异,但这足以警示医学界,牙科器械污染对传播疾病的作用不能不引起关注。另据研究证明,牙钻高速涡轮机在使用时可形成血性或唾液性气溶胶,污染环境,亦可能对医患人员构成感染的危险。

表 2-1 口腔器械上检出乙肝标志阳性率(%)

| 器械名称 | 监测份数 | HBsAg | HBV-DNA |
|---|---|---|---|
| 手机 | 45 | 24.4 | 20.0 |
| 牙钻 | 51 | 19.6 | 15.7 |
| 牙钳 | 53 | 17.0 | 15.1 |
| 探针 | 39 | 10.3 | 7.7 |
| 口镜 | 47 | 6.4 | 6.4 |
| 镊子 | 49 | 10.2 | 8.2 |

(二)口腔治疗用水污染与控制

口腔科用水包括综合治疗台各系统冲洗用水和患者漱口用水,都会接触患者口腔黏膜,甚至会被患者误吞误咽,因此口腔科用水应当有卫生质量要求。我国对口腔诊疗用水卫生质量并没有明确的规定,然而大量的调查资料显示,口腔科综合治疗台水系统污染严重,已成为医疗单位医源性感染的重大隐患。

1.口腔治疗用水卫生质量现状

(1)治疗台水系污染:口腔综合治疗台内部管道系统复杂,手机构造精密,特别是综合治疗台水系统难以拆卸,使清洁和消毒的效率受到限制。口腔综合治疗台水系统管道由于长期得不到彻底清洁,可能成为微生物定植、生存的良好环境。国内相关调查表明,三级甲等医院口腔科综合治疗台水道中的水检出细菌总数达 $9 \times 10^3$ cfu/ml,二级甲等医院综合治疗台水道中水检出细菌总数为 $4 \times 10^4$ cfu/ml,一级医院口腔综合治疗台水道中水检出细菌总数为 $8 \times 10^4$ cfu/ml,个体诊所综合治疗台水道中水检出细菌总数为 $1.3 \times 10^5$ cfu/ml。在检出的细菌中,霉菌和大肠埃希菌分居第一、二位,其次是厌氧菌,说明很多细菌是由于口腔内长居菌逆行造成污染。另外,国内调查发现,医院口腔治疗用水的水源水储存容器中水检出细菌总数高达 $2.8 \times 10^6$ cfu/ml,漱口杯水和手机连接管道冲洗水检出细菌总数为 $9 \times 10^3$ cfu/ml,明显超过《生活饮用水卫生标准》(GB 5749—2006)的要求,提示口腔医疗单位治疗用水和患者漱口水都存在严重污染。

(2)污染原因:口腔科综合治疗台水系统污染源一方面来自口腔供水系统内的异养菌和生物膜,另一方面来自口腔科治疗过程中起源于患者的逆行污染。由于没有防止回流的设施,手机在停止转动的瞬间产生负压,使口腔中的分泌物、血液、组织碎片等回吸到手机内部,污染水系统。①供水系统污染:很多口腔科诊疗用水来自市政供水系统的自来水,其水质随自来水变化而变化。牙钻手机和三用枪使用自来水即可能被直接污染,随后在自来水中的需氧微生物可形成生物膜。因为管道内流量很小,不使用时水处于停滞状态,杂质从水中沉淀到内壁,促使水中浮游微生物的附着,有利于生物膜的形成,成为污染源。②手机回吸:污染微生物除来源于供给治疗台的水源外,牙钻手机在患者口腔内停转时的回吸作用也可造成污染,这已经通过实际调查得到证实。

(3)污染微生物种类:口腔治疗用水中检出的污染微生物种类很多,包括细菌、酵母菌、厌氧菌和病毒。已经分离培养证明,口腔治疗用水中检出的细菌有大肠埃希菌、假单胞菌属、链球菌属、乳酸菌属和分枝杆菌属等,检出的酵母菌属有念珠菌属和放线菌属,还检出肠道病毒。将这些细菌进行药物敏感试验结果显示,口腔治疗用水中分离出的细菌对临床常用抗菌药物呈现出广泛耐药。

2.口腔科用水防控污染的措施

(1)加强水源水管理:医疗机构的临床医疗用水原则上不应直接取自市政供水系统的水,随着经济发展,有条件的医疗机构应建设医疗用水供水系统。口腔专科医院、口腔科和门诊等治疗台用水都应当使用处理后的水,如经过过滤、纯化或去离子的水等。不具备专门供水系统的单位可采用储水器引入处理过的水供给治疗台使用,但要定期对储水器及其管路进行清洗和消毒,保持水源水达到规定的质量要求。

(2)防控生物膜措施:禁止未经处理的水源水进入牙科治疗台水系统,平时加强水系统清洁维护。定期对水系统做清洁消毒处理,患者漱口杯使用合格的一次性纸塑杯,加强口腔治疗台面清洁消毒,做到一人一用一清洁或消毒。

(3)防止手机回吸:为每位患者治疗后均让手机空转冲洗1~2分钟,以减少手机回吸患者口腔内分泌物和牙血等,防止逆行污染。手机空转后水样细菌数已明显降低,随冲洗时间延长菌数可进一步降低,说明手机空转冲洗的确有助于减少细菌含量,但机械冲洗的作用有限,应采用其他辅助措施。使用防回吸手机也可有效防止逆行污染。

(4)消毒措施:在做好水源管理的基础上,还应加强对进入综合治疗台之前的供水系统的消毒。使用独立供水系统的单位,对储水容器和输送管路进行定期清洁消毒,以防止处理后的水再次污染。储水罐和管路都可以采用有效氯250~500 mg/L的含氯消毒剂或250 mg/L二氧化氯溶液做刷洗和浸泡消毒。

(三)口腔器械医源性感染

口腔科器械的污染如此严重,首先会对患者构成危害。但这种污染及环境污染的受害者亦包括口腔科医务人员。口腔门诊所面对的问题是众多未知的 HBV、HCV、HIV 感染者或病原携带者前来就诊,他们的牙血、口腔分泌物都可能含有致病因子,增加其他患者和医务人员被感染的机会。据我国学者冷泰俊对医务人员群体调查发现,医院内医务人员血清 HBsAg 阳性率是普通人群的3~6倍,而口腔科医务人员血清中 HBsAg 阳性率则是其他科室人员的4倍。国外已有临床资料显示,牙医中 HBV、HCV、HIV 均存在职业感染问题。据日本学者报道,日本开业牙医 HBV 感染率为35.9%。美国调查证实,有牙科医师在行医中被感染上 HIV;2003 年,我国辽宁报道了首例由口腔科感染 AIDS 的病例,该病例是在非洲期间于口腔诊所诊病时被感染。

### 三、口腔科器械消毒现状

口腔科器械有效的消毒与灭菌对于预防和控制医源性感染是个十分重要的环节,对控制乙肝、丙肝、艾滋病等血液传播性疾病尤为重要和紧迫,这应成为医学界的共识。目前,我国医院消毒特别是口腔科器械消毒现状并不理想,存在一些值得重视的问题。首先是认识上的不一致,预防医学专家与临床医务人员认识上存在差异。因为在我国仍存在重治轻防的问题,临床医务人员很少把治疗口腔疾病与预防其他传染病联系起来,合理有效的消毒亦容易被忽视。其次是消毒灭菌技术知识并非临床医务人员必修内容,合理选择和使用现有消毒技术和接受新的消毒知识比较困难。口腔器械比较复杂,且多数是就地消毒、就地使用,对部分穿透黏膜的器械做不到彻底灭菌。由此造成消毒后器械上仍可检出存活细菌、隐血和 HBsAg 阳性。另外,口腔器械消毒没有规范的方法和消毒制剂,亦缺乏法规上的要求,或即使有关法规涉及口腔器械消毒亦缺乏执行的监督机制。口腔科器械周转快速,缺少快速有效的消毒方法,传统消毒方法存在不同的问题。譬如,压力蒸汽灭菌操作复杂,作用时间长,做到一人一灭菌比较困难;干热灭菌法不适宜于不耐热器械灭菌;紫外线穿透力弱,杀菌效果有限;甲醛和臭氧熏蒸穿透力弱,耗时长;戊二醛作用慢,对皮肤黏膜有刺激性和致敏性;含氯消毒剂和过氧乙酸有刺激性、腐蚀性;苯扎溴铵和氯己定为低效消毒剂,不能杀灭抗力强的细菌,灭活随血液排出的病毒较难。2003年调查亦发现,消毒后器械依然检出乙型肝炎血清标志物阳性(表2-2)。

表2-2 不同方法消毒口腔器械上检出乙肝标志物阳性率(%)

| 消毒方法 | 监测份数 | HBsAg | HBV-DNA |
| --- | --- | --- | --- |
| 瞬时感温法 | 10 | 0.0 | 0.0 |
| 压力蒸汽消毒法 | 56 | 0.0 | 0.0 |
| 戊二醛浸泡法 | 137 | 2.2 | 1.5 |
| 甲醛熏蒸法 | 38 | 13.2 | 10.5 |
| 乙醇浸泡法 | 78 | 24.4 | 21.8 |
| 苯扎溴铵浸泡法 | 56 | 25.0 | 21.4 |

为预防和控制HBV、HIV等疾病因子通过口腔科器械传播蔓延,消毒专业人员进行了大量研究,也推出一些新的口腔器械消毒设备和方法,以降低某些高效消毒剂的腐蚀性,突破口腔器械消毒难点。目前,口腔器械消毒只能因条件、因器械、因要求进行综合分析,合理选择,正确使用,以达到有效消毒。

### 四、口腔器械特点及其消毒方法

(一)主要特点

1.种类、形状特殊 口腔科器械种类多、结构复杂。口腔内外科和矫形及美容所使用的器械各不相同,达到上百种之多;由于口腔内解剖结构复杂,所以所用器械结构亦比较复杂,其特点是小、精、细,部分器械上有沟、缝、槽、孔、管、齿、钩等复杂的结构;给消毒灭菌带来一定难度。

2.使用特殊 口腔科门诊患者多、周转快。国内医院口腔科和口腔医院患者都比较多,特别是医院口腔门诊更加拥挤。所以,口腔器械多数是就地消毒、就地使用,这样频繁的周转容易造成消毒不彻底甚至来不及消毒又投入使用。

3.消毒特殊 口腔科有一些器械本身消毒难度比较大,如牙钻手机、口镜、超声波洁治器、固化灯光导管、印模材料等,这些器械都需要专门消毒设备或消毒制剂。

(二)器械现用消毒方法

1.规范化消毒 2002年版《消毒技术规范》和2005年版《医疗机构口腔诊疗器械消毒技术操作规范》对口腔科消毒规定的消毒与灭菌原则如下。

(1)实行所有患者的标准预防隔离原则,简化控制感染的措施。

(2)操作台在治疗每个患者后均需用中效消毒剂消毒。

(3)治疗外周区应在每天工作结束后消毒通风。

(4)外科器械及穿破组织或接触组织器械都应进行灭菌,需要灭菌的器材有口腔手术器械、钻针、根管器械、银汞填充器、塑料器械等。

(5)只与皮肤接触或可能被传染性气溶胶和手污染的器械进行消毒处理,此类器械最好用一次性用品,或经压力蒸汽灭菌储备器械。

(6)处理每个患者之间必须更换手套、洗手。

(7)每周对环境进行一次彻底清洁消毒,用消毒液擦拭或喷洒桌面、椅子、门窗、地面等,然后进行空气消毒。

2.消毒程序 口腔科器械使用之后应按照"消毒→清洗→消毒或灭菌"程序进行。患者用过的器械特别是被血液污染的器械均有可能污染 HBV、HCV、HIV 等血液传播致病因子,首先进行消毒处理使之达到无害化,然后用加酶洗涤剂做彻底清洗,可以防止操作人员暴露性感染,也可防止污染环境。

3.清洗前消毒 可用 1000～2000 mg/L 有效氯的清洗、消毒剂次氯酸钠、优氯静或 3000～5000 mg/L 过氧乙酸浸泡 30 分钟,再进行清洗、干燥,然后分别进行灭菌。

4.使用前消毒与灭菌 口腔科特别是口腔门诊的器械,在清洗干燥后,都在当天使用周转之中,必须在当时进行消毒或灭菌处理。目前国内外口腔科器械常用消毒方法主要有以下几种。

(1)快速压力蒸汽消毒法:目前用于口腔科医疗器械快速灭菌的压力蒸汽灭菌器类型主要有下排气式、预真空式和正压排气法三种,其灭菌参数列于表 2-3。

表 2-3 快速压力蒸汽灭菌(132 ℃)时间规定

| 物品种类 | 下排气 | 预真空 | 正压排气法 |
|---|---|---|---|
| 不带孔物品 | 3 | 3 | 3 |
| 带孔物品 | 10 | 4 | 3 |
| 有孔无孔混合 | 10 | 4 | 3 |

注:全部为裸露物品,不含升温和排气时间。

(2)干热灭菌法:适合于不怕高温的金属器械、玻璃器械。将清洁干燥的器械置于干热灭菌器内,180 ℃作用 30 分钟可达到灭菌要求,但锋利的刀片等锐利器械或不耐高温器械不可用干热灭菌。

(3)瞬时高温灭菌法:碘钨灯快速灭菌器可用于口腔科某些不怕高温的器械快速灭菌,将清洁干燥的器械裸露单个放于灭菌器内,启动加热作用 2 分钟即可达到灭菌目的,待冷却后即可取出使用。

(4)微波对牙科器械的消毒:近年来的研究证明,微波作为高效、快速、杀菌谱广、无毒节能的新型消毒方法,很受消毒学家们的关注。因微波消毒时的温度在100 ℃以内,亦适用于不耐高温的器械消毒。Rohrer 研究证明,污染在义齿、牙托、牙钻手机上的细菌繁殖体及真菌、Polio病毒在 600 W 微波场中照射 5 分钟,可被完全杀灭,照射 8 分钟可杀灭细菌芽孢,但没有研制出临床适用消毒装置。杨华明等研制出临床专用微波快速灭菌器,可在 5 分钟内对多种器械上的微生物包括细菌芽孢、乙型肝炎病毒等达到完全杀灭要求(表 2-4)。经医院现场应用抽样检测证明,口镜、牙托、注射器、刀剪等 398 件抽样培养全部无菌生长,其中 150 件做厌氧培养亦无菌生长。

表 2-4　微波快速灭菌器完全杀灭所需时间与包装方式的关系

| 微生物种类 | 时间(分钟) | |
|---|---|---|
| | 湿式密封包装 | 浸入液体密封盒 |
| 细菌繁殖体 | 2 | 2 |
| 真菌 | 2 | 2 |
| 细菌芽孢 | 4 | 4 |
| HBsAg | 3 | 3 |

(5)戊二醛浸泡灭菌:将干燥的金属器械和不耐热器械完全浸入 20 g/L 强化戊二醛溶液内,在常温下作用 30 分钟达到消毒,6～10 小时可达到灭菌。用戊二醛保存器械时,可将灭菌后的器械完全浸入戊二醛内,加盖保存。值得注意的是,凡从戊二醛中取出的器械必须用无菌蒸馏水冲洗干净残留的戊二醛,方可给患者使用。

(三)牙钻高速涡轮机消毒

高速涡轮机,即牙钻手机,是口腔门诊使用最多、污染最严重的医疗装置。牙钻手机表面污染容易消毒,但涡轮部位即手机内部较难消毒。涡轮及机头内壁由于高速涡轮在关闭时受负压作用,可将牙血、唾液吸到机内,使污染难以消除。而当再一次启动时又将污染物喷出传给下一位患者,亦可污染环境,因此选择牙钻涡轮机手机头消毒方法的原则首要的是能对其内外表面都有效。传统的消毒方法如乙醇棉球擦拭法、紫外线照射法、甲醛及臭氧熏蒸法都难以使机头内部达到消毒。朱天玲等在临床实践中观察到,用乙醇棉球擦拭法、甲醛熏蒸及 Terminater 短时高温消毒法三种方法消毒后的牙钻手机细菌检出阳性率分别为 40%、20% 和 40%,同时证明有铜绿假单胞菌、溶血性链球菌等普通抗力细菌存活,目前可以达到对涡轮机内外同时消毒的方法主要有以下几种。

1. 热力消毒法　压力蒸汽和干热灭菌法可对任何物品实施消毒,但由于其灭菌温度高易损坏涡轮机;另外受其设备的限制,需将手机取下再行消毒灭菌,时间周期长,难以实现一人一消毒。近年来推出的快速压力蒸汽灭菌器,对清洁、干燥的牙钻手机可以达到快速灭菌的要求。国内学者杨国平等经临床观察证实,使用全自动快速压力蒸汽消毒锅,在 132 ℃对手机消毒处理 3 分钟,可使人工污染的嗜热脂肪杆菌芽孢和 HBsAg 杀灭合格率达到 100%;2年的监测数据表明,这一方法可确保消毒效果,据称可减轻热力对手机的损耗。按照《医疗机构口腔诊疗器械消毒技术操作规范》规定,牙钻手机应当采用灭菌措施,达到灭菌要求。

2. 戊二醛浸泡法　20 g/L 强化戊二醛浸泡可使牙钻手机内外都达到消毒并且不腐蚀亦不形成高温。但戊二醛浸泡消毒牙钻手机必须注意:一是每次消毒后必须将手机内外残留戊二醛冲洗干净才可使用;二是必须满足每次至少作用 20 分钟以上,才可完全灭活 HBV 等病毒,所以,对于繁忙的口腔门诊难以接受,但短时间内达不到灭菌要求。

据报道,国内某医院使用高氧化还原电位酸性水作为牙钻的冷却水,经过模拟现场试验证明,具有良好的防污染作用。

3. 物理化学协同消毒　我国军事医学科学院马世章等研制出 JW-Ⅱ型牙钻手机消毒器配以专用协同剂速灭安,在 55 ℃热力作用 3～6 分钟,可有效杀灭细菌繁殖体和病毒,对细菌芽孢杀灭率可达到 99.9% 以上。经临床应用证明,对患者使用的牙钻上自然菌杀灭率达到 99.99%,消毒后牙钻手机上 HBsAg 全部转阴,因该方法采用加热浸泡,所以可使机芯内外同时达到消毒。

4.微波专用消毒器　据国内最新研究报道,军事医学科学院丁兰英等研制的 WBY-Ⅰ型微波牙钻消毒器很好地解决了手机表面和涡轮机内快速消毒问题。该消毒器充分利用微波的热效应和非热效应原理,结合专用增效传导介质,使之发挥最好的杀菌效能。在输出功率仅 200 W 条件下照射 1 分钟,可有效杀灭各种细菌及其芽孢、真菌和 HBV、HIV 等病毒。经医院临床应用证明,患者用过的牙钻手机经 1 分钟照射,可使手机内外 HBsAg 全部转阴(表2-5)。该消毒器达到了快速、高效、无毒、损坏轻的要求,为临床口腔科高速涡轮机一人一消毒提供了方便可靠的手段。

表 2-5　微波牙钻消毒器对临床牙钻手机上 HBsAg 灭活效果

| 使用单位 | 消毒前 | | 消毒后 | |
| --- | --- | --- | --- | --- |
| | 检测样本数 | 阳性率(%) | 检测样本数 | 阳性率(%) |
| 解放军总医院第四医学中心 | 31 | 9.7 | 31 | 0 |
| 中国人民解放军空军总医院 | 68 | 5.9 | 68 | 0 |
| 北京丰台医院 | 86 | 3.5 | 86 | 0 |
| 北京大学口腔医院 | 108 | 100.0 | 100 | 0 |

# 第二节　腔镜器械处理操作流程

## 一、硬式内镜处理操作流程

1.硬式内镜器械处理操作流程

(1)硬式内镜使用后,由手术室护士立即进行预处理,去除硬式内镜及腔镜器械内外管壁上的血液、黏液和有机物等,放置于密封容器中通知转运人员由专用污染电梯运送到消毒供应中心。

(2)消毒供应中心去污区工作人员防护及着装要求符合 WS 310.2—2016 附录表 A.1要求。

(3)冲洗:腹腔镜器械分类放置后分开冲洗光学目镜、气腹管、导光束及电凝线。操作钳、操作剪刀、持针器等器械操作部位拆卸最小化后,在流动水下冲洗至少 10 秒,不可拆卸的钛夹钳、Hemo-lock 钳钳端需在水下张合 10 次。

(4)洗涤:

1)将腔镜器械及附件放入密纹框全部浸泡在腔镜酶液中,管腔内注满酶液,浸泡 10 分钟。腔镜多酶清洗剂 4 小时更换一次,有浑浊时及时更换。电凝钩、电凝棒、电凝铲等头端有残留烧灼组织,污染严重时可延长浸泡时间。

2)超声波机器清洗:将摆放腔镜器械及附件的密纹框全部浸泡在超声波机器内,清洗时加盖,避免气溶胶形成。根据器械的污染程度选择超声清洗时间。

3)管腔类器械通过腔镜专用清洗架上的插件,使水流对管腔内进行冲洗清洗。

(5)漂洗:用流动水冲洗器械及附件的各个表面 10 秒。冲洗的过程中检查器械各个表面的清洁度,肉眼观察不到的管腔内壁部分需使用棉签涂擦检查清洗质量,不合格者重新处理。

(6)终末漂洗:腔镜器械管腔内用高压水枪反复冲洗 5 次,用高压气枪吹干管腔内。

(7)润滑:金属类操作器械、管腔类器械及附件每次清洗后需要常规用腔镜油润滑,润滑时需重点润滑活动节点、轴节、螺帽螺纹、阀门等处,保证器械灵活度和防止生锈。

(8)干燥:用高压气枪吹干表面水分,再放入干燥柜内烘干。不应使用自然干燥方法进行干燥。

(9)包装:包装前根据腔镜内单检查每个器械的性能、完整性、关节转动灵活性和咬合度。

(10)灭菌:管腔类腔镜器械选用低温等离子灭菌。检查灭菌物品包的体积、质量、外包装、追溯标签信息、物品密封完好性、纸塑袋的密封性→装载→放置生物监测指示剂→密切观察及准确记录灭菌器运行状况、灭菌关键参数。灭菌结束后判断物理监测结果,以及化学指示卡、指示胶带、生物检查的变色结果,符合要求后,方可进行卸载。

(11)发放:发放无菌物品时应遵循先进先出原则,确认无菌物品的有效期,查看无菌物品的化学指示胶带的变色情况、外包装质量,合格者予以发放,由转运人员送至手术室。

2.硬式内镜镜头、气腹管、导光束及电凝线处理操作流程

(1)硬式内镜使用后,由手术室护士立即进行预处理,去除硬式内镜及腔镜器械内外管壁上的血液、黏液和有机物等,通知消毒供应中心转运工作人员专人回收。回收时应分类放置,轻拿轻放,防止撞击。

(2)消毒供应中心去污区工作人员防护及着装要求符合 WS 310.2—2016 附录表 A.1 要求。

(3)冲洗:光学目镜应单独在流动水下冲洗,轻拿轻放,防止滑落,防止划伤光学目镜镜面。气腹管内用压力水枪反复冲洗,导光束及电凝线中间导线部分用流动水冲洗。冲洗时注意两端接口处不能进水,如进水立即使用干布擦干或使用气枪吹干,避免导致电路部分返潮,预防手术操作中出现漏电和短路的风险。

(4)洗涤:光学目镜、导光束及电凝线中间导线部分浸泡于含腔镜专用多酶清洁剂中 5～10 分钟,气腹管内注满腔镜酶液浸泡,用擦布擦拭各个表面至少 2 遍。擦拭过程中再次检查物品表面是否有裂痕、破损现象,如果有立即停止清洗,通知医生,联系厂商维修处理;擦拭过程中注意动作轻柔,注意保护器械。

(5)漂洗:用流动水冲洗洗涤气腹管管腔内、光学目镜、导光束及电凝线中间导线部分。冲洗的过程中检查器械各个表面的清洁度,不合格者重新处理。

(6)终末漂洗:气腹管管腔内用高压水枪反复冲洗 5 次,用高压气枪吹干管腔内。光学目镜镜面、导光束及电凝线两端部分用流动的纯化水擦布擦拭各个表面,去除自来水中无机固体离子残留。

(7)气腹管、光学目镜、导光束及电凝线禁用超声波清洗器清洗。

(8)消毒:气腹管、光学目镜、导光束及电凝线,用 75％乙醇进行擦拭消毒。

(9)干燥:用高压气枪吹干表面水分,不应使用自然干燥方法进行干燥,禁止放入干燥柜内烘干。

(10)检查与保养:检查清洗后的气腹管、光学目镜、导光束及电凝线,包括清洁度检查是否符合清洗质量标准;功能检查,检查导光束是否漏光;使用绝缘检测仪检测电凝线是否漏电。

(11)包装:光学目镜放入带盖、带卡槽的器械盒内,单独包装;气腹管、导光束和电凝线大

弧度(直径≥10 cm)盘绕放置,不折叠,无锐角,使用特卫强纸塑包装袋单独包装。

(12)灭菌:气腹管、光学目镜、导光束及电凝线,选用低温等离子灭菌。检查灭菌物品包的体积、质量、外包装、追溯标签信息、物品密封完好性、纸塑袋的密封性→装载→放置生物监测指示剂→密切观察及准确记录灭菌器运行状况、灭菌关键参数。灭菌结束后判断物理监测结果,以及化学指示卡、指示胶带、生物检查的变色结果,符合要求后,方可进行卸载。

(13)发放:发放无菌物品时应遵循先进先出原则,确认无菌物品的有效期,查看无菌物品的化学指示胶带的变色情况、外包装质量,合格者予以发放,由转运人员送至手术室。

## 二、软式内镜处理操作流程

(1)软式内镜操作处理应遵循 WS 507—2016《软式内镜清洗消毒技术规范》执行。

(2)工作人员进行内镜清洗消毒时,应遵循标准预防原则,做好个人防护。

(3)预处理。软式内镜使用后立即用含有清洗液的湿巾或湿纱布擦去外表面污物,反复送气、送水至少 10 秒,将内镜的先端置入装有清洗液的容器中,启动吸引功能,抽吸清洗液直至其流入吸引管。盖好内镜防水帽送至消毒供应中心清洗消毒。

(4)测漏。取下各类按钮和阀门;连接好测漏装置,并注入压力;将内镜全浸没于水中,使用水枪向各个管道注水以排出管道内气体,观察插入部、操作部、连接部等部分是否有气泡冒出。如发现有渗漏,应及时报修送验并记录。

(5)初洗。流动水下用纱布擦洗镜身,用毛刷刷洗管道,彻底清洗。

(6)清洗。在内镜清洗槽内配制清洗液,将内镜、按钮和阀门完全浸没于清洗液中,用软刷反复刷洗至无可见污染物。清洗液和擦布一用一更换。

(7)漂洗。用流动水冲洗内镜的外表面、按钮、阀门;用压力水枪冲洗内镜各管道至无清洗剂残留;用压力气枪向各管道充气,去除管道内水分。

(8)消毒。使用消毒液消毒内镜时,消毒时间和方式应遵循产品说明书执行。

(9)终末漂洗。更换手套,取出消毒内镜,用压力气枪向各管道充气,去除管道内消毒液;用压力水枪冲洗内镜各管道、内镜外表面、部件及附件。

(10)干燥。用压力气枪向各管道充气,至其完全干燥。后悬挂在内镜专用储存柜内。

(11)灭菌。应灭菌的附件包括活检钳、导丝、取石蓝、切开刀、异物钳等。附件应清洗,根据产品说明书选用灭菌方式,如低温等离子灭菌或低温环氧乙烷灭菌。

## 三、达芬奇机器人腔镜器械处理操作流程

达芬奇手术机器人是目前全球最成功及应用最广泛的手术机器人,广泛应用于普外科、泌尿科、心血管外科、胸外科、妇科、五官科、小儿外科等。其主要由 3 个部分组成:①医生控制系统。②三维成像视频影像平台。③机械臂、摄像臂和手术器械组成移动平台。实施手术时主刀医师不与患者直接接触,通过三维视觉系统和动作定标系统操作控制,由机械臂以及手术器械模拟完成医生的技术动作和手术操作。

机械臂、摄像臂和手术器械的清洗消毒操作流程:手术后的预处理→回收→分类→初步清洗→超声清洗或机器清洗→刷洗→终末冲洗→消毒→防锈保养→干燥→检查与包装→灭菌。

1.手术后的预处理 手术后,手术室的护士负责及时拆卸器械,防止大块血渍阻塞机械

臂管腔和头端,并及时冲洗操作后器械上附着的大量的血液、黏液、分泌物等,并做好器械的保湿,防止有机污染物凝固,造成清洗困难;减少污染物对器械的伤害,保护器械,降低感染风险。

2.回收　由消毒供应中心工作人员专人回收。回收时应分类放置,轻抬轻放,防止撞击。机器人镜头和精密器械,必须双方签字交接。

3.分类

(1)消毒供应中心去污区工作人员防护及着装要求符合 WS 310.2—2016 附录表 A.1 要求。

(2)机器人器械分类的同时要做好清点记录和认真检查器械的灵活性、完整性,检查器械是否变形、缺损,不能正常使用的要及时处理。

4.清洗　机器人镜头、机械臂、机器人加长腔镜器械的清洗。

(1)机器清洗:为首选。能进行机器清洗的机械臂器械必须上清洗架进行机器清洗;能拆卸的机器人加长腔镜器械应拆卸到可拆卸的最小单位,刷洗污物较多器械,装载放入清洗机。选择适应的清洗程序→启动清洗机→卸载。

(2)手工清洗:不能进行机器清洗的器械必须手工清洗,如机器人镜头、导光束、双极线、气腹管、机器人超声探头等,用多酶液浸泡、加酶洗 5～10 分钟→刷洗→漂洗→高压水枪冲洗管腔→气枪吹干→乙醇纱布进行擦洗消毒→润滑→干燥。

5.检查、包装　配包和包装由专人负责,双人查对。由配包者按要求检查器械,包括器械的保养除锈、润滑、带电器械的绝缘监测等,正确摆放;包装者负责核对,并注意器械的功能部位、尖锐器械的锐利部位及贵重器械的功能部位的保护,放置化学指示卡。确认合格后打印追溯标签,选择合适的包装材料进行包装,存放于待灭菌包处。

6.灭菌　消毒员再次核对待高压灭菌机器人器械包或盒的体积、质量、外包装、追溯标签信息、物品密封完好性,合格后进行装载灭菌。消毒员密切观察及准确记录灭菌器运行状况、灭菌关键参数。灭菌结束后消毒员和质检员判断物理监测结果,以及灭菌过程验证装置(PCD)结果,符合要求后,方可进行卸载。

腔镜组护士按照机器人器械说明书对不耐高温高压的镜头、导光束、管腔类机器人长器械等进行过氧化氢低温等离子灭菌。检查灭菌物品包的体积、质量、外包装、追溯标签信息、物品密封完好性、纸塑袋的密封性→装载→放置生物监测指示剂→密切观察及准确记录灭菌器运行状况、灭菌关键参数。灭菌结束后判断物理监测结果,以及化学指示卡、指示胶带、生物检查的变色结果,符合要求后方可进行卸载。

7.发放　发放无菌物品时应遵循先进先出原则,确认无菌物品的有效期,查看无菌物品的化学指示胶带的变色情况、外包装质量,合格者予以发放,由转运人员送至手术室。

# 第三节　普通外科腔镜器械的处理

## 一、腹腔镜的处理

腹腔镜是用于腹腔内检查和治疗的内镜。其实质上是一种纤维光源内镜,包括能源系统、光源系统、灌流系统和成像系统。在完全无痛情况下应用于外科患者,可直接清楚地观察腹腔内情况,了解致病因素,同时对异常情况做手术治疗。腹腔镜手术又被称为"锁孔"手术。运用腹腔镜系统技术,医生只需在患者实施手术部位的四周开几个"钥匙孔"式的小孔,无需开腹即可在电脑屏幕前直观患者体内情况,施行精确手术操作,手术过程仅需很短的时间。

腹腔镜技术最适宜治疗某些良性疾病及早期肿瘤,如肝囊肿开窗、结直肠肿瘤切除、食管裂孔疝修补胃折叠术、腹外疝修补、胃平滑肌瘤切除、胃肠穿孔修补、粘连性肠梗阻松解等,此外对于甲状腺、乳腺、下肢静脉曲张、各种原因导致的脾功能亢进(脾切除)等疾病都可以进行微创治疗,效果显著。

1.腹腔镜器械处理标准流程 WS 310.2—2016规定了诊疗器械、器具和物品处理的操作标准流程:回收→分类→清洗→消毒→干燥→器械检查、保养→包装→灭菌→储存→发放。

(1)回收:

1)腹腔镜器械使用后,密闭保存,及时放入污物箱内。消毒供应中心的转运人员定时用专用的存放箱进行回收,并与手术室护士交接,填写记录单。回收过程中要轻拿轻放,物品需放置平稳;重物不得压在镜头等易碎物品上,要与其他器械分开放置运送;检查器械的追溯条码是否存在。转运时,必须采取封闭方式。

2)在使用后的腹腔镜器械上如有明显的污物,应做保湿处理。

3)每一次回收后,转运人员必须将转运车清洗、消毒、干燥、备用。

4)如遇感染性的腔镜器械,手术室的工作人员必须用双层封闭式黄色垃圾袋装好,并做好标识,以便消毒供应中心的转运人员辨别。

(2)分类:消毒供应中心的人员接收器械时,在去污区台上清点器械,检查器械的数量。与科室转运人员做交接,认真检查每一个器械的完整性和器械的使用功能。对于光学目镜,要更加仔细地检查目镜及镜身的完整性。光缆线和气腹管要检查有无破损和裂痕。电凝线要检查是否通电,电凝头有无掉落。如果存在问题,应及时打电话与手术室护士进行沟通。

根据器械的材质、精密程度、性状、污染程度进行分类。分类检查好后,根据器械相对应的追溯条码用电脑进行回收,回收好后把网篮牌放入相对应的篮筐中。

(3)清洗:腹腔镜器械精密、精细,清洗时要分开放置。不同的器械、物品采用不同的清洗方法。清洗的方法包括手工清洗与机械清洗。机械清洗适用于大部分常规器械的清洗;手工清洗适用于精密、复杂的清洗和有机物污染较重器械的初步处理。

器械清洗的质量直接影响灭菌的效果,所以腔镜器械的清洗必须严格遵守操作流程。清洗的步骤为:冲洗→洗涤→漂洗→终末漂洗。

首先将腹腔镜器械放置在流动水下冲洗,对于结构复杂的器械,应拆卸到最小化,有管腔的要把管芯拔出(如剪刀、分离钳、胃抓钳等)。光学目镜、电凝线、光缆线、气腹管等不能用机械清洗的器械,用蘸有中性多酶清洗剂的湿纱布对镜头、光缆及各种导线表面的污渍、血渍进行擦拭,使用吸水较强的软布擦干。对光缆进行放置的时候,要无角度自旋放置于垫有软垫的篮筐中,严禁过度弯曲或成角折叠。镜面要用脱脂的棉球顺时针方向进行擦拭,避免用粗糙布擦拭,以免对镜面造成损害,影响手术使用。

对于器械上的污渍很难去除的时候,选用匹配的软毛刷进行彻底刷洗,用高压水枪对管腔进行反复冲洗。

钛夹钳、中号Hemlock钳、巴克钳等这些带有管腔的器械,如有遇到头端很难清洗时,可以选择超声波清洗。超声波清洗前要把器械的关节打开,超声波清洗机里放入配制好的1:

100多酶清洗液,可以更好地提高清洗的质量和效率。超声波清洗的好处是可以清除人工刷子无法触及的污物。使用超声波清洗时要注意:要盖上盖子,避免水飞溅产生气溶胶污染;酶液要一清洗一更换。

超声波清洗后的器械,要选择用软毛刷进行刷洗。要认真刷洗每一个角落、每一个关节和咬合面。注意在刷洗的时候,一定是在水面下操作,防止产生气溶胶。刷洗时选择与管腔匹配的长软毛刷刷洗管腔的内部,再用高压水枪反复冲洗管腔内,用流动水反复冲洗,确保器械上无污物。

(4)消毒:清洗后的器械和物品要进行消毒处理。方法首选机械湿热消毒。对于光学目镜、电凝线、光缆线和气腹管应选择75%的乙醇进行消毒。

对于腹腔镜的管腔器械,应拆卸至最小化,装载在腔镜的专用洗车架上进行机械清洗湿热消毒。湿热消毒的温度和时间根据 WS 310.2—2016 要求设定(表2-6)。

表2-6 腹腔镜管腔器械消毒要求

| 湿热消毒方法 | 温度(℃) | 最短消毒时间(分钟) |
| --- | --- | --- |
| 消毒后直接使用 | 93 | 2.5 |
| | 90 | 5 |
| 消毒后继续灭菌处理 | 90 | 1 |
| | 80 | 10 |
| | 75 | 30 |
| | 70 | 100 |

(5)干燥:选用高压气枪,把管腔内的水分吹干,放入干燥柜内进行干燥。根据器械的材质选择适宜的干燥温度,金属类器械的温度是 70~90 ℃,塑胶类器械的温度是 65~75 ℃。光学目镜、电凝线及光缆线等可使用消毒的低纤维絮擦拭,或用≥95%乙醇进行干燥处理。

注意:不可以使用自然干燥方法进行干燥。

(6)器械检查、保养:为了保证器械的质量,降低医院感染发生的风险,要仔细检查器械。采用目测的方法在放大镜下对每件器械进行检查。要确保器械表面及其关节、齿牙处光洁无污渍、血渍等。还要测试器械的功能完好、无损坏,如检查光学目镜的镜面有无破损,检查剪刀的锋利度等。如有发现器械清洗不合格或有污渍,应重新处理。带电源的器械如电凝线要进行绝缘性的安全检查。器械的轴节部位要用润滑剂润滑保养,确保灵活度;有锈斑的器械要采取除锈处理,这样才可以延长器械的使用寿命。

(7)包装:

1)首先将器械篮筐中的网篮牌在电脑中将条码打印出来,对照打印的标签条码进行相应的器械包装。打印的标识有物品名称、包装者、核对者、灭菌日期和失效日期等内容。

2)包装者在包装的时候要根据标签条码上的有效日期选择包装的材料,同时要检查包装材料的质量,如纺织类的包布在灯光下检查是否清洁干燥、有无破损等。

3)包装者要根据腹腔器械的内单对器械进行核对,核对器械的种类、数量,拆分开的器械零件应齐全无缺失,结构完整配套。剪刀和血管钳等轴节类的器械不应完全锁扣,有帽子的器械应打开。对于光缆线和气腹管等管腔类物品应盘绕放置,保持管腔通畅。剪刀等精细、锐利的器械要采取保护措施。

4)腹腔镜器械要采用闭合式包装,用2层包装材料,如无纺布分2次包装。如有单包的器械应选择纸塑袋密封式包装。内放化学指示卡。

5)腹腔镜器械包装要使用专用的胶带,胶带的长度要与灭菌包的体积、重量相适宜,使松紧适度。将标签条码贴在侧边,封包应严密,保持闭合完好性。

(8)灭菌:腹腔镜器械为不耐热、不耐湿的器械,应选择过氧化氢低温等离子灭菌。灭菌时器械必须清洗干净,充分干燥。灭菌的程序、参数及注意事项要符合 WS/T 367 的规定,并应遵循生产厂家使用说明书。

灭菌前,要将腹腔器械的追溯条码扫入电脑,再将器械放入相应的灭菌锅选择相应的程序。

确认器械灭菌合格,应物理、生物、化学监测都合格才视为质量合格。

(9)储存:腹腔镜器械由于比较精细昂贵,不能与普通器械同时进行放置,要分类分架,且物品要干燥,用专用储存柜放入无菌物品存放区。

1)腔镜一定放置在原装盒内,对于纸塑袋包装的器械不可打折防止折损。

2)物品存放架应距离地面 20 cm,离墙 5 cm,距离天花板 50 cm。

3)储存无菌物品间室内的环境温度<24 ℃、湿度<70%。

4)腹腔镜的储存有效期:使用医用无纺布包装的无菌物品,有效期为 180 天;使用一次性纸塑袋包装的无菌物品,有效期为 180 天。

(10)无菌物品发放:

1)发放物品时,发放者要按照要求着装并洗手或手消毒,要确认物品的有效性和包装完好性,要遵循先进先出的原则。

2)运送无菌物品的器具使用后,应清洁处理、干燥存放。

(11)特殊情况的处理:如有被朊毒体或气性坏疽及突发原因不明的传染病病原体污染的腹腔镜器械,处理的流程如下。

1)朊毒体污染的器械,应先浸泡于 1 mol/L 氢氧化钠溶液内作用 60 分钟,再按照《清洗消毒及灭菌技术操作规范》进行处理。

2)气性坏疽病原体污染的器械处理应符合《消毒技术规范》的规定和要求。应采用含氯或含溴消毒剂 1000~2000 mg/L 浸泡 30~45 分钟后,有明显污染物的要采用含氯消毒剂 5000~10000 mg/L 浸泡至少 60 分钟后,再按照 WS/T 367 的规定进行处理。

3)突发原因不明的传染病病原体污染的处理应符合国家当时发布的规定要求。

注意:使用的清洁剂和消毒剂应每次更换。处理结束后,立即消毒清洗用具,更换防护物品,进行洗手消毒。

2.腹腔镜处理注意事项

(1)光学目镜处理注意事项。

1)不要将目镜浸泡在热水、乙醇、消毒剂和防腐剂中,以免液体凝结。在任何液体中浸泡不要超过 2 小时。

2)只能用软毛刷进行刷洗,不可使用钢丝刷,因会造成器械的损坏。

3)目镜清洗消毒后,目测检查目镜表面是否清洁、干燥,杆身平直,无凹陷;目镜端无裂痕、无雾气。如有雾气,表明密封圈有泄露,必须联系厂家维修。

4)要根据生产厂家的说明书将目镜安全放置在有卡槽的专用器械盒内,避免造成损伤。

(2)气腹管处理注意事项。

1)清洗气腹管时不要折叠,检查有无裂痕,如有表明橡皮有老化。

2)检查气腹管头端的铁头是否存在,如缺失应及时联系手术室。

3)根据生产厂家提供的说明书将气腹管盘置在专用盒内,或者使用一次性纸塑袋包装。注意纸塑袋的大小应合适。

(3)管腔类器械处理注意事项。

1)管腔类器械清洗时,要进行拆卸,拆到最小化。

2)管腔要打开帽子,先用流动水进行冲洗,再用压力水枪反复冲洗管腔。

3)在消毒过程中要确保管腔类器械冲洗口保持打开状态。

## 二、胆道镜的处理

胆道镜及胆道镜技术是一项微创技术方法,在临床上广泛应用,已经成为肝内外胆道疾病以及特殊情况最重要的诊断、治疗方法之一。所以对胆道镜的清洗、消毒、灭菌要仔细处理。根据 WS 507—2016《软式内镜清洗消毒技术操作规范》,内镜再处理分为手工操作和内镜清洗消毒机操作两大类。

1.胆道镜处理操作流程  胆道镜处理的操作流程和腹腔镜处理的流程是一样的,也是根据 WS 310.2—2016 规定的诊疗器械、器具和物品处理的操作标准流程:回收→分类→清洗→消毒→干燥→器械检查、保养→包装→灭菌→储存→发放。

在回收好胆道镜之后,为了避免内镜破损造成污染物、分泌物、水等通过泄漏处进入内镜内部,腐蚀电子元件及角度钢丝,并为微生物的繁殖提供环境,必须在每次清洗前对胆道镜进行测漏。首先要盖紧 ETO 帽,连接测漏器进行测漏试如有漏气要联系厂家进行维修。检查无漏气后,将 ETO 帽取下,将胆道镜完全浸入水槽内进行有效的清洗。有效的清洗是保障胆道镜消毒质量的前提。应按照清洗步骤去除所有的黏液、血液、可见污物,降低生物负荷。根据清洗剂的比例正确地配制清洗液。用纱布在清洗液中反复擦洗镜身和操作部,擦拭布一用一更换。

由于胆道镜的管腔部位很窄小,很难去除污渍,要选择合适的清洗软毛刷;刷洗时应两头见刷头,并洗净刷头上的污物,反复刷洗至无可见污染物。操作部位和轴节部位都要进行刷洗。清洗刷要一洗一消毒。使用注射器向管道内注射清洗液。酶洗液的浸泡时间需遵循产品说明书要求。每清洗一条内镜要及时更换清洗溶液。因为清洗剂不含有抗菌物质,不能阻止微生物生长,所以不能重复使用。

为在消毒前充分清洁内镜残留的清洗液等,需要对胆道镜进行漂洗。用流动水清洗外表及各种附件按钮。反复擦洗胆道镜外表面及内腔,去除残留的多酶。最后用干纱布擦干镜身及附件。尽可能吹干内镜外表面及管道的水分,防止稀释消毒液。

在进入消毒时,将胆道镜及附件擦干后放入消毒液中,管腔内充分注入消毒液,确保管腔内无残留空气。消毒浸泡的时间≥5分钟。消毒后更换手套进行终末漂洗,将胆道镜在纯化水下充分冲洗各个部位。至少冲洗2分钟,直至无消毒剂残留。擦干胆道镜表面后,用气枪吹干管道内的水分;用75%乙醇擦拭干燥。

在包装时要检查胆道镜有无血迹、污渍,镜身表面有无破损。注意要将 ETO 帽盖紧。根据厂家提供的说明书选择相应的程序灭菌,选择过氧化氢低温等离子灭菌或低温环氧乙烷灭菌。

2.软式内镜处理的基本原则

(1)所有软式内镜每次使用后均应进行彻底清洗和高水平消毒和灭菌。

(2)软式内镜及重复使用的附件、诊疗用品应遵循以下原则进行分类处理。

1)进入人体无菌组织、器官,或接触破损皮肤、破损黏膜的软式内镜及附件应进行灭菌。

2)与完整黏膜相接触,而不进入人体无菌组织、器官,也不接触破损皮肤、破损黏膜的软式内镜及附属物品、器具,应进行高水平消毒。

3)与完整皮肤接触而不与黏膜接触的用品宜低水平消毒或清洗。

3.注意事项

(1)ETO帽只有在高空运输或气体灭菌时才连接到内镜上。

(2)内镜以及治疗附件不能使用紫外线灯照射消毒。

(3)内镜插入光源之前一定要确认导光杆部彻底干燥。

(4)软式内镜要避免碰撞,以防损坏。

(5)内镜在刷洗时清洗刷应保持平直,避免与按钮安装座产生摩擦,损害安装座。

(6)内镜测漏时要确保测漏帽内无水汽及内镜测漏口外部干燥,防止水汽随气体冲进内镜中,造成故障。

(7)在清洗消毒时一定要将ETO帽取下,否则会导致水或湿气进入内镜以致损坏内镜。

# 第三章　消毒供应中心感控管理

## 第一节　检查、包装及灭菌区的感染管理

检查、包装及灭菌区属于清洁区,其工作任务是将已去除污染的清洁干燥物品妥善包装并灭菌。因此,凡进入检查、包装及灭菌区的物品,必须是已经过合格的去污清洗过程的清洁干燥物品。该区内应划分为检查、包装和灭菌两个区域。所有已灭菌物品与未灭菌物品均应严格分区域放置。有条件的医院应购置双扉压力蒸汽灭菌器,以便于无菌与非无菌物品严格分放,避免混乱而造成不必要的损失甚至感染。用后即弃的一次性物品,原则上不可灭菌后再使用。经过监测发现已发出的物品灭菌不合格时,应立即采取回收措施,并同时向医院感染主管部门报告。

### 一、包装材料

检查、包装及灭菌区所用的包装材料或容器,除要求清洁、干燥外,还必须有利于灭菌过程中排出空气和灭菌因子(如环氧乙烷、等离子、蒸汽等)的穿透,并能屏蔽细菌防止灭菌后的再污染,而且对灭菌物品不黏着、不发生反应、无毒和无其他副作用。不同的包装材料,保持灭菌包的无菌状态的期限不同。包括硬质容器、一次性医用皱纹纸、纸塑袋、纸袋、纺织品、无纺布等应符合 GB/T 19633 的要求。纺织品还应符合以下要求:为非漂白织物;包布除四边外不应有缝线,不应缝补;初次使用前应高温洗涤,脱脂去浆、去色;根据材料的要求,必要时应有使用次数的记录。

(一)纺织品

用于灭菌包装的纺织品材料的类型有:100％纯棉、涤棉混纺及人造纤维。多年来,标准灭菌包装所用的都是每平方英寸 140 根纱的、未漂白的、双层厚度的棉布。在一些机构中,已使用涤棉混纺、人造纤维及非织造材料替换这类包装。

任何单层纺织品纱线之间的空间都大到足以让微生物甚至尘粒通过。为了减少这种传递,已在针织包装材料的设计上采取了两种方法:使用多层材料或增加每平方英寸的纱支("纱线密度"),从而使纱线间隙变小;此外,由于这些纺织品中的棉纤维会将水分虹吸到包装内,因此可用化学品处理纤维,使之防水。这种多层组合、更紧密的纺织和化学处理使得现代纺织品可适用于无菌包装。纺织品可重复用,而且每次使用之间需要洗烫,要在带灯光源的检查包装桌上检查,去掉了脱落纤维且完好无破损,方可正常使用。

(二)无纺布

无纺布(非织造布材料)包装材料由塑料聚合物、纤维素纤维制成,或将洗过的纸浆压成片(不是在织布机上织成)制成。通常用于医疗机构的非织造材料都是一次性的,因此必须用完即弃。

非织造布材料的纤维间隙很小且随机排列,显著减少了微生物或尘粒被转移的可能性。材料是否耐虹吸从而渗透水分,取决于所用的纤维。如塑料聚合物是不能渗透水分的,反之由未处理的洗涤纸浆制成的包装材料就很容易被打湿,这一大类材料耐久性大不相同。洗涤

纸浆产品很容易被锐器撕破或穿孔,反之,诸如纺粘烯烃等聚合物即无纺布较不易被撕破和穿孔。

(三)硬质容器

若使用容器包装,应选择既可阻挡微生物,又具有良好蒸汽穿透性的、有筛孔而且可关闭的硬质容器。市场上出售的饭盒之类的容器和软膏缸等,无论加盖与否,均不宜用作灭菌物品的包装,因为这类容器不利于空气排出和蒸汽穿透,达不到灭菌的目的。有条件的医院可购置自动启闭式硬质器材配套箱,但要特别注意消毒鼓以及筛孔关闭的质量。否则,灭菌后的物品易在保存和使用过程中再次污染。调查和监测表明,灭菌贮槽存放的已灭菌敷料的上面及周边部位极易遭到污染,而中心部位的污染率较低。因此,新规范已经取消贮槽作为灭菌物品的包装材料。

(四)纸、纸塑袋子

可采用纸塑包装或纸包装,打开后一次性使用。纸、纸塑包装对延长保存期及减少布纤维污染有一定的意义,应予以推广使用,国际上大多数医院的灭菌包装材料均采用非织布类材料包裹,以减少布纤维带来的微粒污染。

## 二、包装一般要求

总的来讲,灭菌物品的包装,应有利于空气的排出及蒸汽(灭菌因子)的穿透。盘、碗、盆等应尽量开盖、单个包装,若多个包装在一起,所有的开口应朝向同一个方向,而且个体间要用毛巾或布隔开(图3-1),以利蒸汽穿透。注射器的管芯应抽出,导管应先用蒸馏水润湿,以便于热的穿透。输液器导管可缠绕于输液瓶上,不可因其扭结或挤压而影响蒸汽与空气的置换。灭菌物品的打包或捆扎以不致松动散开为度,且不可过紧。最好用化学指示胶带粘封,使打包与监测合二为一;切忌用别针、大头针等封包。缺点是易造成棉纤维的二次污染和不利于保存,应避免多个容器一起包装,提倡使用一次性注射器和输液器确保患者安全。

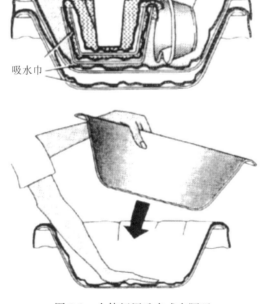

图 3-1 个体间用毛巾或布隔开

包装手术器械时,可用硬质配套箱包装或先用带孔的硬质方盒,外面再用布包或无纺布包装,以便促进空气的排出和蒸汽的穿透,确保灭菌的质量;同时,也可避免手术器械因运送、挤压而损坏。

各类器械包不宜过大,用下排气压力蒸汽灭菌器灭菌的器械包一般尺寸宜小于 30 cm×30 cm×25 cm,且重量通常不超过 5 kg;而用预真空压力蒸汽灭菌器灭菌的器械包不应大于 30 cm×30 cm×50 cm,重量不超过 7 kg。包装后的物品要尽快(1～2 小时内)进行灭菌,不得长时间放置,以防止污染及热原质产生。这些规定必须符合《医院消毒供应中心第 1 部分:管理规范》中对灭菌包装材料的要求。开放式的储槽不应用于灭菌物品的包装。纺织品包装材料应一用一清洗,无污渍,灯光检查无破损。硬质容器的使用与操作,应遵循生产厂家的使用说明或指导手册。其清洗消毒应符合本规范中规定的流程。

### 三、包装环境要求

包装间应有较高的洁净度,有条件的最好安装空气净化设备。室内湿度宜维持在 30%～60%,并需保持一定的照明度,以利于操作。最理想的条件是在操作台的适宜部位设置光源及放大镜,以便于检查清洗后的物品是否达到质量要求,其中要特别重视精密仪器的关节、齿槽等清理难度大的部件的质量检查。

为减少棉絮的散落,对所有的布包、敷料的准备及包装应在隔离、封闭且通风良好的敷料包装间进行(最好能在洗衣房进行)。组装间内的墙壁、天花板等室内建筑材料应不产生静电、不吸尘,且不应有暴露的管道和电线,以防止棉絮和灰尘附着其上。

工作台及地面应经常保持清洁,至少每日湿式擦拭 1 次。空调的空气过滤网必须定期清洗。包装前 30 分钟工作室内应进行清洁卫生,并限制入室人员。操作时穿专用工作服,必要时洗手或戴手套,防止包装过程中微生物、热原质及微粒的污染。工作区域温度、相对湿度及机械通风换气次数详见表 3-1。

表 3-1　工作区域温度、相对湿度及机械通风换气次数要求

| 工作区域 | 温度(℃) | 相对湿度(%) | 换气次数(次/小时) |
|---|---|---|---|
| 去污区 | 16～21 | 30～60 | 10 |
| 检查、包装及灭菌区 | 20～23 | 30～60 | 10 |
| 无菌物品存放区 | 低于 24 | 低于 70 | 4～10 |

### 四、包装技术要求与方法

待灭菌的手术器械和其他医疗物品必须加以包装以确保其在使用前的贮藏期内保持无菌状态。如上所述,包装材料性质对保证和保持无菌是非常重要的。在准备任何包装时,都必须遵循规范的操作,以确保达到预期的目的。

灭菌物品包装分为闭合式包装和密封式包装。手术器械采用闭合式包装方法,应由 2 层包装材料分 2 次包装。密封式包装如使用纸袋、纸塑袋等材料,可使用 1 层,适用于单独包装的器械。封包要求包外设有灭菌化学指示物。高度危险性物品灭菌包内还应放置包内化学指示物;如果透过包装材料可直接观察包内灭菌化学指示物的颜色变化,则不放置包外灭菌化学指示物。闭合式包装应使用专用胶带,胶带长度应与灭菌包体积、重量相适宜,松紧适度。封包应严密,保持闭合完好性。纸塑袋、纸袋等密封包装其密封宽度应≥6 mm,包内器

械距包装袋封口处≥2.5 cm。医用热封机在每日使用前应检查参数的准确性和闭合完好性。硬质容器应设置安全闭锁装置,无菌屏障完整性破坏时应可识别。灭菌物品包装的标识应注明物品名称、包装者等内容。灭菌前注明灭菌器编号、灭菌批次、灭菌日期和失效日期。标识应具有追溯性。

一些较重的成套器械可能需要在托盘角处有更多的保护以防止撕裂。可用角落保护器或用特制的金属包装盒进行保护。

器械准备好后,必须用适当的包装材料将其包住。按顺序使用 2 个封套确保对包内物品进行充分保护。这些包装可能是 2 个双层厚度的纺织品包装,2 个非织造包装,或两者兼而有之。这种双层包装程序基本上在一个包内创造了一个包。先用一个包把物品包起来,然后使用第二个。将第二个或外包装用胶带捆起来,以保持闭合,胶带上有标签以识别其内物品。

选择适当尺寸的包装非常重要。包装必须足够大,能完全将要包装的物品包住,并能让包装的所有边边角角都安全地折进去。然而,包装材料过大会妨碍灭菌剂渗透和排出。包装的折叠应足够紧以保护其中物品,但不要太紧,以免妨碍空气的排出和灭菌剂的渗透。

当包装也用于创造一个无菌区(如手术中的器械台)时,必须足够大,至少要超过台子四边 30 cm。

包装必须适当折叠以保护其中物品,并使其中的物品在使用时以无菌的状态打开。必须始终按相同的顺序折叠,以使打开包装的工作人员能建立起移动和保存时间的标准模式。最常用的两种方法是“方形折叠”或“直线法”,此法用于包装大型包裹和成套器械,特别是在将包装用于创建无菌区时。“信封折叠”或“对角线法”用于大部分成套器械的小包装及单个物品的包装。

(一)方形折叠直线法(图 3-2)

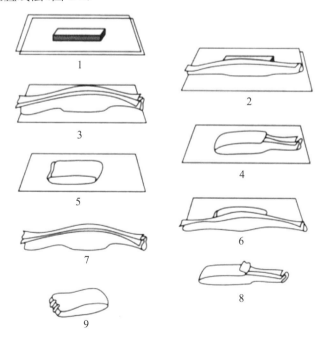

图 3-2　方形折叠连续包装(直线法)

1.将包装纸按纵长跨放于桌上。将织物包或器械托盘正放于包装纸中心或与边缘平行。

2.将桌前方的包装纸边折到包裹或托盘顶部,盖住包裹或托盘的下半部,然后折回,形成套状。

3.将包装纸对面的边折到包裹或托盘上半部,然后折回形成套状,与先前的套重叠。

4.将包装纸左边平整地折盖过包裹,然后折加,形成套状。

5.将包装纸右边折盖住包裹,与先前的折叠重合,形成一个平整的包裹,然后折回形成套状。

6~9.用于大包裹和器械托盘的第二个包装纸的操作与第一个包装相同。

10.通常用灭菌指示带封住包裹。

(二)信封折叠(对角线法,图3-3)

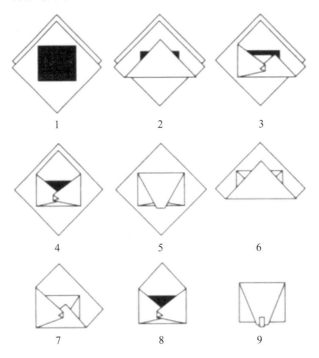

图3-3　信封折叠(对角线法)

1.将方形包装纸按对角线放在工作台上,使其一角指向台前方。将要包装的物品与包装纸顶角和底角的一条线成直角,放在包装纸中央。

2.将底角折盖住物品,然后折回,形成一个垂片或折翼,这将用于使用包裹时像巴掌一样打开包装。

3.将包装纸左角折盖住物品然后折回,形成一个折翼。

4.将包装纸右角折盖住物品,与先前的折叠交错,然后折回形成一个折翼。

5.将包装纸顶角折盖住物品,将折翼卷进先前的左右折缝里,留下一个可见的小垂片,以便在无菌环境中打开。

6~8.以同样的方式包装第二层。

9.用灭菌指示带封住包装。

（三）同时包装法（图 3-4）

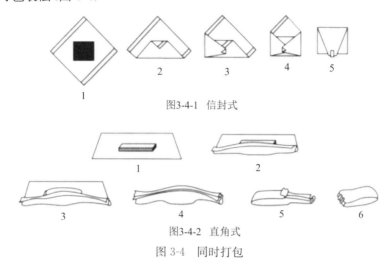

图3-4-1 信封式

图3-4-2 直角式

图 3-4 同时打包

一些机构现在使用新方法来包装物品，这种新方法使用了 2 层非织造布材料制成的包装纸，其边缘由厂商粘在了一起。这一同时包装法服务于同样的目的，即连续的 2 层包装，以保护器械免受污染。

医院连续打包的方式已经延续很多年。1994 年，美国同时打包的方式被引入，考虑到在打包和开包时可以节省时间，节省时间可以提高工作效率和节省资金。通常这种打包方式称为双重连续打包，"双重"意味着包裹无菌包是用 2 层包布，"连续"意味着 1 层包布包好后再用另一张，制造"包中包"连续包装的方式可以使开包者首先打开第一层，然后打开里层，使用包内灭菌物品。在手术室，另外一种方式在使用灭菌物品前没有内层可打开。使用双层包布十分重要，因为单层可作为另一层的后备用于阻隔保护。双层包布也为医院日常使用提供了必需的牢固度。

双层连续包是按照传统原理多层棉布需要建立尽可能的安全保证，外层包布作为尘罩，在手术室双层包装被用做"无菌保证"，现在新的面料技术可在每层包布内提供尽可能的保护，这样可以排除手工用多层棉布包裹物品，建立保护的需求。在如今外层包布作为尘罩，在进入手术室前去除"防尘包布"的操作已经不常使用，对于硬质容器盒、纸塑袋、一次性无菌包或其他无菌包，不需要去除外层尘罩，如需延长无菌包的存放，可加塑料尘罩。

包布要够大，各个边角可以包容所有物品。但过多的包装材料会影响灭菌因子的穿透和释放。包布要包紧物品，但不能太紧，否则也会影响灭菌因子的穿透和释放。需要用包布建立无菌区域时（如手术器械台），它们必须要够长，四边至少都要超出台子边缘 30 cm，按保持无菌防止污染的需求必须 2 次打开无菌包。无需 2 次打开的无菌包：硬质容器盒、纸塑袋（无需双层纸塑袋）、一次性使用盘、一次性器械台罩、敷料包中手术衣。

同时包装节省时间和劳动。定义为同时用 2 层包布包裹时包布的边缘由厂家缝合，双层仍提供防微生物的保护，并且保证了所需的牢固度节省了时间和劳动，同时打包用包布的构造是 2 层包布的两面被缝合在一起，缝合使用超声热压工艺，因此包布上是没有用化学物质缝合的。包布在打包时无需数包布，打开时也可以同时打开。

美国的研究即根据 2 家医院及第三方实验室对于 4 家医院的研究，同时打包在包裹和打开时节省时间，同时对于包内物品的保护等同于双层连续打包用包布。同时打包的益处是节省时间。方形折叠只取第 1 步到第 5 步及第 10 步和信封折叠只用第 1 步到第 5 步及第 9 步（1980 年美国医疗仪器进步协会的版权）的包装法也用于这种包装方式。确保一次折叠能盖住所有包内物品。使用这种包装法的好处在于包装物品和无菌打开包装时节省了时间。

包好包裹后，包裹必须安全闭合。推荐使用灭菌指示带。使用灭菌指示带有若干目的。它可以安全地封住包装纸，通过颜色变化提供外部可见的指示，来说明包装已经过灭菌条件处理。它还可以作为识别包内物品的标签，而且在使用时可以很容易地取下来。

包好的包裹不能用别针、回形针或其他锐利物品封住。锐利物品会刺穿包装材料，打破纤维，造成微生物可进入并污染包内物品的开口。也不能用纸夹，因为它们会在处理或贮藏过程中意外脱落。

（四）袋子包装

袋子常被用来包装重量轻的单个物品，特别是需要看得见物品时使用。袋子不得用于重型或大件物品，因为封条被拉紧，袋子可能会被打开。这些成形的袋子是各种材料制成的，包括纸张、聚乙烯、玻璃纸、特卫强（Tyvek 纺粘烯烃）及各种纸塑复合物。物品放在袋内，在使用打开时，要使其可抓握住的一端（如器械的指环）首先露出来。

必须注意选择正确尺寸的袋子。在物品及袋子封口处留至少 10 mm 的空间非常重要。若物品离封口太近，袋子或封口可能会破裂。袋子太大可能会使其中物品移动过多，太小物品也可能扎破封口。

热封是应用最广的密封方法。有专门的热封机，必须按厂商说明使用。员工使用这些机器时应小心，不要让热封口烫伤自己。

对于纸塑袋，一般的密封操作是将袋子开口端放在密封机口处，当密封口变热就压下去，然后放开，等封口冷却。这一过程使塑料粘在纸上。封上之后，应进行检查，确保其完整（无皱褶）且紧闭。对于塑料袋，操作是一样的，只是在封口冷却前不需要放开密封机口。这一过程使 2 层塑料熔在一起。在压力下冷却封口，可避免热塑料伸展，袋子和封口变得脆弱。供应室员工使用热封机时应小心，不要被烫伤。在使用前应检查温度（加热设置）是否适当，以确保密封完全。

有些纸塑袋和塑料袋是自动密封的。折叠袋子末端的粘胶条盖住开口进行密封。这种封口必须小心折叠，以免出现间隙或皱褶，微生物会从间隙或皱褶进入并污染其中物品。

不能用夹子、别针、回形针或任何其他锐利物来封住纸塑袋和塑料袋。这些封闭方法可能会损坏包装材料的完整性。

一些塑胶聚合物除了被用于非织造布，还可以挤压成不同厚度的片。在此过程中，非常薄的薄片（厚度小于 1 mm）上可能形成小孔。因此，推荐用于包装的塑料薄膜至少厚 2 mm（1 张单层片或 2 张片合计均可）。

水在液体或蒸气状态下都不能渗透塑料膜；因此塑料膜不能用作蒸气灭菌的包装材料。袋子的设计是有一面为纸，以便渗入蒸气。若物品是"双层消毒袋包装"（即物品放在一个消毒包装袋中，袋子又放在第二个较大的袋中），必须是纸面对纸面，塑料面对塑料面，以便渗入灭菌剂。内包绝不能折叠。除了非常小的物品外（它可能需要被包住），不需要双层包装。环氧乙烷能被塑料膜吸收并使其通过，但灭菌所需的湿度不能达到。因此设计用于环氧乙烷灭菌的塑料袋也应有一面是纸的，或有一面是 Tyvek（特卫强）材料。不使用聚氯乙烯（polyvinyl chloride，PVC），因为它很少被 EO 渗透，而且在灭菌周期后还有很长一段时间都残留有气体。

在灭菌后经常使用塑料膜(即保持无菌的覆盖物)来提供水分和灰尘透不过的屏障。

(五)硬质容器包装

特殊设计的金属或塑料容器也用于包装要灭菌的物品,通常是成套手术器械。这些容器包装系统有以下几组成部分:一个用以保护其中无菌物品移动的顶盖,顶部及底部或活门上有孔,以排出空气和使灭菌剂进入和排出。微生物过滤系统或密闭的活门,关上后可保持其中物品的无菌性。

硬质容器包装系统必须在每次使用后拆开并清洁。拆掉一次性过滤器并丢掉。可使用温和的洗涤剂清洗容器。大部分容器制造商推荐使用 pH 值为中性的洗涤剂。应向容器制造商咨询有关可用的洗涤剂和过滤器的问题。容器应用干净的水彻底冲洗,因为残留的清洁剂会导致起斑。也可用自动化系统清洁容器(如清洗机和消毒机)。

在组合容器包装系统进行再使用时,应检查垫圈,若有撕裂、破损或不再柔软,应进行更换。大部分系统使用滤纸和固定架。过滤纸通常是按规格裁切的非织造布包装片,通过固定架固定在容器上。必须小心,确保固定架稳固。若其不稳固,过滤片可能会移动,污染容器内的物品。这一问题通常只有在手术室中打开容器时才会发现。有一类容器包装系统使用的是活门,而不是滤纸和固定架。必须按制造商的说明检查活门,看其是否正常工作。若活门不能正常工作,可能会妨碍灭菌过程。

# 第二节　洗手与无菌操作

洗手和无菌技术是所有医疗、卫生、保健机构中最普遍而又非常重要的课题,也是防止通过医务人员的接触而传播疾病的关键环节,对降低医院感染的发生率起着不可替代的作用,供应室工作人员的洗手和无菌操作技术尤为重要。本节将着重对洗手和无菌操作技术分别加以较详细的叙述。

## 一、洗手

洗手是预防医院感染发生的最重要的措施之一。大量流行病学调查表明,在医院病房里,医院感染通常是直接或间接借手传播的,这个途径往往比经空气传播更具有危险性。据美国田纳西州报道,因洗手不彻底,曾导致 280 名住院患者发生感染,死亡 8 人。又有报道称,因拇指漏洗而导致医院感染暴发流行,当时曾被称为拇指综合征。我国某医院也曾因洗手肥皂被沙门菌污染,引发了新生儿室沙门菌感染的暴发流行,造成 9 名新生儿死亡。

医院工作人员的手接触带菌患者后,在一定时间内即成为该种病菌的载体,并有可能使这些细菌在人与人之间传播。有些感染的发生虽具有共同的来源,如外环境的贮菌场所及定植耐药菌的播散人,但一般也是通过手的间接接触而传播的。

许多流行病学调查证实,手是传播医院感染的罪魁祸首。然而,手又无法进行灭菌处理,因为有效的灭菌方法通常不能用于皮肤,有效的消毒剂用于皮肤也往往毒性太大,尤其是皮肤本身的菌群又比附着在无生命物体上的更难以消除和杀灭。因此,经常洗手,防止外来菌定植及传播则成为非常必要和可行的预防感染的重要手段。

纵观医院感染的历史,从奥地利的塞麦尔维斯通过漂白粉水洗手使产褥热的死亡率由10%下降至1%,到现今的单因素分析,仅洗手一项措施就可使医院感染发生率下降50%。这足以说明,认真洗手在医院感染控制中的巨大作用。

（一）皮肤上的居住者

60多年前，医学界（Price，1938）就认识到，活动在人类皮肤上的微生物大致可分为暂居菌和常居菌两大类，手部皮肤也不例外。

1.暂居菌　暂居菌，或称为过路菌，处于宿主的皮肤表面或角质层下表皮细胞上，原来不存在，主要通过接触而附着在皮肤上。它的数量和组成差异很大，主要取决于宿主与周围环境的接触范围。有人用实验证明，在病房工作时，由不同操作项目沾到手上的细菌数可多达$10^7$；护士为患者做气管吸引过程中手上沾到细菌数可达$10^8$；因给患者清洗会阴部而污染的手的细菌数竟可多达$10^{10}$以上。但是，大部分暂居菌群与宿主皮肤结合得并不紧密，可用机械方法清洗掉或化学消毒剂消除。同时，从外环境附着在皮肤上的细菌，受到皮肤微生态自净因素的制约，在一般情况下，经过一定的存活时间，暂居菌群便会自行消亡。

有人做过试验：将伤寒杆菌涂布在手掌上，15分钟内细菌便会死亡。但在特定条件下，如在皮肤损伤处或湿度较大的地方，有些细菌，尤其是革兰阴性菌及金黄色葡萄球菌会定植在皮肤上。它们具有致病性，有时可造成医院感染的暴发流行。

2.常居菌　常居菌又称常驻菌、固有细菌，是皮肤上定植的正常菌群，经常存活在皮肤毛囊和皮脂腺开口处。它们一般藏身于皮肤缝隙深处，生活并繁殖。常居菌的种类及数量经常保持恒定状态，其中大部分无致病性，亦即对宿主无害。例如，表皮葡萄球菌及丙酸杆菌存在于皮肤的深部，如汗腺、皮脂腺及毛囊中，只有对免疫功能低下的宿主它们才可能致病而有害。

在一般人群中有5％～25％可携带金黄色葡萄球菌及某些病毒；65％～100％的人皮肤上有表皮葡萄球菌等。美国皮肤病专家曾研究皮肤定植菌群状况，绘成图形象地告诉我们皮肤定植菌的生存状态（图3-5）。其中约有20％不能用常规取样法获得，也无法用清洁剂消除，通常需要用含抗菌成分的清洗剂，通过某种方法并作用一定的时间，才能被杀灭或被抑制。

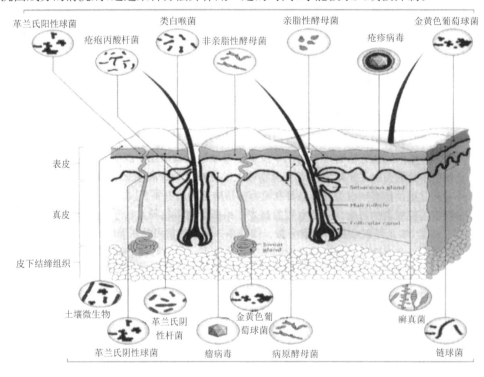

图3-5　皮肤定植菌生存状态

常居菌可通过皮肤脱屑及出汗等途径转化为暂居菌;暂居菌可通过摩擦、定植或未被及时清除等机遇而转化为常居菌。因此,充分掌握手部皮肤微生态知识,有助于理解借手传播感染的机制,从而强化洗手意识。

（二）洗手的目的及定义

洗手的目的是为了清除和抑制手部皮肤上的微生物(暂居菌和部分常居菌),切断通过手传播感染的途径,是防止感染扩散的最简易有效而又最重要的一项措施。洗手既是任何医疗、护理工作者接触患者前必须做的第一件事,也是他们离开患者或隔离区域前要做的最后一件事。在供应室内重要的是接触清洁物品和无菌物品之前与接触污物之后必须认真洗手。

从预防感染角度讲,美国疾病控制中心(Centers for Disease Control,CDC)将洗手定义为:将手涂满清洗剂泡沫,并对其所有表面细致地进行强而有力的短时揉搓,然后用流动水冲洗的过程。单纯用肥皂或清洗剂揉搓洗手,可使皮肤脂肪乳化,并使附着的微生物悬浮于表面,再用水将它们冲洗掉,这个过程称为机械性去除污染;若用含有抗菌药物的洗涤剂洗手,可杀死某些微生物或抑制其生长,则称之为化学性去除污染。

（三）手部卫生

对医务工作者来说,所谓手部卫生的含义通常有手部皮肤保护、洗手、手部消毒、外科洗手和消毒。这里分别予以叙述。

1.手部皮肤保护　从预防感染的角度讲,操作者坚持洗手制度并持之以恒至关重要,但也必须注意保护手部皮肤。粗糙的皮肤,或手上有湿疹、炎症和微小的裂口,致病微生物就可在这些部位大量地聚集和繁殖,甚至引起感染、发炎,从而有可能传播更多的病菌。特别是耐药菌株。医务人员必须经常注意保护双手,在做户外劳动时最好戴上保护性手套。医务人员的手上若出现感染性伤口或甲沟炎等,绝不能再参与任何需要用手直接接触患者的工作和在供应室内工作。由于工作需要,医务人员往往每天不得不反复多次洗手或消毒,因此一定要准备效果良好的保护用品来保护双手的皮肤。

2.洗手　英国感染控制护士对洗手技术的调查结果表明,89%的护士洗手时忽略了部分手的表面;56%忽略了部分拇指;28%忽略了手指背面;16%忽略了指间;16%忽略了手掌,不正确的洗手往往漏掉一些关键部位。所有观察者均发现,右利的护士左手比右手洗得干净,反之亦然。我国煤炭总医院对外科工作人员的洗手调查也再次证实了通常总是左手比右手洗得干净,且经微生物学检测,左手细菌数也明显比右手少。同时,调查还发现护士的手比医生洗得干净,护士手上的细菌数及携带致病微生物数也明显低于医生。我国卫生部对部分医院的抽样检查也发现,护士洗手常漏洗拇指及指间,且洗手后不擦干即开始无菌操作,或用白大衣擦手而造成再次污染。据某医院细菌学检测,医务人员手的合格率只有49%。正确的洗手方法是保持手部卫生、防止耐药细菌定植和切断感染传播途径的有力措施。

（1）洗手的方法:用普通皂液搓揉至少15秒,可清除和降低暂居菌的密度,一般认为,能使手表面的暂居菌减少$10^3$(1000倍)。在通常情况下,使用肥皂和水的正确洗手方法是:①取下手上的饰物及手表,打开水龙头,沾湿双手;②接取无菌肥皂液或用洁净的肥皂;③充分搓洗15秒,注意指尖、指缝、拇指、指关节等处,搓洗的范围为双手、手腕直至腕上10 cm处。洗手的步骤为掌心对掌心,掌心对手背,双手互握,洗指尖,洗拇指;④流动水冲洗;⑤以擦手纸巾或安全帽包住水龙头将其关闭,用肘、脚及感应式开关关闭水龙头,防止再污染即洗手六步法;⑥取擦手巾(纸)擦干双手。

大多数护理工作,如为患者数脉搏,协助患者坐起、躺下、铺床等,手上污染菌数并不很多,一般为 $10^3 \sim 10^5$,正确的洗手可使细菌数减少到 $0 \sim 10^2$,通常已可防止经手传播的交叉感染。但洗手方法必须符合规范要求,以保证洗手的效果。

(2)洗手的设备:洗手设备是保证洗手质量的重要方面,总的要求是实用、方便而效果良好。齐全的洗手设备可供医务人员有选择地应用不同的洗手或消毒方法。在洗手设备中尤其要注意下述各项。

1)洗手池的设置:洗手池必须数量充足,布置合理,每个病房内或紧靠门口处必须有洗手池。在需要洗手后进行侵入性诊断操作的房间或其紧邻处,也必须有洗手池。多个患者合住的大病房内,特别是重症监护病房内,最好设置多个洗手池。

2)水龙头的开关:有效的洗手需要流动水,水龙头最好是用肘或脚、膝操纵开关的。如果是用手开关的,要教会工作人员和患者习惯用避污纸巾或安全帽包住水龙头再关上。水龙头应看作是接触传播感染的危险装置,因为当人们去洗手时,首先是用污染的手接触水龙头打开水源,这无疑已污染了水龙头的开关。而且,在洗完手后又用手去关闭水龙头,又使刚洗净的手从开关处重新受到污染。如若在水龙头旁的适宜位置设放安全帽或避污纸巾,并统一规定洗手后用清洁的手拿安全帽或纸巾去关闭水龙头,即可防止再污染的危险。这一做法并不需要额外的开支与设备。

3)肥皂的卫生:对肥皂的要求是质量好、刺激小,并易于保持干燥,因为液体肥皂或潮湿的肥皂可成为不少细菌的良好生活处所;在许多情况下肥皂可受到污染。湖南医科大学附属医院对洗手肥皂进行检测后发现,盛放在肥皂盒中的肥皂带菌率为 $100\%$。其中带致病菌率为 $42.9\%$。于是,他们改用线绳悬挂肥皂,其带菌率随即降至 $16.7\%$,其中致病菌率仅为 $8.3\%$。有人报道,阴沟杆菌能在潮湿肥皂表面增殖,细菌数可达 $10^9/cm^2$。由此可见,保持肥皂干燥至关重要,最好办法是将肥皂放在一块磁铁上即肥皂吸力器,或用线绳将它悬挂起来,至少应采用多孔的皂盒,并悬挂起来以避免存水。

如果采用液体肥皂,必须加入适量的消毒剂,或经灭菌后封闭并通过挤压容器或感应式出液器使用。也可应用含有氯己定(洗必泰)的肥皂液,但每次用完后容器必须更换,或清洗、消毒后才能再装入含消毒剂的新鲜肥皂液;切勿未用完就添加新液,以防止细菌在溶液中生长。

4)毛巾的应用:检测证实,反复应用的潮湿棉织毛巾上可集聚大量细菌。若用这样的毛巾擦手,很容易使洗过或消毒过的手再污染,因此擦手巾最好是用后即丢弃或使用一次性擦手纸巾。若不得不重复使用棉织毛巾,那么必须是清洁而干燥的。

5)热风烘干器:近年来采用的烘干器,是利用热风将洗后的手吹干。这一方法可明显减轻洗手后再污染。但是,对烘干器也有不同的看法:有些人强调气流中同样可携带致病菌;但多数人则认为,气流中的细菌数量很少,干燥过程中手被污染的可能性较小。总的说来,在一般情况下可以用热风烘干器,但不推荐手术室使用。主要问题是热风的干燥速度较慢,医务人员往往在手还未完全吹干时就已离开。

(3)手套与洗手:在手可能被强致病微生物污染的场合,或者实行各种无菌操作时,操作者必须戴手套,目的是保护患者和防止工作人员双手遭污染。因此,在双手有可能遭污染的场所都应该准备手套。不过,在病房和供应室工作中不能总是戴着手套,因为戴手套的手易于在无意的接触中污染外环境。应执行的原则是,1副手套只用于1位患者的1个部位的护理操作,接触下一个患者前必须换手套,并在换上新手套前按规定洗手,在供应室的污染区可以戴手套操作,但是脱掉手套一定要洗手,离开污染区时也一定要洗手。

(4)洗手的指征:由于洗手是非常重要和最有效地防止感染传播的措施之一,所以在医院环境里非紧急的情况下,医务人员在下列各场合都应该认真地洗手:①在进入和离开病房前;②处理干净的物品前;③处理污染的物品后;④使用厕所前、后;⑤无菌操作前、后;⑥与任何患者长时间和密切接触后;⑦戴手套前和脱手套后;⑧在护理特殊易感患者之前;⑨在接触伤口前、后;⑩在护理感染患者或可能携带具特殊临床或流行病学意义的微生物(如多重耐药菌)的患者之后;在高危病房中接触不同患者之前;在离开供应室的污染区时,进入清洁区及无菌区之前。

3.手部消毒　从卫生学角度讲,手部消毒比洗手有更高、更严格的要求。医务人员在接触污染物品或感染患者后,手部被大量细菌污染,如换药后手上污染菌量可达$10^9$,这时仅用洗手方法只能减少有限的细菌数,达不到预防交叉感染的要求。在手接触大量强致病性的微生物后,为了尽快消除污染到手部的细菌,以保证有关人员不遭感染,或防止致病菌在患者和工作人员之间扩散,必须进行严格的手部消毒。

(1)手部消毒的指征:消毒主要是为了清除或杀灭外来的暂居菌,特别是其中的致病菌。在医院环境的一般情况下,在下列各神场合应该按规定实行手部消毒:①实施侵入性医疗、护理操作之前;②护理免疫力低下的患者或新生儿之前;③接触伤口前后;④接触黏膜、血液等体液和分泌物等之后;⑤接触被致病微生物污染的物品之后;⑥护理具传染性或有多种耐药菌定植的患者之后;⑦在特殊情况下,因条件限制,无法按规范要求洗手时,手部又无可见的污染,可用手部消毒替代洗手。

(2)消毒剂的选择:对消毒剂性能的总要求是:作用速度快,不损伤皮肤、不引起过敏性反应,并且对当前或近期存在的致病微生物有杀灭效果。这种理想的消毒剂目前较少。实践证明,75%乙醇、0.5%碘伏或0.5%氯己定乙醇溶液、洁肤柔加透明脂酸比较适用,而且后三者与皮肤结合后具有后效功能,可保持手部清洁2小时左右,但对某些病毒、细菌芽孢无效。为了去除抗力较强的致病菌,有时还可采用相应有效的消毒剂等。

(3)消毒的方法:最常见的是用75%乙醇、0.5%碘伏或0.5%氯己定乙醇溶液仔细涂擦双手及手腕,并待双手自然干燥。若手被抗力较强的微生物污染或疑有污染,则必须先充分用肥皂、流动水冲洗擦干后,再用相应杀菌消毒剂消毒。这一方法应仅在必要时用,因为这类消毒剂对皮肤刺激性较大,易损害皮肤。

4.外科洗手和消毒　外科洗手和消毒是保证手术成功的重要环节。有人在术后检查外科医护人员所戴的橡皮手套时发现,约有24%的手套有刺破的针眼;另有人做实验证明,从刺破的针眼中可逸出$10^9$个细菌;还有报告说,手上的致病微生物能通过破损的针眼进入手术切口,并引起患者术后败血症。

外科洗手和消毒的目的是为了清除参加手术的医务人员手上的各种细菌,防止细菌从他们手上转移至手术部位,即使手套破裂,也不会有细菌落在切口上。因此,采取这一措施,不仅应能完全消除手部的暂居菌,还要尽可能杀灭常居菌,达到几乎无菌状态并维持较长时间的抑菌作用。然而,常住菌往往位于皮肤深部,洗手和消毒不易去除,而且在手术过程中,由于术者出汗,一旦手套破损就有可能酿成切口感染。为了防止手套内部因潮湿而被细菌污染,需要使用有后效作用的消毒抗菌剂(如0.5%氯己定乙醇溶液、0.5%碘伏、洁肤柔等来消毒手术者的双手和手臂)。

(1)外科洗手消毒的设备:除常规卫生洗手及消毒所需各项设备外,必须有供刷手,特别是清洗指甲及指间关节用的无菌刷。无菌刷通常有一般刷和海绵刷两类,还有灭菌后可重复使用及一次性使用之分,它们在降低微生物密度上的效果相同。重复使用的刷子,应分别包装或放在带盖的容器内经灭菌后才能再次使用。必须注意的是,不能使用木背刷子,因为木材有微孔,能吸附异物并不易彻底消毒灭菌。

(2)外科洗手消毒的指征:在外科,对操作者或手术者双手的清洗和灭菌均必须有严格的要求,尤其在下述场合都应实行充分的洗手和消毒:①每次大、小手术之前;②进行侵入性操作前;③接生或助产前;④护理特别容易感染的患者前。

(3)外科洗手消毒的方法及步骤:关于外科洗手消毒问题,虽然在总的要求和目的上各地无多大区别,但在具体做法上存在着一定差异。比如,在搓擦所需要持续时间上有不同认识,而且尚无定论;在用消毒剂搓擦前是否一定要刷洗双手也有人提出了异议等。所以,下面所述各项只是常用的一般规律:①摘去手上和臂上各种饰物;②剪短指甲,检查双手需消毒部位的表皮有无创伤及裂口,如有伤、裂口或皮肤病,则不能参与手术或侵入性操作;③用肥皂和流动水仔细搓洗双手、前臂至肘上 5 cm 处,清除脏物和暂居菌,并用无菌巾擦干;④用灭菌刷接取适量的 0.5%碘伏溶液(或 0.5%氯己定乙醇溶液等),先刷指甲、指缝、手掌、手背及腕关节以上 5 cm 范围内,用螺旋式刷法计数 20 次;同法刷另一只手,再接取药液刷至前臂到肘关节以上 5 cm 部位,共刷 3 分钟以上或消毒所需的时间;⑤再取另一灭菌刷及适量 0.5%碘伏溶液按上述刷手步骤重复刷 2 分钟(全过程持续 5 分钟);⑥抬起双手保持高过肘部的位置,并远离身体,以背开门进入手术室,避免再受污染;⑦取无菌擦手巾,然后将擦手巾斜对角折叠,先由一手从手腕往上慢慢移擦至肘上,不得回擦;⑧另取一擦手巾,以相同方法擦干另一只手臂;⑨取适量的 0.5%碘伏或 0.5%氯己定乙醇溶液,搓擦双手至腕关节以上 5 cm 处,直至药液挥发干燥,以保证手术全过程中戴手套的手部不致出现细菌。外科洗手和手消毒全程时间不应超过 2～6 分钟(避免长达 10 分钟),避免长时间洗手导致的皮肤损伤和浪费时间。

必须注意,消毒药液的容器不能敞口使用,以避免药液挥发,影响有效浓度和防止因遭受污染而生长细菌,更不能用碗、盘等盛放消毒药液。接取消毒药液的正确方法是:将消毒药液封闭在下部开口的瓶内,利用压力或脚踏开关,通过连接开口的管道流取药液。随用随取药液,取后立即自动关闭。

目前,国内少数医院已采用较先进的外科消毒洗手装置,它不仅自动启闭输送洗手药液,洗手用水也经过紫外线自动消毒处理,能更可靠地保证手术前洗手的效果。

有效的洗手、手消毒及外科手消毒,都要求医务人员在操作中不得佩戴任何饰物,而且操作或手术所需的物品均安排在举手可及之处。供应室工作虽然不需外科洗手,但是,供应室工作者应了解外科洗手全过程,做好外科洗手的物品准备,如手套一定无破损、无针孔、无滑石粉颗粒,手刷符合刷手要求、达到无菌又不损伤皮肤等条件。

(四)手部卫生学标准及检测

卫计委颁发的《消毒管理办法》中规定,医院的医务人员手上的细菌总数不得超过 8 cfu/cm²;产房、婴儿室的工作人员手上不得检出沙门菌。这个卫生学标准曾在我国实行了多年。1994年 1 月,卫生部又以卫医发(1994)第 2 号《关于进一步加强医院感染管理工作的紧急通知》和《医院感染管理规范(试行)》向全国医院提出新的要求:在层流洁净手术室、层流洁净病房、普通手术室、产房、新生儿室(母婴同室病房)、早产儿室、普通保护性隔离室、供应室无菌区、烧伤病房、重症监护病房、医务人员手上的细菌数不应超过 5 cfu/cm²;儿科病房、妇产科检查室、注射室、换药室、治疗室、供应室的清洁区、急诊室的抢救室、化验室、各类普通病房工作的医务人员手上的细菌数不应超过 10 cfu/cm²;传染病房的工作人员不得超过 15 cfu/cm²;医务人员的手上不得检出致病性微生物,如乙型溶血性链球菌、金黄色葡萄球菌、沙门菌等,并应定期(每 1～3 个月)监测。有关监测结果应作为全院工作人员在职教育或培训的资料,以督促工作人员注意洗手及个人卫生,做好无菌操作,增强积极预防医院感染的意识。

对已经过洗手和消毒的手部皮肤,要求不得检出致病性微生物。应不定期地抽查参与手术的医务人员刷手后的手部细菌学培养结果,并随时指导、监督有关人员认真刷手、消毒。手部微生物检测方法可采用无菌棉拭子法、肉汤浸润法或琼脂平板法。

在伯明翰急救医院(Birmingham Accident Hospital)经过一系列洗手消毒试验及研究,提出了测定洗手消毒效果的采样液为:在 100 ml 林格溶液(Ringer solution)中加入 1％卢布罗(Lubrol w)、0.5％卵磷脂、1％吐温 80(Tween 80)等适当中和剂的溶液;若使用的是氯或碘的消毒剂,则培养液中加入 0.1％～0.5％硫代硫酸钠作中和剂。

总之,医务人员为了保持手部皮肤卫生或为了某些手术操作需要而进行认真的洗手和消毒,是预防医院感染的重要而有效的措施。所以,每所医院都应建立一个相关人员都能严格执行的洗手制度。这个制度的总原则是:在日常工作中采用卫生洗涤,即用普通快速六步的洗手方法来保持手部卫生;在手部可能被大量微生物或强致病微生物污染时,应在洗手的基础上再进行必要的手部消毒;在实施外科手术、接生、侵入性操作或其他严格的无菌操作前,必须采用外科手消毒法。

## 二、无菌操作技术

通过物理或化学方法消除或杀灭一切活的微生物(包括致病和非致病),称为灭菌。经过灭菌检测合格的物品称为无菌物品。保持无菌物品不遭污染,以及保证无微生物侵入机体,以免引起感染的操作,称为无菌技术,这是预防医院感染的一项重要而基本的技术。无菌技术的操作规程是根据科学原理制订的,所以操作过程中的任何一个细小环节都不允许违反规范要求,否则就可能造成医源性感染。为此,所有医务人员,尤其是医生和护士,都必须加强无菌观念,并精确、熟练地掌握这一技术,严格遵守操作规程,以保证患者安全并尽快康复。

(一)无菌技术的基本原则

无菌技术是一项非常严密的操作技术,它必须考虑和杜绝多方面的污染因素,才能保证达到无菌。一般来说,实施无菌操作必须遵循以下几项基本原则。

1.应明确无菌区和非无菌区。凡已经过灭菌而未被污染的区域称为无菌区,如已灭菌的物品,已铺好的无菌盘,已消毒过的手术野和穿刺部位等。否则,称为非无菌区或有菌区。

2.进行无菌操作的环境要清洁、宽阔,并根据需要控制人员流动。关于室内空气细菌总数,根据不同条件有不同的要求。每日应按规定进行室内环境清洁,有条件的单位可采用空气净化装置,严格控制空气中的细菌含量。目前国内生产的净化装置种类较多。高效静电灭菌型室内空气净化机,它采用大气量、高效率地循环过滤室内空气,达到除尘、除菌,去除异味的效果。经煤炭总医院钟秀玲、北京医科大学刘君卓教授等现场实验证明,该净化机三级电场,在额定电压下可 100％地消除空气中的细菌;在连续 8 人流动污染开机净化下,空气细菌数仍能保持在 200 cfu/m³ 以下,达到了卫生部Ⅱ级环境卫生标准;经 50 支卷烟连续污染 2 小时的开机净化试验表明,对去除 CO、SO₂、NO₂ 烟尘、异味等均有较好的效果,也能在一定程度上净化被高浓度甲醛和 CO₂ 污染的空气。该机有吊式、壁挂式、柜式结构和安装于中央空调风管系统的 EL 系列,可用于大面积空气净化,具有红外线感应电子开关,人们入室内自动开机,人去室空后运转 30 分钟自动关机;亦可手动开机,适用于封闭式的手术室、产房、新生儿室和母婴同室、ICU、供应室的无菌物品存放间等部门的空气净化。

近年来,一般医院仍多采用紫外线照射法进行空气消毒。虽然它使用较方便,但一旦停止照射,空气中细菌数则会很快开始复升,在 0.5~2 小时内即可恢复到原来水平,同时还必须注意防止紫外线灯在照射时产生的臭氧刺激人体而产生的恶心、头晕或其他中毒症状。

3. 无菌操作前工作人员要戴好帽子和口罩,防止微生物通过头发上的灰尘、头皮屑及飞沫等途径造成污染。操作前应修剪指甲,并根据需要认真洗手、进行手消毒或外科手消毒,并按要求戴好手套等。

4. 取放无菌物品时必须面向无菌区,夹取无菌物品时必须使用无菌持物钳(单个包装经灭菌后应干燥保存,无菌操作时打开即用,可维持 4 小时的无菌状态)。手臂应保持在腰部或治疗台面以上的本人视野之内(因视野以外,难以监察并保证无菌物品不遭污染)。操作时手臂不可接触无菌物品或跨越无菌区;身体应与无菌区保持一定的距离。不可面对无菌区、无菌物品谈笑、咳嗽或打喷嚏,以防喷出的飞沫落入无菌区内。

5. 手术、治疗或检查等无菌操作开始时,所准备的无菌医疗用品只限于特定患者使用。如果所备物品未使用完,也应视为已被污染,并不得转为他用。无菌持物钳同样不可与手术台和治疗盘的任何部位接触,以防污染。

6. 无菌操作时,所用的灭菌物品,如无菌盒、换药碗及弯盘等,其内面及边缘均应视为无菌区;外面则为非无菌区。提取这类物品时应用手托物品的底部,避免触及边缘及内面。需要打开无菌包时,应先以手去揭开左、右二角,最后揭开内角,不可污染包布的内面。无菌包一经打开,逾期即使未使用,也应视为有菌。凡已取出的无菌物品虽未使用,也不可再放回无菌容器内。在供应室内打开的无菌包即视为有菌,不得下发使用。

7. 任何接触创伤面、侵入人体内或插入管腔的器物必须保证无菌,包括覆盖伤口、创面、手术切口的敷料,以及注射用具和各种导管等。

8. 经灭菌的物品应保存在严密完整的包装内和清洁、干燥、消毒处理后的环境里。布包保存期为 1~2 周,纸塑包装可按包装材料及厂商建议适当延长保存期。如超过期限应重新进行灭菌处理。由于微生物可通过毛细管作用侵入内部,所以布包受潮后,里面的无菌物品有可能遭污染,应予以重新灭菌。

(二)无菌容器的使用

临床常用的无菌容器有无菌罐、无菌盘和无菌贮槽等。无菌容器必须配有能严密地盖住容器口的全部边缘的盖子,即盖子不能小于容器口或嵌在容器口内。国内有可启闭的手术器械贮存硬质容器,并且有密码锁防止在运输和贮存中的污染。

为了保证物品无菌,且便于随时取用,应正确实行下述各条使用方法。

1. 打开无菌容器时,应将盖内面向上置于稳妥处或保持于手上。手不可触及盖的内面及边缘。关闭时,盖子必须由后向前移动,直到覆盖整个容器。

2. 从无菌容器中夹取物品时,必须用无菌持物器械,并不可触及容器的边缘。物品取出后应立即将容器盖严。若采用小包装,则不需要无菌持物钳。因此,提倡小包装,既可以减少污染又方便操作。

3.无菌容器一经开盖后,限于 24 小时之内使用,超过 24 小时要重新灭菌。

(三)无菌盘的设置

为了短时间存放无菌物品和便于实施各项无菌操作,常将无菌治疗巾铺在洁净的、干燥的治疗盘内,建成一无菌区-无菌盘,如注射盘、换药盘、气管切开护理盘和吸痰盘等。它们均有较严格的无菌要求,操作时通常应注意以下三点。

1.操作要求规范化,通常是取 1 个无菌双层治疗巾,提起同一边的两角,使成对折,无菌面向内,置于清洁盘内,开口置于近身侧。掀开盘中的无菌巾时,先用手捏住巾的上层两外角掀起,使无菌面向上,然后将上层反折再反折,形成 4 层置于对边,此时露出下层无菌面,即可按需要和操作规程在无菌面上放置应准备的无菌物品。

2.铺无菌盘所用的治疗巾除需保证无菌外,还必须干燥、完好。

3.准备妥当的无菌盘必须于 4 小时内应用,且使用 1 次后即需更换。

# 第三节　无菌物品存放区的感染管理

无菌物品存放区属于清洁区管理范围。在正常情况下,灭菌处理后的物品已属无菌,即从灭菌柜取出时包装完整、包布干燥、含水量不超过 3%(手感干燥,如潮湿则不可作为无菌物品使用)、化学指示剂变色均匀等都符合要求标准。未落地再污染的无菌物品,必须由专用清洁推车或灭菌柜的自配无菌车运送至无菌物品存放区。

无菌物品存放区要求与包装区相同的洁净度,因此建筑应尽可能靠近灭菌区,与一般通道完全隔开,终端可成为完全封闭并控制无关人员接近的区域。进出无菌区仅限于负责运送和发放无菌物品的人员。非无菌物品严禁进入。外购的一次性使用无菌物品,必须先去掉外包装后方可进入无菌物品存放区。为了避免存放期间再污染,室内空气按规定进行净化。即便是直接管理人员,也应尽量减少在无菌物品存放区的进出与停留时间,并避免用手直接触摸无菌包。

有条件的医院可安装空气净化装置,并与其他区域保持正压状态。进入无菌区人员,应保持手卫生,以保证无菌物品存放区清洁。所有已灭菌的无菌包都应注明有效期。有效期已过物品应重新清洗、包装和灭菌后方可使用。即使在有效期内,无菌包一旦拆开,未使用,亦应重新包装灭菌。

## 一、无菌物品储存

灭菌后物品应分类、分架存放在无菌物品存放区。一次性使用无菌物品应去除外包装后,进入无菌物品存放区。物品存放架或柜应距地面高度 20~25 cm,离墙 5~10 cm,距天花板 50 cm,以减少来自地面、屋顶和墙壁的污染。无菌物品应分类放置,按灭菌先后顺序排列,在无菌有效期内遵循先进先出的发放原则,已灭菌的物品绝不可存放于水管活塞下。室内相对湿度应控制在 70% 以下,温度控制在 24 ℃ 以下,换气次数 4~10 次/小时;我国南方较潮湿,可采用除湿机,并保持良好的照明系统。放置无菌物品的金属架子和柜子应定期擦拭清洁。地面、天花板、空调通风口的滤过网等必须经常加以清扫或清洗,并制订书面清洁规程。

物品放置应固定位置,设置标识。接触无菌物品前应洗手或手消毒。消毒后的物品应干燥、包装后专架存放。

## 二、无菌物品储存有效期

达到环境温度 24 ℃以下,相对湿度在 70% 以下,换气次数 4~10 次/小时的规定时,使用纺织品材料包装的无菌物品有效期宜为 14 天;未达到环境标准时,有效期宜为 7 天。医用一次性纸袋包装的无菌物品,有效期宜为 1 个月;使用一次性医用皱纹纸、医用无纺布包装的无菌物品,有效期宜为 6 个月;使用一次性纸塑袋包装的无菌物品,有效期宜为 6 个月;硬质容器包装的无菌物品,有效期宜为 6 个月。

## 三、无菌物品发放

无菌物品发放时,应遵循先进先出的原则。发放时应确认无菌物品的有效性。植入物及植入性手术器械应生物监测合格后,方可发放。发放记录应具有可追溯性。应记录一次性使用无菌物品出库日期、名称、规格、数量、生产厂家、生产批号、灭菌日期、失效日期等。运送无菌物品的器具使用后,应清洁处理,干燥存放。

## 四、无菌物品的分发与换取

无菌物品的分发,原则上应下送。在下送途中,所有专用无菌分发车必须有防止污染的屏障,如使用全封闭式推车。无菌分发车应严格与污染物品回收车分隔开,两者均采用专人、专车、专线运送,尤其要避免撞车。分发人员不可接触污染物品,并制订防止交叉污染的流程。所有接触无菌物品的器具,均应按需要进行有效的消毒。分发余下的物品应视为已污染,不可再进入无菌物品存放间,需重新灭菌。严格认真的管理和科学的操作流程,是供应室为临床提供无菌物品的保证,必须重视工作的每一个环节,否则就可能前功尽弃。

应该特别提及的是,一些科室有时限于条件或临时急需而派人去供应室直接换取物品时,也必须按无菌原则进行。尤其是运送污染物品的托盘、容器及工作人员的手一定要经过适当处理后方可领取无菌物品。有人调查发现,换取物品者的手及托盘等容器常污染有大量细菌,无疑会使已灭菌物品重遭污染。比较可取的办法是:换取者用污染托盘,通过回收窗口与供应室回收人员一起清点已用过的物品,然后按要求洗手或快速手消毒。供应室通过内部信息传递系统,告知有关人员所取物品的数量,而无菌物品存放室人员则用另一已灭菌的托盘,将无菌物品从领取窗口交给换取者。这样就大大降低了无菌物品在换取过程中的污染概率。

目前,一些医院如深圳市人民医院采用了电脑控制的全面质量管理,取得了较为成功的经验。他们在无菌物品存放处前设一面墙,医院需要无菌物品的各科室在墙上均设有专用的双门互锁传递窗。这种窗为双门,无菌物品存放处有一面可开启窗口,并放入科室所需的无菌物品。关闭后,相关科室即可从另一面(外面)用钥匙打开窗口,取走所需无菌物品。每一个窗口的内、外两面(两道门)采用自动控制和联锁装置,二窗不能同时打开,即一面窗口打开,另一面窗口则自动关闭,较有效地避免了交叉污染。另外,无菌物品存放区的正压净化设施又成为防止污染空气侵入的另一道防线。

# 第四节　一次性物品的感染管理

这里还必须强调,进入无菌区的一次性医疗器具必须按照相关《一次性使用无菌医疗器械监督管理办法(暂行)》规定进行严格管理。

随着医学技术的进步和科技水平的提高,一次性使用无菌医疗用品愈来愈广泛地应用于临床诊疗过程。一次性注射器、输液器和输血器,用于介入性诊疗的各种一次性导管,用于外科缝合的一次性肠线,以及一次性尿管等,虽然提高了临床工作效率,促进了诊疗技术的发展,但由于这些无菌器械大都由 PVC 材料制成,其用后的处理已成为医疗机构面临的一大问题。此外,因生产过程、生产条件等不完善而导致的一次性用品不能达到无菌、无热原等标准,也为临床使用带来了很大的威胁。仅以临床最为常见的注射为例,据世界卫生组织提供的一份调查资料,全世界每年约有 120 亿人次的注射,经估算,其中因注射器具污染而导致乙肝病毒感染的有 800～1600 万人、丙肝病毒感染的有 230～470 万人、HIV 病毒感染的有 8～16 万人,因这些感染而促使约 130 万人早逝和丧失 2600 万个生命年;直接医疗费用高达5.35亿美元。由此可见,一次性使用的无菌医疗器具从生产、经营到临床使用、用后处理等各环节必须建立严格的标准和监督管理机制。我国自 20 世纪 70 年代末 80 年代初在临床开始使用一次性无菌医疗器具起,使用最多的是一次性输液器、输血器及注射器。为规范一次性使用无菌医疗器具的生产和确保产品的使用安全,我国自 1987 年开始先后颁布了有关一次性使用输液器、注射器、输血器、采血器、塑料血袋等 8 种产品的国家标准,分别从物理、化学、生物等方面规定了强制性要求。原国家药品监督管理局颁布的《无菌医疗器具生产管理规范》及无菌器械的《生产实施细则》对生产企业的制造条件、质量管理及销售等方面予以了规范,以进一步确保产品质量。此外,卫计委会同相关部门相继颁布了《关于严禁废弃的一次性医疗器具流入市场的紧急通知》《关于加强一次性使用输液(血)器、一次性使用无菌注射器临床使用管理的通知》等文件,专门对医疗机构采购、使用一次性无菌医疗器械及其用后处理等环节进行了明确的规定。在 2006 年的《医院感染管理办法》中,对一次性无菌医疗用品的管理更为明确,要求医疗机构在使用一次性无菌医疗用品的管理中必须达到以下要求。

1.医院所用一次性使用无菌医疗用品必须由设备部门统一集中采购,使用科室不得自行购入。

2.医院采购一次性使用无菌医疗用品,必须从取得省级以上药品监督管理部门颁发的《医疗器械生产企业许可证》《工业产品生产许可证》《医疗器械注册证》和卫生行政部门颁发的卫生许可批件的生产企业,或取得《医疗器械经营企业许可证》的经营企业购进合格产品;进口的一次性导管等无菌医疗用品应具有国务院药品监督管理部门颁发的《医疗器械产品注册证》。

3.每次购置,采购部门必须进行质量验收,订货合同、发货地点及货款汇寄账号应与生产企业或经营企业相一致,并查验每箱(包)产品的检验合格证、生产日期、消毒或灭菌日期及产品标识和失效期等;进口的一次性导管等无菌医疗用品应具有灭菌日期和失效期等中文标识。

4.医院保管部门专人负责建立登记账册,记录每次订货与到货的时间、生产厂家、供货单位、产品名称、数量、规格、单价、产品批号、消毒或灭菌日期、失效期、出厂日期、卫生许可证号及供需双方经办人姓名等。

5. 物品存放于阴凉干燥、通风良好的物架上,距地面≥20 cm,距墙壁≥5 cm;不得将包装破损、失效和霉变的产品发放至使用科室。

6. 科室使用前应检查小包装有无破损、失效,产品有无不洁净等。

7. 使用时若发生热原反应、感染或其他异常情况,必须及时留取样本送检,按规定详细记录,报告医院感染管理科、药剂科和设备采购部门。

8. 医院发现不合格产品或质量可疑产品时,应立即停止使用,并及时报告当地药品监督管理部门,不得自行做退货和换货处理。

9. 一次性使用无菌医疗用品经使用后必须按当地卫生行政部门的规定进行无害化处理;禁止重复使用和回流市场。

10. 医院感染管理科须履行对一次性使用无菌医疗用品的采购、管理和回收处理的监督检查职责。

在有关一次性使用无菌医疗用品的用后处理规定中还要求,医务人员必须把用后的锐器(针头、穿刺针等)放入防渗漏、耐刺的容器内,并做好无害化处理。规定中还要求医院应根据当地环保部门的管理条例设置焚烧炉,而且废气排放应符合国家环保部门颁布的标准。有条件的地区可由卫生行政部门与环保部门协商建立专门的处理场所,对医院污物进行集中处理。目前执行的是国务院《医疗废物管理条例》和《卫生部医疗机构医疗废物管理办法》集中处理。

一次性使用无菌医疗用品的质量及在临床使用过程中的管理不仅关系到患者的健康、生命安全和感染控制,同时,对社会及医务人员自身的健康也具有重要的意义,因此各医疗机构有责任、有义务不断加强其管理的规范化,并将其列为医院感染管理的重要一环。并严格按照 2006 年 9 月 1 日开始实施的《医院感染管理办法》规定加强管理。

# 第四章  医院感染管理与控制

## 第一节  医院感染监测内容和方法

医院感染监测是长期、系统、连续地收集、分析医院感染在一定人群中的发生、分布及其影响因素,并将监测结果报送和反馈给有关部门和科室,为医院感染的预防、控制和管理提供科学依据。医院感染监测是医院感染管理和控制中一项持续性的工作,因此,要有一个长期的监测计划。

### 一、医院感染监测的目的

1.减少医院感染的危险因素,充分利用监测过程取得预期的结果,控制医院感染,不断提高医疗质量。

2.提供医院感染的本底率,建立医院感染的发病率基线。

3.鉴别医院感染暴发,一旦确定散发基线,可以据此判断暴发流行。需要注意的是,暴发流行的鉴别不只是依据常规监测资料,也要依据临床和微生物实验室的资料。

4.利用调查资料说服医务人员遵守感染控制规范与指南,用监测资料说话,增强临床医务人员和其他医院工作人员(包括管理者)有关医院感染和细菌耐药的警觉,可以使医务人员理解并易于接受推荐的预防措施,降低医院感染率。

5.评价控制措施,满足管理者的需要。监测可以发现新的预防措施的不足,发现患者护理过程中需要改进的地方,调整和修改感染控制规范。

6.为医院在医院感染方面受到的指控辩护。完整的监测资料能反映医院感染存在与否,以及是否违反相关的法律、法规和操作规范。

### 二、医院感染监测内容

1.医院感染监测的项目

(1)医院感染发病率监测:全院的医院感染发病率监测;各科的医院感染发病率监测;医院感染部位发病率监测;医院感染危险因素监测。

(2)医院感染患病率监测:全院的医院感染患病率监测;各科的医院感染患病率监测;医院感染部位患病率监测;医院感染危险因素监测。

(3)医院感染目标性监测:ICU监测、NICU监测、外科手术部位感染监测、泌尿道插管相关泌尿道感染监测、动静脉插管相关血流感染监测、呼吸机相关肺部感染监测。

(4)医院感染暴发流行监测:医院感染暴发流行的原因、感染源、传播途径等。

(5)医院感染卫生学监测:消毒、灭菌效果监测;空气、物体表面、工作人员的细菌学监测;血液透析系统监测;污水排放卫生学监测;一次性医疗卫生用品监测。

(6)医务人员医院感染职业暴露监测。

(7)细菌耐药性监测和多重耐药菌感染监测。

(8)医院感染过程指标的监测:如手卫生依从性监测、围手术期抗菌药物预防性应用、感染患者送细菌培养情况等。

2.医院感染监测的类型　一般来讲,医院感染监测按监测对象和目的不同分为全面性综合监测和目标性监测两个基本类型。对于新建医院或未开展医院感染监测的医院,首先要开展全面综合性监测;对于已开展全面综合性监测达到3年的医院,应以目标性监测为主。

(1)全面综合性监测:是对全院所有患者和工作人员,医院感染及其有关的因素进行的监测。目的是了解全院医院感染的情况,通过监测可以看出各科室、病房的感染率,各感染部位的感染率,各种感染的易感因素,病原体及其耐药性以及增加医院感染的各种因素。全面综合性监测还必须对全院各类人员进行职业暴露相关的监测,如血液体液暴露等。全面综合性监测主要有发病率调查和现患率调查两种方法。

(2)目标性监测:是对监测事件确定目标,然后开展监测工作以达到既定的目标。目标的评价指标可以是发病率、病死率、可预防率等,针对重点部门、重点人群、重点环节开展医院感染监测。

### 三、医院感染监测方法

首先应制订医院感染的监测计划。监测计划是开展任何监测项目的基础,监测计划应包括监测目的、受监测人群(患者和病房)、监测内容、计算指标、感染类型和病例的定义、调查项目的定义、监测频率和持续时间、资料收集的方法、人员的配备及培训、资料分析方法(特别是对危险因素进行分层分析)、信息的反馈方式,以及如何分配资源、争取监测必备的其他条件如计算机和信息系统等。

医院感染每个项目的监测设计和实施虽然不同,但都必须遵循正确的流行病学调查原则。制订监测计划至关重要,每一个医院必须最大限度地利用资源,达到既定目标。

1.确定监测目标人群　每个医疗机构服务的人群不同,所面对的危险因素也不一样,对监测单位情况进行评估,确定监测的目标人群,能使资源合理地分配到关键人群,提高和改进对目标人群的服务。

监测单位评价的内容:该医疗机构所服务患者的类型是什么;最常见的疾病诊断是什么;最常开展的手术或侵袭性操作是什么;最常见的治疗或服务是什么;哪类患者会增加负担和(或)费用;预算是否集中于特殊人群;是否有社区卫生保健;哪类患者会增加发生感染的概率及其他严重后果的危险性。根据监测单位的评估情况,针对其主要问题环节,结合已选的结果或过程,对重点危险人群进行监测。

2.选择监测结果或过程的指标　结果是指医疗或操作所产生的结果,可以是负面的(如感染、受伤、延长住院时间),也可以是正面的(如患者满意)。过程是指为达到结果所采取的一系列步骤,如疫苗接种、标准预防、围手术期预防性使用抗菌药物以及为达到某种结果而必须遵守的一些制度。监测计划中所选择的结果和过程应是对目标人群影响最大的一些结果和过程。根据发病率、死亡率、医疗费用或其他参数来做出最终决定。

3.明确监测定义　任何一个监测系统,都必须对监测项目做出准确的定义,包括结果和过程、危险人群和危险因素等。准确的定义对加强监测信息的一致性、准确性和重复性都有非常重要的意义。

4.收集监测资料　监测资料的收集应由经过培训和有经验的人员来完成,监测人员应获取适当的信息资料,并在整个过程中使用相同的收集方法并做好完整的记录。资料的来源既可以是报表资料,也可以是报告单和现场调查资料。现场调查资料既有以患者为基础的信息,包括查房、医疗护理记录、实验与影像学报告、与医护人员交流讨论病例;也有病原学实验室的检查结果,包括临床微生物学、免疫学及细菌耐药性报告。

5. 监测资料的分析　监测信息通常以数据或图表形式表示,比例、比率或发病率最常用。必须注意,在整个分析过程中应使用合适的计算方法,在医院各部门及医院之间进行率的分析和比较时,也应注意监测资料的可比性。

6. 危险因素分层分析　研究人群常缺乏相似性,如年龄、性别、基础疾病的严重程度或其他因素等的构成不同,根据这种不同需要对研究人群按相似的特点进行分组,这种分组通常称为分层。若不分层,在医院内或医院间进行率的比较时,容易产生误导或得出无价值的结论。

7. 监测资料的应用与反馈　监测结果应向提供监测资料和能改进及影响医疗质量的人员反馈。监测资料的分析应定时进行,以保证能及时反馈信息。

8. 评价监测系统　各医院的医院感染监测系统包括两个层面,即各科室的临床医务人员应向专职人员报告医院感染病例和医院感染专职人员监测医院感染情况。

监测系统的评价应包括以下几个方面。

(1)有用性:评价监测系统是否有用,要看它能否反映医院感染的变化,能否确定优先重点防治的感染,能否对改进监测系统的工作和资源分配做出相应的决策。

(2)成本:包括资料的收集、分析及反馈所需的直接成本和间接成本,并进行成本-效益分析。

(3)代表性:可以通过调查随机样本或部分监测人群的结果与整体人群的情况进行比较,以了解监测系统的代表性。

(4)及时性:是指发生疾病或死亡与医院感染管理机构得到报告,确定暴发到执行控制措施之间的时间差,时间差越小,及时性越强。

(5)简单性:监测方法应该简单,便于执行,成本低廉,能提供有用的信息。

(6)灵活性:表现在监测系统能根据需要增加新病种或新内容的程度。

(7)易接受性:是人们愿意执行监测,及时提供正确资料的程度。易接受性取决于对监测工作重要性的认识及现场调查方法的可接受性和对敏感问题的保密性。

(8)准确性:是指监测结果与实际结果符合的程度,是指将医院感染患者与非医院感染患者正确区分的能力。准确性主要通过敏感度和特异性体现。敏感度是指监测系统能测出真正医院感染事件的能力。特异性是监测系统测出真正非医院感染事件的概率。

# 第二节　医院消毒与隔离技术

## 一、常用消毒与灭菌方法

消毒与灭菌是杀灭或清除外环境中的病原微生物,切断医院感染传播途径的重要措施,在预防和控制医院感染方面发挥着重要的作用。医疗器械的消毒、灭菌,医院环境的清洁、消毒等措施,可以保护患者免受病原体的侵袭。医疗机构应选择合理、有效的消毒、灭菌方法,才能够达到预防和控制医院感染的目的。

（一）压力蒸汽灭菌

1.适用范围 适用于耐热、耐湿医疗器械、器具和物品的灭菌。下排气压力蒸汽灭菌还适用于液体的灭菌;快速压力蒸汽灭菌适用于裸露的耐热、耐湿医疗器械、器具和物品的灭菌。压力蒸汽灭菌不适用于油类和粉剂的灭菌。

2.分类 依照排放冷空气的具体程度与实际方式,压力蒸汽灭菌器主要可以分成预排气压力蒸汽灭菌器与下排气压力蒸汽灭菌器两大类。根据灭菌时间的长短,压力蒸汽灭菌程序分为常规压力蒸汽灭菌程序和快速压力蒸汽灭菌程序。

（1）预排气压力蒸汽灭菌:灭菌程序一般包括 3 次以上的预真空和充气等脉动排气、灭菌、后排气和干燥等过程,具体操作方法遵循生产厂家的使用说明或指导手册。灭菌器的灭菌参数一般为温度132～134 ℃,压力205.8 kPa,灭菌时间 4 分钟。

（2）下排气压力蒸汽灭菌:包括手提式和卧式压力蒸汽灭菌器等,灭菌程序一般包括前排气、灭菌、后排气和干燥等过程,具体操作方法遵循生产厂家的使用说明或指导手册。灭菌器的灭菌参数一般为温度 121 ℃,压力 102.9 kPa,器械灭菌时间 20 分钟,敷料灭菌时间 30分钟。

（3）快速压力蒸汽灭菌:包括下排气、正压排气和预排气压力蒸汽灭菌。其灭菌参数如时间和温度由灭菌器性质、灭菌物品材料性质(带孔和不带孔)、是否裸露而定。具体操作方法遵循生产厂家的使用说明或指导手册。

3.注意事项

（1）灭菌设备的检查

1）灭菌器柜门密封圈平整无损坏,柜门安全锁扣灵活、安全有效。

2）灭菌器压力表处在"0"位。

3）由柜室排气口倒入 500 ml 水,检查有无阻塞。

4）关闭灭菌器柜门,通蒸汽检查有无泄漏。

5）检查蒸汽调节阀是否灵活、准确,压力表与温度计的标示是否吻合、排气口温度计是否完好。

6）记录打印装置处于备用状态。

7）电源、水源、蒸汽、压缩空气等运行条件符合设备要求。

（2）灭菌前应进行灭菌器的预热。

（3）检查安全阀是否在蒸汽压力达到规定的安全限度时被冲开。

（4）灭菌包要求:灭菌包装材料应符合 GB/T 19633 的要求。开放式的储槽不应用于灭菌物品的包装。纺织品包装材料应一用一清洗,无污渍、无破损。手术器械应采用闭合式包装方法,应有 2 层包装材料,分 2 次包装。器械包重量不宜超过 7 kg,敷料包重量不宜超过5 kg。灭菌包体积:下排气压力蒸汽灭菌器不宜超过 30 cm×30 cm×25 cm;预排气压力蒸汽灭菌器不宜超过 30 cm×30 cm×50 cm。

（5）下排气压力蒸汽灭菌器的装载量不应超过柜室容积的80%。预排气压力蒸汽灭菌器的装载量不应超过柜室容积的90%,同时不应小于柜室容积的 10% 和 5%。

（6）灭菌结束后,压力表在蒸汽排尽时应处在"0"位。

（7）快速灭菌程序不应作为物品的常规灭菌程序。应急情况下使用时,只适用于灭菌裸露物品,使用卡式盒或者专用灭菌容器盛放。灭菌后的物品应尽快使用,不应储存,无有效期。

(二)干热灭菌

1.适用范围 适用于耐热、不耐湿、蒸汽或气体不能穿透物品的灭菌,如玻璃、金属等医疗用品和油类、粉剂等制品的灭菌。

2.灭菌方法 采用干热灭菌器进行灭菌,灭菌参数一般如下:150 ℃,150 分钟;160 ℃,120 分钟;170 ℃,60 分钟;180 ℃,30 分钟。

3.注意事项

(1)灭菌时灭菌物品不应与灭菌器内腔底部及四壁接触,灭菌后温度降到 40 ℃以下再开启灭菌器柜门。

(2)灭菌物品包体积不应超过 10 cm×10 cm×30 cm,油剂、粉剂的厚度不应超过0.6 cm,凡士林纱布条厚度不应超过 1.3 cm,装载高度不应超过灭菌器内腔高度的 2/3,物品间应留有空隙。

(3)设置灭菌温度应充分考虑灭菌物品对温度的耐受力;灭菌有机物品或用纸质包装的物品时,温度应≤170 ℃。

(4)灭菌温度达到要求时,应打开柜体的排风装置。

(5)灭菌操作应遵循生产厂家的使用说明或指导手册。

(三)环氧乙烷气体灭菌

1.适用范围 适用于不耐热、不耐湿的医疗器械、器具和物品的灭菌,如电子仪器、纸质制品、化纤制品、塑料制品、陶瓷及金属制品等诊疗用品。不适用于食品、液体、油脂类、粉剂类等灭菌。

2.灭菌方法

(1)灭菌程序包括预热、预湿、抽真空、通入环氧乙烷达到预定浓度、维持灭菌时间、清除灭菌柜内环氧乙烷气体、解析灭菌物品内环氧乙烷的残留等过程。

(2)灭菌时应采用 100%纯环氧乙烷或环氧乙烷和二氧化碳混合气体,不应使用氟利昂。

(3)应按照环氧乙烷灭菌器生产厂家的操作使用说明或指导手册,根据灭菌物品种类、包装、装载量与方式不同,选择合适的温度、浓度和时间等灭菌参数,采用新的灭菌程度、新型医疗器械、新型包装材料使用环氧乙烷气体灭菌前,应验证灭菌效果。

(4)除金属和玻璃材质以外的灭菌物品,灭菌后应经过解析,解析时间为 50 ℃、12 小时和 60 ℃、8 小时;残留环氧乙烷应符合 GB/T 16886.7 的要求。解析过程应在环氧乙烷灭菌柜内继续进行,输入的空气应经过高效过滤(滤除≥0.3 μm 粒子 99.6%以上),或放入专门的通风柜内,不应采用自然通风法进行解析。

3.灭菌前物品准备

(1)灭菌物品应彻底清洗干净。

(2)包装应采用专用的包装材料,包括纸、包装袋(纸袋、纸塑袋等)、非织造布、硬质容器。包装材料应分别符合 YY/T 0698.2、YY/T 0698.4、YY/T 0698.5 和 YY/T 0698.8 的要求,新型包装材料应分别符合 GB/T 19633 的有关规定。包装操作应符合 WS 310.2 的要求。

(3)灭菌柜内装载物品周围应留有空隙,物品应放于金属网状篮筐内或金属网架上;纸塑包装应侧放。

(4)物品装载量不应超过柜内总体积的 80%。

4. 注意事项

(1)灭菌器安装应符合要求,包括通风良好,远离火源,灭菌器各侧(包括上方)应预留 51 cm 空间。应安装专门的排气管道,且与大楼其他排气管道完全隔离。

(2)应有专门的排气管道系统,排气管为不通透环氧乙烷的材料(如铜管等)制成,垂直部分长度超过 3 m 时应加装集水器,排气管应导至室外,并于出口处反转向下;距排气口 7.6 m 范围内不应有易燃易爆物和建筑物的入风口如门或窗;排气管不应有凹陷。

(3)环氧乙烷灭菌气瓶或气罐应远离火源和静电,通风良好,无日晒,存放温度低于 40 ℃,不应置于冰箱中,应严格按照国家制订的有关易燃易爆物品储存要求进行处理。

(4)每年对工作环境中环氧乙烷浓度进行监测记录,在每日 8 小时工作中,环氧乙烷浓度时间加权平均浓度(time-weighted average,TWA)应不超过 1.82 mg/m$^3$。

(5)消毒员应经专业知识和紧急事故处理的培训。过度接触环氧乙烷后,迅速将其移离中毒现场,立即吸入新鲜空气;皮肤接触后,用水冲洗接触处至少 15 分钟,同时脱去脏衣服;眼睛接触液态环氧乙烷或高浓度环氧乙烷气体至少冲洗 10 分钟,并均应尽快就诊。

(6)应在环氧乙烷灭菌器内进行,灭菌器应取得卫生部消毒产品卫生许可批件。

(四)过氧化氢低温等离子体灭菌

1. 适用范围　适用于不耐热、不耐湿的医疗器械的灭菌,如电子仪器、光学仪器等医疗器械的灭菌,不适用于布类、纸类、水、油类、粉剂等材质的灭菌。

2. 灭菌方法

(1)应在专用的过氧化氢低温等离子体灭菌器内进行,一次灭菌过程包含若干个循环周期,每个循环周期包括抽真空、过氧化氢注入、扩散、等离子化、通风五个步骤。

(2)应遵循过氧化氢低温等离子体灭菌生产厂家的操作使用说明书,根据灭菌物品种类、包装、装载量与方式不同,选择合适的灭菌程序,每种程序应满足相对应的温度、过氧化氢浓度和用量、灭菌时间等灭菌参数。

3. 注意事项

(1)灭菌物品应清洗干净、干燥。

(2)灭菌物品的包装材料应符合 YY/T 0698.2 的非织造布和 YY/T 0698.5 复合型组合袋的要求。

(3)灭菌包不应叠放,不应接触灭菌腔内壁。

(4)灭菌器应取得卫计委消毒产品卫生许可批件。

(五)紫外线消毒

1. 适用范围　主要适用于医院室内物体表面、空气的消毒。

2. 紫外线消毒灯要求

(1)紫外线消毒灯在电压为 220 V、相对湿度为 60%、温度为 20 ℃时,辐射的 253.7 nm 紫外线强度(使用中的强度)应不低于 70 μW/cm$^2$。

(2)紫外线消毒器:应定期监测消毒紫外线的辐射强度,当辐射强度低到要求值以下时,应及时更换。

(3)紫外线消毒灯的使用寿命,即由新灯的强度降低到 70 μW/cm$^2$ 的时间(功率≥30 W),或降低到原来新灯强度的 70%(功率<30 W)的时间,应不低于 1000 小时。紫外线消

毒灯生产单位应提供实际使用寿命。

3.适用方法

(1)在室内无人状态下,采用紫外线消毒灯悬吊式或移动式直接照射消毒。灯管吊装高度距离地面1.8～2.2 m。安装紫外线消毒灯的平均数量为≥1.5 W/m³,照射时间≥30分钟。

(2)采用紫外线消毒器对空气及物体表面进行消毒。其消毒方法及注意事项应遵循生产厂家的使用说明。

(3)消毒时对环境的要求:紫外线直接照射消毒空气时,关闭门窗,保持消毒空间内环境清洁、干燥。消毒空气的适宜温度为20～40 ℃,相对湿度低于80%。

4.注意事项

(1)应保持紫外线消毒灯表面清洁,每周用乙醇布巾擦拭一次,发现灯管表面有灰尘、油污等时,应随时擦拭。

(2)用紫外线消毒室内空气时,房间内应保持清洁、干燥。当温度低于20 ℃或高于40 ℃,相对湿度大于60%时,应适当延长照射时间。

(3)采用紫外线消毒物体表面时,应使消毒物品表面充分暴露于紫外线。

(4)采用紫外线消毒纸张、织物等粗糙表面时,应适当延长照射时间,且两面均应受到照射。

(5)采用紫外线杀灭被有机物保护的微生物及空气中悬浮粒子多时,应加大照射剂量。

(6)不应使紫外线光源直接照射到人。

(7)不应在易燃、易爆的场所使用。

(8)紫外线强度计每年至少标定一次。

(六)臭氧

1.适用范围　适用于无人状态下病房、口腔科等场所的空气消毒和物体表面的消毒。

2.使用方法

(1)空气消毒:在封闭空间内、无人状态下,采用20 mg/m³浓度的臭氧,作用30分钟,对自然菌的杀灭率达到90%以上。消毒后应开窗通风≥30分钟,人员方可进入室内。

(2)物体表面消毒:在密闭空间内,相对湿度≥70%,采用60 mg/m³浓度的臭氧,作用60～120分钟。

3.注意事项

(1)在有人的情况下,室内空气中允许臭氧浓度为0.16 mg/m³。

(2)臭氧为强氧化剂,使用时对多种物品有损坏,包括使铜片出现绿色锈斑、橡胶老化、变色、弹性降低、织物漂白褪色等。

(3)臭氧的杀菌作用受多种因素包括温度、相对湿度和有机物等的影响。

(七)醛类

1.戊二醛

(1)适用范围:适用于不耐热医疗器械、器具与物品的浸泡消毒与灭菌。

(2)使用方法

1)医疗器械、器具与物品的消毒与灭菌:将洗净、干燥的医疗器械、器具与物品放入2%的碱性戊二醛溶液中完全浸没,并应去除器械表面的气泡,容器加盖,温度20～25 ℃,消毒作用到产品使用说明的规定时间,灭菌作用 10 小时。采用无菌方式取出后用无菌水反复冲洗干净,再用无菌纱布等擦干后使用。其他戊二醛制剂的用法遵循卫生行政部门或国家相关规定进行。

2)用于内镜的消毒或灭菌操作应遵循国家有关要求。

(3)注意事项

1)医疗器械、器具与物品在消毒前应彻底清洗、干燥。新启用的医疗器械、器具与物品先除去油污及保护膜,再用清洁剂清洗去除油脂,干燥后及时消毒或灭菌。

2)戊二醛对人有毒性,应在通风良好的环境中使用。对皮肤和黏膜有刺激性,使用时应注意个人防护。若不慎接触,应立即用清水连续冲洗干净,必要时就医。

3)戊二醛不应用于物体表面的擦拭或喷雾消毒、室内空气消毒、手和皮肤黏膜的消毒。

4)强化酸性戊二醛使用前应先加入 pH 调节剂(碳酸氢钠),再加防锈剂(亚硝酸钠)充分混匀。

5)用于浸泡灭菌的容器,应洁净、密闭,使用前应先经灭菌处理。

6)在 20~25 ℃温度条件下,加入 pH 调节剂和亚硝酸钠后的戊二醛溶液连续使用时间应≤14 天。

7)应确保使用中的浓度符合产品使用说明的要求。

8)戊二醛应密封,避光,置于阴凉、干燥、通风的环境中保存。

2. 邻苯二甲醛

(1)适用范围:适用于不耐热医疗器械、器具与物品的浸泡消毒。

(2)使用方法

1)将待消毒的医疗器械、器具与物品完全淹没于含量为 5.5 g/L、pH 为 7.0~8.0、温度为 20~25 ℃的邻苯二甲醛溶液中浸泡,消毒容器加盖,作用 5~12 分钟。

2)用于内镜的消毒应遵循国家有关要求。

(3)注意事项

1)医疗器械、器具与物品消毒前应彻底清洗、干燥。新启用的医疗器械、器具与物品先除去油污及保护膜,再用清洁剂清洗去除油脂,干燥后及时消毒。

2)使用时应注意通风。直接接触本品会引起眼睛、皮肤、消化道、呼吸道黏膜损伤。接触皮肤、黏膜会导致着色,处理时应谨慎、戴手套;当溅入眼内时应及时用水冲洗,必要时就诊。

3)配制使用应采用专用塑料容器。

4)消毒液连续使用应≤14 天。

5)应确保使用中的浓度符合产品使用说明的要求。

6)邻苯二甲醛应密封,避光,置于阴凉、干燥、通风的环境中保存。

(八)过氧化物类

1. 过氧乙酸

(1)适用范围:适用于耐腐蚀物品、环境、室内空气等的消毒。专用机械消毒设备适用于内镜的灭菌。

(2)使用方法

1)消毒液配制:对二元包装的过氧乙酸,按产品使用说明书要求将 A 液、B 液混合并放置所需时间。根据有效成分含量按容量稀释,公式:

$$c_1V_1 = c_2V_2$$

$c_1$ 和 $V_1$ 为过氧乙酸原液的浓度和体积(ml),$c_2$ 和 $V_2$ 为配制过氧乙酸使用液的浓度和体积,用蒸馏水将过氧乙酸稀释成所需浓度。计算方法及配制步骤如下。

计算所需过氧乙酸原液的体积($V_1$):

$$V_1 = \frac{c_2V_2}{c_1}$$

计算所需蒸馏水的体积($V_3$):

$$V_3 = V_2 - V_1$$

取过氧乙酸原液 $V_1$(ml),加入蒸馏水 $V_3$(ml),混匀。

2)消毒方法

①浸泡法:将待消毒的物品浸没于装有过氧乙酸溶液的容器中,加盖。对一般物体表面,用 0.1%～0.2%(1000～2000 mg/L)过氧乙酸溶液浸泡 30 分钟;对耐腐蚀医疗器械的高水平消毒,采用 0.5%(5000 mg/L)过氧乙酸溶液冲洗作用 10 分钟,用无菌方法取出后采用无菌水冲洗干净,无菌巾擦干后使用。

②擦拭法:大件物品或其他不能用浸泡法消毒的物品用擦拭法消毒。消毒使用的浓度和作用时间同浸泡法。

③喷洒法:用于环境消毒时,用 0.2%～0.4%(2000～4000 mg/L)过氧乙酸溶液喷洒,作用 30～60 分钟。

④喷雾法:采用电动超低容量喷雾器,使用 5000 mg/L 过氧乙酸溶液,按照 20～30 ml/m³ 的用量进行喷雾消毒,作用 60 分钟。

⑤熏蒸法:使用 15%(7 ml/m³)过氧乙酸溶液加热蒸发,相对湿度 60%～80%,室温熏蒸 2 小时。

使用以过氧乙酸为灭菌剂的专用机械消毒设备灭菌内镜时,应遵循消毒产品卫生许可批件的适用范围及操作方法。

(3)注意事项

1)过氧乙酸不稳定,应储存于通风阴凉处,远离可燃物质。用前应测定有效含量,原液浓度低于 12%时不应使用。

2)稀释液应现用现配,使用时限≤24 小时。

3)过氧乙酸对多种金属和织物有较强的腐蚀和漂白作用,金属制品与织物经浸泡消毒后,及时用符合要求的水冲洗干净。

4)接触过氧乙酸时,应采取防护措施;不慎溅入眼中或皮肤上,应立即用大量清水冲洗。

5)空气熏蒸消毒时,室内不应有人。

2.过氧化氢

(1)适用范围:适用于外科伤口、皮肤黏膜冲洗消毒,室内空气的消毒。

(2)消毒方法

1)伤口、皮肤黏膜消毒,采用 3%(30 g/L)过氧化氢溶液冲洗、擦拭,作用 3～5 分钟。

2)室内空气消毒,使用气溶胶喷雾器,采用 3%(30 g/L)过氧化氢溶液按照 20～30 ml/m³ 的用量喷雾消毒,作用 60 分钟。

（3）注意事项

1）过氧化氢应避光、避热,室温下储存。

2）过氧化氢对金属有腐蚀性,对织物有漂白作用。

3）喷雾时应采取防护措施;谨防溅入眼中或皮肤黏膜上,一旦溅上及时用清水冲洗。

3. 二氧化氯

（1）适用范围:适用于物品、环境、物体表面及空气的消毒。

（2）使用方法

1）消毒液配制:二元包装消毒液,使用前需在二氧化氯稳定液中加入活化剂;一元包装的粉剂及片剂,应加入蒸馏水溶解,放置所需时间。根据有效含量,按照稀释定律,用蒸馏水将二氧化氯稀释成所需浓度。具体计算方法及配制步骤按消毒液配制方法进行。

2）消毒方法

①浸泡法:将待消毒物品浸没于装有二氧化氯溶液的容器中,加盖。对细菌繁殖体污染物品的消毒,用 100～250 mg/L 二氧化氯溶液浸泡 30 分钟;对肝炎病毒和结核分枝杆菌污染物品的消毒,用 500 mg/L 二氧化氯溶液浸泡 30 分钟;对细菌芽孢污染物品的消毒,用 1000 mg/L二氧化氯溶液浸泡 30 分钟。

②擦拭法:大件物品或其他不能用浸泡法消毒的物品用擦拭法消毒。消毒使用的浓度和作用时间同浸泡法。

③喷洒法:对细菌繁殖体污染的表面,用 500 mg/L 二氧化氯溶液均匀喷洒,作用 30 分钟;对肝炎病毒和结核分枝杆菌污染的表面,用 1000 mg/L 二氧化氯溶液均匀喷洒,作用 60 分钟。

④室内空气消毒,使用气溶胶喷雾器,采用 500 mg/L 二氧化氯溶液按照 20～30 ml/m³ 的用量喷雾消毒,作用 30～60 分钟;或采用二氧化氯溶液（10～20 mg/m³）加热蒸发,或加入激活剂熏蒸消毒。消毒剂用量、消毒时间、操作方法和注意事项等应遵循产品使用说明。

（3）注意事项

1）置于干燥、通风处保存。

2）稀释液应现用现配,使用时限≤24 小时。

3）对碳钢、铝有中度腐蚀性,对铜、不锈钢有轻度腐蚀性。金属制品经二氧化氯消毒后,应及时用符合要求的水冲洗干净、干燥。

（九）含氯消毒剂

1. 适用范围　适用于物品、物体表面、分泌物、排泄物等的消毒。

2. 使用方法

（1）消毒液配制:根据新产品有效氯含量,按照稀释定律,用蒸馏水稀释成所需浓度。具体计算方法及配制步骤按消毒液配制方法进行。

（2）消毒方法

1）浸泡法:将待消毒的物品浸没于装有含氯消毒剂溶液的容器中,加盖。对细菌繁殖体污染物品的消毒,用含有效氯 500 mg/L 的消毒液浸泡 10 分钟以上,对经血传播病原体、分枝杆菌和细菌芽孢污染物品的消毒,用含有效氯 2000～5000 mg/L 消毒液,浸泡 30 分钟以上。

2）擦拭法:大件物品或其他不能用浸泡消毒的物品用擦拭法消毒,消毒所用的浓度和作用时间同浸泡法。

3)喷洒法:对一般污染的物品表面,用含有效氯 400～700 mg/L 的消毒液均匀喷洒,作用 10～30 分钟;对经血传播病原体、结核分枝杆菌等污染表面的消毒,用含有效氯 2000 mg/L 的消毒液均匀喷洒,作用 60 分钟以上。喷洒后有强烈的刺激性气味,人员应离开现场。

(4)干粉消毒法:对分泌物、排泄物的消毒,用含氯消毒剂干粉加入分泌物、排泄物中,使有效氯含量达到 10000 mg/L,搅拌后作用 2 小时以上;对医院污水的消毒,用干粉按有效氯 50 mg/L 用量加入污水中,并搅拌均匀,作用 2 小时后排放。

3.注意事项

(1)粉剂应于阴凉处避光、防潮、密封保存;水剂应于阴凉处避光、密闭保存。使用液应现配现用,使用时限≤24 小时。

(2)配制漂白粉等粉剂溶液时,应戴口罩、手套。

(3)未加防锈剂的含氯消毒剂对金属有腐蚀性,不应用于金属器械的消毒。加防锈剂的含氯消毒剂对金属器械消毒后,应用无菌蒸馏水冲洗干净,干燥后使用。

(4)对织物有腐蚀和漂白作用,不应用于有色织物的消毒。

(十)醇类消毒剂(含乙醇、异丙醇、正丙醇,或两种成分的复方制剂)

1.适用范围 适用于手、皮肤、物体表面及医疗器械的消毒。

2.使用方法

(1)手消毒:使用符合国家有关规定的含醇类手消毒剂,手消毒方法遵循 WS/T 313 的要求。

(2)皮肤消毒:使用 70%～80%(体积比)乙醇溶液擦拭皮肤 2 遍,作用 3 分钟。

(3)物体表面的消毒:使用 70%～80%(体积比)乙醇溶液擦拭物体表面 2 遍,作用 3 分钟。

(4)医疗器械的消毒:将待消毒的医疗器械浸没于装有 70%～80%(体积比)的乙醇溶液中消毒 30 分钟及以上,加盖;或进行表面擦拭消毒。

3.注意事项

(1)醇类易燃,不应有明火。

(2)不应用于被血、脓、粪便等有机物严重污染表面的消毒。

(3)用后应盖紧,密闭,置于阴凉处保存。

(4)醇类过敏者慎用。

(十一)含碘类消毒剂

1.碘伏

(1)适用范围:适用于手、皮肤、黏膜及伤口的消毒。

(2)使用方法

1)消毒液配制:冲洗黏膜时,根据有效碘含量用灭菌蒸馏水或纯化水,按照稀释定律,将碘伏稀释成所需浓度。具体计算方法及配制步骤按消毒液配制方法进行。

2)消毒方法

①擦拭法:皮肤、黏膜擦拭消毒,用浸有碘伏消毒液原液的无菌棉球或其他替代物品擦拭被消毒部位。外科手消毒用碘伏消毒液原液擦拭揉搓作用至少 3 分钟。手术部位的皮肤消毒,用碘伏消毒液原液局部擦拭 2～3 遍,作用至少 2 分钟。注射部位的皮肤消毒,用碘伏消毒液原液局部擦拭 2 遍,作用时间遵循产品的使用说明。口腔黏膜及创面消毒,用含有效碘

1000～2000 mg/L的碘伏擦拭,作用3～5分钟。

②冲洗法:对阴道黏膜创面的消毒,用含有效碘500 mg/L的碘伏冲洗,作用到使用产品的规定时间。

(3)注意事项

①应置于阴凉处避光、防潮、密封保存。

②含乙醇的碘制剂消毒液不应用于黏膜和伤口的消毒。

③碘伏对二价金属制品有腐蚀性,不应用于相应金属制品的消毒。

④碘过敏者慎用。

2.碘酊

(1)适用范围:适用于注射及手术部位皮肤的消毒。

(2)使用方法:使用碘酊原液直接涂擦注射及手术部位皮肤2遍以上,作用时间1～3分钟,待稍干后再用70%～80%(体积比)乙醇脱碘。

(3)注意事项

1)不宜用于破损皮肤、眼及口腔黏膜的消毒。

2)不宜用于碘酊过敏者,过敏体质者慎用。

3)应置于阴凉处避光、防潮、密封保存。

3.复方碘伏消毒液

(1)适用范围:主要适用于医务人员的手、皮肤消毒,有些可用于黏膜消毒。应严格遵循卫计委消毒产品卫生许可批件规定的使用范围。

(2)作用方法

1)含有乙醇或异丙醇的复方碘伏消毒剂可用于手、皮肤消毒,原液擦拭1～2遍,作用1～2分钟,不可用于黏膜消毒。

2)含有氯己定的复方碘伏消毒剂,用途同普通碘伏消毒剂,应遵循该消毒剂卫生许可批件的使用说明,慎用于腹腔冲洗消毒。

(3)注意事项:同碘伏,使用中应注意复方物质的毒副作用。

(十二)酸性氧化电位水

1.适用范围 适用于消毒供应中心手工清洗后不锈钢和其他非金属材质器械、器具和物品灭菌前的消毒、物体表面、内镜等的消毒。

2.使用方法

(1)主要有效成分指标要求:有效氯含量$(60\pm10)$mg/L,pH值范围2.0～3.0,氧化还原电位(oxidation-reduction potential,ORP)$\geq$1100 mV,残留氯离子$<$1000 mg/L。

(2)消毒供应中心手工清洗器械灭菌前的消毒:手工清洗后的器械、器具和物品,用酸性氧化电位水流动冲洗浸泡消毒2分钟,净水冲洗30秒,取出干燥,具体方法应遵循 WS 310.2的要求。

(3)物体表面的消毒:洗净待消毒物体,采用酸性氧化电位水流动冲洗浸泡消毒,作用3～5分钟;或反复擦洗消毒5分钟。

(4)内镜的消毒:严格遵循国家有关规定的要求。

(5)其他方面的消毒:遵循国家有关规定及卫计委消毒产品卫生许可批件的使用说明。

3.注意事项

(1)应先彻底清除待消毒物品上的有机物,再进行消毒处理。

（2）酸性氧化电位水对光敏感，有效氯浓度随时间延长而下降，生成后原则上应尽早使用，最好现制备现用。

（3）储存应选用避光、密闭、硬质聚氯乙烯材质制成的容器。室温下储存不超过 3 天。

（4）每次使用前，应在使用现场酸性氧化电位水出水口处，分别检测 pH 值、氧化还原电位和有效氯浓度。检测数值应符合指标要求。

（5）对铜、铝等非不锈钢的金属器械、器具和物品有一定的腐蚀作用，应慎用。

（6）酸性氧化电位水长时间排放可造成排水管道的腐蚀，故应每次排放后再排放少量碱性还原电位水或自来水。

## 二、医院隔离技术

隔离是使感染源与易感者之间的传播途径不能实现的措施，是预防外源性感染的重要手段。其预防的目的是防止微生物在患者、工作人员及媒介物中播散，防止和限制传染因子直接或间接地传播给易感者。

（一）相关定义与管理要求

1. 相关定义

（1）感染源：病原体自然生存、繁殖并排出的宿主或场所。

（2）传播途径：病原体从感染源传播到易感者的途径。

（3）易感人群：对某种疾病或传染病缺乏免疫力的人群。

（4）空气传播：带有病原微生物的微粒子（≤5 $\mu m$），通过空气流动导致的疾病传播。

（5）飞沫传播：带有病原微生物的飞沫核（>5 $\mu m$），在空气中短距离（1 m 内）移动到易感人群的口、鼻黏膜或眼结膜等导致的传播。

（6）接触传播：病原体通过手、媒介物直接或间接接触导致的传播。

（7）感染链：感染在医院内传播的三个环节，即感染源、传播途径和易感人群。

（8）隔离：采用各种方法、技术，防止病原体通过患者及携带者传播给他人的措施。

（9）隔离技术：为达到隔离预防的目的而采取的一系列操作和措施。

2. 隔离的管理要求

（1）医疗机构建筑布局和服务流程需满足医院感染控制要求，达到防止院内交叉感染、病原微生物扩散的要求，区域划分明确，隔离室应标志清楚、醒目。

（2）应根据国家的有关法规，结合本医院的实际情况，制订隔离预防制度并实施。

（3）隔离的实施应遵循"标准预防"和"基于疾病传播途径的预防"的原则。

（4）应加强传染病患者的管理，包括隔离患者，严格执行探视制度。

（5）应采取有效措施，管理感染源、切断传播途径和保护易感人群。

（6）应加强医务人员隔离与预防知识的培训，为其提供合适的、必要的防护用品，掌握常见传染病的传播途径、隔离方式和防护技术，熟练掌握操作规程。

（7）医务人员的手卫生应符合 WS/T 313—2019。

（8）隔离区域的消毒应符合国家有关规定。

（二）医院常见隔离技术

1. 实施原则

（1）在标准预防的基础上，医院应根据疾病的传播途径（接触传播、飞沫传播、空气传播和其他途径的传播),结合本院的实际情况,制订相应的隔离与预防措施。

(2)一种疾病可能有多种传播途径时,应在标准预防的基础上,采取相应传播途径的隔离与预防措施。

(3)隔离病室应有隔离标志,并限制人员的出入,黄色为空气传播的隔离,粉色为飞沫传播的隔离,蓝色为接触传播的隔离。

(4)传染病患者或可疑传染病患者应安置在单人隔离房间。

(5)受条件限制的医院,同种病原体感染的患者可安置于一室。

(6)建筑布局符合《医院隔离技术规范》相应的规定。

2. 常见隔离技术

(1)标准预防:针对医院所有患者和医务人员采取的一组预防感染措施。包括手卫生,根据预期可能的暴露选用手套、隔离衣、口罩、护目镜或防护面屏,以及安全注射。也包括穿戴合适的防护用品处理患者环境中污染的物品与医疗器械。标准预防基于患者的血液、体液、分泌物(不包括汗液)、非完整皮肤和黏膜均可能含有感染性因子的原则。

经历了多次感染性疾病的暴发流行,人们对隔离预防策略有了更新的认识,标准预防涵盖的内容更加多样。主要有对手卫生、个人防护装备、呼吸卫生(咳嗽)礼仪、患者安置、仪器(设施)和环境、织物、安全注射、呼吸防护等方面的要求。

(2)空气隔离:适用于预防通过空气传播的感染源,如麻疹病毒、水痘病毒、结核分枝杆菌、播散性带状疱疹病毒。实施方法如下。

1)在标准预防的基础上,应采取下列2)项至6)项的预防措施。

2)应将患者安置于负压病房,病房门应随时保持关闭。条件受限时,应指导患者佩戴外科口罩并安置于专用隔离诊室。

3)门急诊应建立预检分诊制度,及时发现通过空气传播疾病的患者或疑似患者。

4)应指导患者佩戴外科口罩并遵守呼吸卫生(咳嗽)礼仪。

5)应尽可能安排具有特异性免疫的医务人员进入病房。医务人员进入病房时,均应佩戴经过密合度测试的 N 95 呼吸防护器或医用防护口罩。

6)应尽量限制患者在病房外活动及转运,确需转运时,应指导患者佩戴外科口罩,并遵循呼吸卫生(咳嗽)礼仪,应覆盖水痘或天花等皮肤损伤。

3. 飞沫隔离 适用于预防通过飞沫传播的感染源,如百日咳杆菌、流感病毒、腺病毒、鼻病毒、脑膜炎双球菌及 A 群链球菌(特别是指使用抗菌药物治疗 24 小时内)等,无论是疑似或确诊感染或定植的患者都应隔离。实施方法如下。

(1)在标准预防的基础上,应采取下列(2)项至(4)项的预防措施。

(2)应将患者单间安置,条件受限时,应将感染或定植相同感染源的患者安置在同一病房。当需与其他不同感染源的患者安置于同一病房时,床间距应大于或等于 1 m,并使用围帘。接触同一病房内不同患者之间,都应严格执行手卫生。门急诊应尽快将患者安置于检查室或分隔间,并且建议患者遵循呼吸卫生(咳嗽)礼仪。

(3)进入病房或分隔间应戴口罩。

(4)除非必要应限制患者在病房外活动及转动,确需转运时,应指导患者佩戴口罩,并遵循呼吸卫生(咳嗽)礼仪。

4. 接触隔离 适用于通过接触传播疾病的预防控制,即通过直接或间接接触患者或通过医疗环境而传播的感染源,常见的有多重耐药菌感染、艰难梭菌、诺瓦克病毒等,疑似(定植)和确诊感染的患者都应隔离。实施方法如下。

(1)应将患者安置于单人病房,条件受限时,应将感染或定植相同病原体的患者安置在同一病房。

(2)当不能做到要求(1),不同病原体患者安置于同一病房时,床间距应≥1 m,并使用围帘。同一病房内接触不同患者之间,都应更换个人防护装备及执行手卫生。

(3)设立隔离标志。

(4)进入病房或分隔间时应穿隔离衣,并于离开患者医疗环境前脱卸隔离衣及执行手卫生。

(5)脱卸隔离衣后,应确保衣服及皮肤不接触污染的环境表面。

(6)除非必须,应限制患者在病房外活动及转运。确需转运时,应覆盖患者的感染或定植部位,转运前工作人员应执行手卫生并脱卸和丢弃受污染的个人防护装备,转运到达目的地后,医务人员再穿戴干净的个人防护装备处置患者。

(7)遵循标准预防的原则处理相关医疗装置和仪器:一般诊疗用品,如听诊器、血压计、体温表、压舌板等应专用,不能专用的医疗装置应在每一位患者使用前、后进行清洁和消毒。

(8)病房环境表面,尤其是频繁接触的物体表面,如床栏杆、床旁桌、卫生间、门把手以及患者周围的物体表面,应经常清洁、消毒,每班至少一次。

(三)特殊病原体感染的隔离

急性传染性非典型肺炎,人感染高致病性禽流感的隔离。

1.患者的隔离

(1)将患者安置于有效通风的隔离病房或隔离区域内,必要时置于负压病房隔离。

(2)严格限制探视者,如需探视,探视者应正确穿戴个人防护用品,并遵守手卫生规定。

(3)限制患者活动范围,离开隔离病房或隔离区域时,应戴外科口罩。

(4)应减少转运,当需要转运时,医务人员应注意防护。

2.医务人员防护

(1)医务人员应经过专门的培训,掌握正确的防护技术,方可进入隔离病区工作。

(2)应严格按防护规定着装。不同区域应穿着不同服装,且服装颜色应有区别或有明显标志。

# 第三节　手卫生

医院工作的医务人员及与患感染或传染病患者接触的人员,他们手上细菌的数量和种类与其接触的密切程度呈正相关。有研究表明,病区内护理员手上的细菌数量多于护士,而护士手上细菌的数量和种类又多于医生。

## 一、医务人员手的微生物污染

手上所带的细菌可分为两大类:常居菌和暂居菌。常居菌(resident flora),也称固有性细菌,能从大部分人的皮肤上分离出来的微生物。这种微生物是皮肤毛囊和皮脂腺开口处持久的固有的寄居者,并随气候、年龄、健康状况、个人卫生习惯、身体的部位不同而异,不易被机械的摩擦清除。如凝固酶阴性葡萄球菌、棒状杆菌类、丙酸菌属、不动杆菌属等。暂居菌（transient flora），也称污染菌或过客菌丛，寄居在皮肤表层，常规洗手很容易被清除的微生物。接触患者或被污染的物体表面时可获得，而附着在手的皮肤上，其数量差异很大，主要取决于宿主与周围环境的接触范围。这类菌可随时通过手传播。

医院工作人员手上革兰氏阴性杆菌的携带率为 $20\%\sim30\%$，而烧伤病房或监护病房工作人员的携带率可高达 $80\%$ 或更多。$25\%$ 普通医院护士手上分离到金黄色葡萄球菌，也有报道高达 $68\%$ 者。一般人手上不会存在大量致病菌，除非从事比较脏的工作后。Ayliffe 报道护士手上携带金黄色葡萄球菌达 $10^6\sim10^7$ cfu，而 Casewll 在监护病房护士手上测得每只手指带菌量为 $10^3$ cfu。护士在医疗工作中扶患者坐便盆、端便盆后手带菌 $10^{11}$ cfu，吸痰手带菌 $10^8$ cfu，换药后手带菌 $10^8\sim10^9$ cfu。人皮肤上每克组织有 $5\times10^5$ cfu 左右的葡萄球菌就可能引起脓胞，而革兰氏阴性杆菌引起伤口脓肿需要的感染剂量每克组织 $>10^5$ cfu。医务人员手上带菌量为 $10^8$ cfu，一般不致病，但对免疫功能低下的患者来说带菌量为 $10^3$ cfu 甚至更少也可致病。Maki 证明 40 多例医院感染是由医护人员通过手将革兰氏阴性杆菌传给患者而引起的。由于革兰氏阴性杆菌很少通过空气传播，通过手的接触传播是唯一重要途径，应引起高度重视。

## 二、洗手的定义及目的

1. 定义

（1）手卫生：为医务人员洗手、卫生手消毒和外科手消毒的总称。

（2）洗手：医务人员用肥皂（皂液）和流动水洗手，去除手部皮肤污垢、碎屑和部分致病菌的过程。

（3）卫生手消毒：医务人员用速干手消毒剂揉搓双手，以减少手部暂居菌的过程。

（4）外科手消毒：外科手术前医务人员用肥皂（皂液）和流动水洗手，再用手消毒剂清除或者杀灭手部暂居菌和减少常居菌的过程。使用的手消毒剂可具有持续抗菌活性。

（5）手消毒剂：用于手部皮肤消毒以减少手部皮肤细菌的消毒剂，如乙醇、异丙醇、氯己定、碘伏或聚维酮碘等。

2. 洗手的目的　是为了消除或杀灭手上的微生物，切断通过手的传播感染途径。据卫计委抽查结果报道，医护人员操作前能做到洗手的仅有 $54\%$；洗手及擦手用毛巾合格率仅为 $32\%$。大部分医护人员洗手后均在白大衣上擦干。因此，洗手是既简单又难以很好执行的一项基本措施，务必要引起医护人员的高度重视。

许多流行病学调查证实，手是传播医院感染的重要途径，可手又无法进行灭菌处理，因为有效的灭菌方法不能用于皮肤，有效的消毒剂也往往因为毒性太大而不能应用于皮肤，因此经常性的洗手是防止手上的细菌传播、预防医院感染的重要手段。

特别强调指出的是，常居菌可以通过皮肤脱屑及出汗等途径转化为暂居菌，暂居菌也可以通过摩擦或不及时清洗而转化为常居菌，因此我们应强化洗手的意识。

## 三、洗手的指征

在医院内非紧急情况下，医务人员在下列情况下均应认真洗手。

1. 进入和离开病房前，在病室中由污染区进入清洁区之前。

2.进行深部侵入性操作前,如脑室引流、胸腔穿刺等。

3.护理每例特殊高危患者前,如严重免疫缺陷患者和新生儿。

4.接触伤口,无论是切口、创口或深部切口前后。

5.处理污染的物品后,如接触被血液、体液、分泌物或渗出物污染的物品。

6.在护理感染患者或可能携带具特殊临床及流行病学意义的微生物(如多重耐药菌)的患者之后。

7.与任何患者长时间和密切接触后。

8.在高危病房中接触不同患者前后。

9.戴脱手套前后;戴脱口罩前后;穿脱隔离衣前后。

10.准备及分发患者食品或发药送水等;无菌操作前后。

## 四、手消毒

1.卫生手消毒　单纯用水冲洗手虽简单但效果差。Stiles等报道,单纯用自来水轻洗基本无效。Ojajarvi报道,用液体肥皂洗15秒,可使手上的金黄色葡萄球菌减少77%,洗2分钟可减少85%;对铜绿假单胞菌效果更好,洗12秒可去除92.4%,洗2分钟可去除97.8%。肥皂洗手也可有效地去除手上的巨细胞病毒。近年来,使用消毒纸巾或皮肤消毒剂直接擦拭代替肥皂洗手取得了较好的效果。

手的消毒是指使用消毒剂杀灭手上沉积的致病微生物,主要是暂住菌,常住菌也可被部分杀死。医护人员通过手消毒能去除暂住菌,以达到控制医院感染的目的。用于此方法的消毒剂要求在短时间内(一般不超过1分钟,最好在15~30秒)能将污染的微生物数量降至安全水平。

2.外科手消毒　外科手消毒常规方法是,先用肥皂刷洗双手,再用消毒剂消毒。其目的是彻底消除手术者手上的细菌,防止细菌从手上污染至手术部位。为此,采取此项措施,不仅能消除手上的暂住菌,还能杀灭常住菌,达到近于无菌状态并维持较长时间的抑菌作用,应使用具有后效作用的消毒剂来消毒手。近年来出现一些药刷,用于外科手消毒,效果甚佳。Soulrby等报道,经自来水洗手后,用不同药刷刷洗5分钟,水冲洗30秒后再刷洗1次。经连续使用观察测定第1天、第2天和第5天手上细菌消除情况,其结果为:用Antisept药刷组的消除率分别为82.12%、87.18%和91.97%;Hibiclens药刷组消除率分别为77.24%、81.33%和91.44%。

## 五、正确的洗手方法

1.洗手的条件与设备

(1)水质的选择:洗手用水必须是优质的自来水或消毒过的水,不应使用预先用热水器加热到37℃的水,因为这种水通常易被铜绿假单胞菌或其他革兰氏阴性菌污染,这类细菌有人称它们为"嗜水杆菌",容易在水中大量繁殖。温水、流动水有助于肥皂更好地发挥作用,可多冲掉些附着不牢固的污物。如果用温水洗手,则应加热后立即使用,或使用前现用热水和凉水调和。更不能应用脸盆内的存水,因为不流动的水是细菌的良好"培养基",使用不流动水洗手不但不能减少手上的细菌量,还可能适得其反,成为手的污染环节,而使感染传播。

(2)洗手池的设置:洗手池必须数量充足,位置合理,每个病房内应有一个洗手池。居住数个患者的大病房,特别是重症监护病房内,最好设置多个洗手池。洗手池的位置应便于使用,而且不妨碍有效利用室内空间,如紧靠门处,进行侵入性操作的邻近处。

(3)水龙头的开关:水龙头最好是采用肘式、脚踏式、红外线传感自动调节开关,这种水龙头开关比较安全、卫生、方便,而且节约用水。医院的手术室、产房、重症监护室等重点部门应当采用非手触式水龙头开关。

应特别强调指出,绝对不可为了防止溅水或使水流柔和,而将纱布缠绕或用其他材料"套管"。因为湿纱布有利于铜绿假单胞菌生长和繁衍,"套管"也常会成为细菌滋生之处。

(4)肥皂和皂液的卫生:洗手的肥皂必须质量好、刺激性小,并应保持干燥。潮湿肥皂为细菌提供良好的生存条件,有的学者对洗手肥皂进行检测发现,盛放在肥皂盒中的肥皂带菌率为100%,其中致病菌为42.9%,当改用线绳悬挂肥皂其带菌率随之降至为16.7%,其中致病菌仅为8.3%。由此可见,保持肥皂干燥至关重要。

如果采用液体肥皂,于封闭挤压容器中使用,每次用完后容器必须更换,经清洗、消毒后再装入新的皂液,切不可未用完就加新液,以防止细菌在溶液中生长。

(5)擦手巾及手的烘干装置:反复使用的潮湿棉织毛巾可集聚大量细菌,洗净的双手若用这样的毛巾擦手,很容易使洗过或消毒过的手再污染。因此擦手的毛巾必须是清洁干燥的,最好是使用后丢弃或一次性使用的擦手纸巾。

近年来采用烘干器,可利用热风将洗后的手吹干。这一方法可明显减轻洗手后的污染。但是对烘干器也有不同的看法,有些人认为气流中同样可携带致病菌;但多数人则认为,气流中的细菌很少,干燥过程中手被污染的可能性较小。但主要问题是干燥速度较慢,医务人员往往在手还未完全吹干就离开了。在有条件的情况下可装备烘干器,但手术室不推荐使用。

2.洗手方法

(1)取下手上的饰物及手表,打开水龙头,弄湿双手。

(2)擦上肥皂或接取无菌皂液。

(3)充分搓洗 10～15 秒,注意指甲、指缝、拇指、指关节等处,范围为双手的手腕及腕上 10 cm。

(4)流动水冲洗。

(5)用擦手纸巾或安全帽包住水龙头将其关闭,或用肘、脚关闭水龙头。

(6)六部洗手法(图 4-1)。

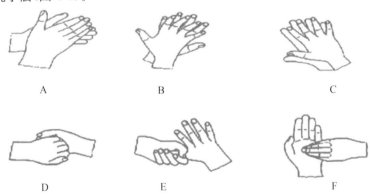

图 4-1  六部洗手法

A. 掌心对掌心搓揉;B. 手指交叉,掌心对手背搓揉;C. 手指交叉,掌心对手心搓揉;D. 双手互握搓揉手指;E. 拇指在掌中搓揉;F. 指尖在掌心中搓揉

(7)必要时增加对手腕的清洗。

用以上正确的洗手方法,可清除和降低暂住菌的密度,一般认为能使手表面的暂住菌减少 $10^3$ 倍,以减少经手的交叉感染。

3.医务人员手无可见污染物时,可以使用速干手消毒剂(alcohol-based hand rub)(是指含有乙醇和护肤成分,并应用于手部,以减少手部细菌的消毒剂)消毒双手代替洗手。具体方法如下。

(1)取适量的速干手消毒剂于掌心。

(2)严格按照洗手的揉搓步骤进行揉搓。

(3)揉搓时保证手消毒剂完全覆盖手部皮肤直至手部干燥,使双手达到消毒目的。

4.手消毒剂的选择应遵循的原则

(1)选用的手消毒剂应当符合国家有关规定。

(2)手消毒剂对医务人员皮肤刺激性小、无伤害,有较好的护肤性能。

(3)手消毒剂的包装应当能够避免导致二次污染造成致病微生物的传播。

## 六、外科洗手

1.外科手卫生设施应当遵循以下原则

(1)外科洗手池应设置在手术间附近,大小适度,易于清洁。

(2)外科洗手池水龙头的数量应根据手术台的数量设置,不应当少于手术间的数量。

(3)外科洗手可以使用肥皂、皂液,有条件的医疗机构应使用抗菌肥皂或者皂液。

(4)盛装肥皂或者皂液的容器应当每周进行清洁消毒,对容器进行清洁消毒时,容器内剩余的皂液应弃去,使用固体肥皂应当保持干燥。

(5)用于刷手的海绵、毛刷及指甲刀等用具应当一用一灭菌或者一次性使用,洗手池应当每日清洁。

(6)外科手消毒剂应当符合国家有关规定,手消毒剂的出液器应当采用非接触式,手消毒剂放置的位置应当方便医务人员使用。

(7)外科洗手后使用无菌巾擦手,盛装无菌巾的容器应当干燥、灭菌。

(8)洗手区域应当安装钟表。

2.外科手消毒剂的选择应当遵循以下原则

(1)能够显著减少完整皮肤上的菌落数量。

(2)含有不刺激皮肤的广谱抗菌成分,能够在手术期间内连续发挥杀菌作用。

(3)作用快速。

(4)与其他物品不产生拮抗性。

3.外科手消毒应当达到以下目的　外科洗手和手的消毒目的是完全清除术者手上的细菌,从而达到在手套破裂未被及时发现时,防止细菌从术者手上转移至手术部位。因此,采取这一措施,不仅应能清除手上的暂居菌,还要尽可能杀灭常居菌,达到接近无菌状态,并维持较长时间的杀菌和抑菌状态。

(1)清除指甲、手、前臂的污物和暂居菌。

(2)将常居菌减少到最低程度。

(3)抑制微生物的快速再生。

4.医务人员外科手消毒应当遵循以下方法

(1)清洗双手、前臂及上臂下 1/3。具体步骤是:

1）洗手之前应当先摘除手部饰物,并按要求修剪指甲;禁止佩戴假指甲、戒指。

2）取适量的肥皂或者皂液刷洗双手、前臂和上臂下1/3,清洁双手时应清洁指甲下的污垢。

3）流动水冲洗双手、前臂和上臂下1/3。

4）使用清洁毛巾彻底擦干双手、前臂和上臂下1/3。

（2）进行外科手消毒时,应将适量的手消毒剂认真揉搓至双手的每个部位、前臂和上臂下1/3,充分揉搓2～6分钟,用洁净流动水冲净双手、前臂和上臂下1/3,用无菌巾彻底擦干;如果使用免洗手消毒剂(waterless antiseptic agent)其是指取适量消毒液于手心,双手相互揉搓直至干燥,不需外用水的一种消毒剂则充分揉搓至消毒剂干燥,即完成外科手消毒。

5.其他 摘除外科手套后应当先清洁双手再进行其他操作。

## 七、不同病区医务人员手部的清洁与消毒

自从人们发现手是医院内病菌的主要传播媒介后,对于手部皮肤的清洁与消毒日益重视。任何一项医疗方案的实施,都需要医务人员的参与;而治疗目的能否达到,则与他们的双手是否符合卫生学的要求有密切关系。目前,对于如何进行手的清洁、消毒,怎样选用具体的消毒方法等问题,尚缺乏统一的认识;操作中掌握的标准也不尽相同。下面将分别阐述参与手术者、普通病区和重点感染区工作人员的手部清洁和消毒问题。

1.普通病区的洗手规则 在综合性医院,普通门诊和普通病房是重要组成部分,这里把它们列为普通病区。普通门诊系指除传染病科和急诊室外的各科门诊;普通病房主要指内、外、妇、儿、眼、耳鼻喉等科室的病房(不包括重症监护病房、烧伤病房和器官移植病房等)。在普通病区就诊和接受治疗的患者,病种繁多,情况复杂,并有相当数量的危重和疑难病例。据统计,医院医疗工作的90%以上是在普通病区内完成的。在这支庞大的患者队伍中往往混有某些感染性和传染性患者,并可能就诊于普通门诊或被安置在普通病房。另外还有许多老年患者、慢性病患者和未成年的儿童,这些人中有一部分体质衰弱、免疫力及对细菌的抵抗力均较低下,无疑会增加他们医院感染的危险性。对这些不利因素,医务人员应有充分的认识和警惕,尤其应看到,在这类感染中,医务人员可能成为疾病的传播者。所以,除应做好普通病区的分诊、检诊外,还应重视有关的消毒或隔离制度,严格遵守各项医院感染的管理规章,做好自身双手的清洁和消毒,以减少或杜绝通过手传播疾病的发生。

2.重点感染区的洗手规则 综合医院中重点感染区主要包括各种重症监护病房、烧伤病房、器官移植病房等。在这些病区接受治疗的患者,机体免疫力和对病菌的抵抗力均处于极端低下的状态,是医院感染的高发人群,且有较高的死亡率。有人报道,接受重症监护和治疗的患儿,其医院感染的发生率与住院时间的长短有明显关系,即住院时间越长,医院感染的发生率越高。烧伤患者的高度易感性几乎是所有患者生存的一大难关。烧伤面积超过40%的患者,尽管使用了大量昂贵的抗生素,感染的发生几乎仍接近100%,组织与器官移植乃是现代医学领域中的一个较新课题,它挽救了不少过去被认为是不治之症患者的生命,但是由于这类患者接受免疫抑制剂的治疗,加之自身疾病的严重程度使抗病能力明显下降,现代化的防护设备和抗生素的使用虽可帮助患者获得新生,但患者易感染性仍是医师们感到棘手的问题。据报道,140例肾移植患者,1/4发生菌血症,其中有1/3菌血症患者死亡。尽管原因是多方面的,但由于医务人员手部清洁和消毒不当所致的感染占有相当的比重。在重点感染病区,特殊护理及治疗频繁,有较多的介入性操作,医务人员与患者的直接接触明显高于普通病区。所以,在这个区域内,严格实施手部皮肤的清洁与消毒显得尤为重要。

# 第四节　医疗废物管理

为了加强医疗废物的安全管理,防止疾病传播,保护环境,保障人体健康,根据《中华人民共和国传染病防治法》和《中华人民共和国固体废物污染环境防治法》,中华人民共和国国务院 2003 年 6 月 4 日第十次常务会议通过,颁布并施行《医疗废物管理条例》;原卫生部随即发布了《医疗卫生机构医疗废物管理办法》;原卫生部和原国家环境保护总局制订了《医疗废物分类目录》;原国家环境保护总局制订了《医疗废物包装物、容器标准和警示标识规定》;继而原国家环境保护总局出台了《医疗废物管理行政处罚办法》等一系列文件,建立健全医疗废物集中无害化处置制度,至此标志着我国医疗废物的管理步入法制化管理轨道。医疗废物是医院内产生的几大类废弃物之一,可能携带感染性病原体,或具有毒性或其他危害性,属于危险物品,如任意丢弃或管理疏忽而扩散到环境中,就会污染环境,危害人体健康。因此,必须加强医疗废物监督管理工作,消除污染和疾病传播隐患,杜绝医疗废物外流渠道,避免造成社会危害。

## 一、医疗废物管理

### (一)医疗废物的概念

医疗废物是指医疗卫生机构在医疗、预防、保健以及其他相关活动中产生的具有直接或间接感染性、毒性及其他危害性的废物,如废弃的医疗用品、敷料、检验标本、病理标本、化验器材和培养基、诊断用品、实验动物尸体、组织器官和排泄物以及患者生活中产生带有血液、体液、分泌排泄物的垃圾等。预防和控制医源性感染、血源性感染、实验室感染和致病微生物扩散,必须对医疗废物进行消毒处理。落实并加强医疗废物的安全管理,防止医疗废物污染环境,危害人体健康,制订医疗废物的分类、收集、运送、储存、处置的管理制度。

我国根据《医疗废物管理条例》,按照原卫生部和原国家环境保护总局制订的《医疗废物分类目录》要求将医疗废物分成五大类,见表 4-1。

表 4-1　医疗废物分类目录

| 类别 | 特征 | 常见组分或者废物名称 | 包装 | 是否处理 |
|---|---|---|---|---|
| 感染性废物 | 携带病原微生物、具有引发感染性疾病传播危险的医疗废物 | 1.被患者血液、体液、排泄物污染的物品,包括:<br>—棉球、棉签、引流棉条,纱布及其他各种敷料<br>—一次性使用卫生用品,一次性使用医疗用品及一次性医疗器械<br>—废弃的被服<br>—其他被患者血液、体液、排泄物污染的物品 | 黄色专用袋 | 否 |
| | | 2.医疗机构收治的隔离传染病患者或者疑似传染病患者产生的生活垃圾 | 双层黄色专用袋 | 否 |
| | | 3.病原体的培养基、标本和菌种、毒种保存液 | 黄色专用袋 | 是 |
| | | 4.各种废弃的医学标本 | | 否 |
| | | 5.废弃的血液、血清 | | 是 |
| | | 6.使用后的一次性医疗用品及一次性医疗器械视为感染性废物 | | 否 |

| 类别 | 特征 | 常见组分或者废物名称 | 包装 | 是否处理 |
|---|---|---|---|---|
| 病理性废物 | 诊疗过程中产生的人体废物和医学实验动物尸体等 | 1.手术及其他诊疗过程中产生的废弃的人体组织、器官等<br>2.医学实验动物的组织、尸体<br>3.病理切片后废弃的人体组织、病理蜡块等 | 黄色专用袋 | 否 |
| 损伤性废物 | 能够刺伤或者割伤人体的废弃的医用锐器 | 1.医用针头、缝合针<br>2.各类医用锐器，包括解剖刀、手术刀、备皮刀、手术锯等<br>3.载玻片、玻璃试管、玻璃安瓿等 | 锐器盒 | 否 |
| 药物性废物 | 过期、淘汰、变质或者被污染的废弃的药物 | 1.废弃的一般性药品，如抗生素、非处方类药品等<br>2.废弃的细胞毒性药物和遗传毒性药物，包括：<br>—致癌性药物，如硫唑嘌呤、苯唑酸氮芥、萘氮芥、环孢霉素、环磷酰胺、苯丙氨酸氮芥、司莫司汀、他莫昔芬、硫替派等<br>—可疑致癌性药物，如顺铂、丝裂霉素、多柔比星、苯巴比妥等<br>—免疫抑制剂<br>3.废弃的疫苗、血液制品等 | | |
| 化学性废物 | 具有毒性、腐蚀性、易燃易爆性的废弃的化学物品 | 1.医学影像室、实验室废弃的化学试剂<br>2.废弃的过氧乙酸、戊二醛等化学消毒剂<br>3.废弃的汞血压计、汞温度计 | | |

注：一次性使用卫生用品是指使用一次后即丢弃的，与人体直接或间接接触的，并为达到人体生理卫生或者卫生保健目的而使用的各种日常生活用品。一次性使用医疗用品是指临床用于患者检查、诊断、治疗、护理的指套、手套、吸痰管、阴道窥镜、肛镜、印模托盘、治疗巾、皮肤清洁巾、擦手巾、压舌板、臀垫等接触完整黏膜、皮肤的各类一次性使用医疗、护理用品。一次性医疗器械是指《医疗器械管理条例》及相关配套文件所规定的用于人体的一次性仪器、设备、器具、材料等物品

医疗卫生机构废弃的麻醉、精神、放射性、毒性等药品及其相关废物的管理，依照有关法律、行政法规和国家有关规定、标准执行。

（二）医疗废物的管理

1.医疗废物管理的基本原则

（1）全程化管理：医疗废物从产生、分类收集、密闭包装到收集、运转、储存、处置的整个流程应当处于严格的监控之下。

（2）实施集中处置：为推进实现医疗废物集中处置的进程，《医疗废物管理条例》中明确要求：各地区应当利用和改造现有固体废物处置设施和其他设施，对医疗废物集中处置室能达到基本的环境保护和卫生要求，尚无集中处置设施或者处置能力不足的城市，自条例施行之日起，市级以上城市应当在1年内建成医疗废物集中处置设施；县级市应当在2年内建成医疗废物集中处置设施，在尚未建成医疗废物集中处置设施期间，有关地方人民政府应当组织制订符合环境保护和卫生要求的医疗废物过渡性处置方案，确定医疗废物收集、运送、处置方式和处置单位。

（3）分工负责：《医疗废物管理条例》中明确要求：医疗卫生机构作为医疗废物的产生单位，负责医疗废物产生后的分类收集、包装、转运、暂存的管理；医疗废物集中处置单位负责从医疗废物产生单位收集转运到医疗废物集中处置地的存储和处置的管理，其他任何单位和个人不得从事上述活动，这样能够减少中间管理环节和医疗废物流失的机会，有利于监控和管

理,责任明确。

2.医疗废物管理的具体原则 医疗卫生机构应当根据《医疗废物分类目录》对医疗废物实施分类管理。

(1)根据医疗废物的类别,将医疗废物分置于符合《医疗废物专用包装物、容器的标准和警示标识的规定》要求的包装物或者容器内。

(2)在盛装医疗废物前,应当对医疗废物包装物或者容器进行认真检查,确保无破损、渗漏和其他缺陷。

(3)感染性废物、病理性废物、损伤性废物、药物性废物及化学性废物不能与生活废物混合收集,少量的药物性废物可以混入感染性废物,但应当在标签上注明。

(4)废弃的麻醉药、精神病药、放射药、毒性等药品及其相关废物的管理,依照有关法律、行政法规和国家有关规定的标准执行。

(5)化学性废物中批量的废弃化学试剂,废弃消毒剂应交由专门机构处置,批量的含有汞的体温计、血压计等医疗器具报废时,应当交由专门机构处置。

(6)医疗废物中含有病原体的培养基、标本和菌种、毒种保存液等高危险废物,应当首先在产生场所进行压力蒸汽灭菌或者化学消毒剂浸泡处理,然后按感染性废物收集处置。

(7)隔离的传染病患者或者疑似传染病患者产生的具有传染性的排泄物,应当按照国家规定严格消毒,达到排放标准后排入污水处理系统。

(8)隔离的传染病患者或者疑似传染病患者产生的医疗废物应当使用双层包装物,并及时密封。

(9)放入包装物或者容器内的感染性废物、病理性废物、损伤性废物不得取出。

(10)盛装的医疗废物达到包装物或者容器的3/4时,应当使用有效的封口方式,使包装物或者容器的封口紧实、严密。

(11)盛装医疗废物的每个包装物或者容器外表面应当有警示标识,在每个包装物或者容器上应当系中文标签,中文标签的内容应当包括医疗废物产生单位、产生日期、类别及需要的特别说明等。

(12)医院应当将医疗废物交由取得县级以上人民政府环境保护行政部门许可证的医疗废物处置单位处置,依照危险废物转移联单制度填写和保存转移联单3年。

(13)不具备集中处置医疗废物条件的农村,医疗卫生机构应当按照县级人民政府卫生行政主管部门、环境保护行政主管部门的要求,自行就地处置其产生的医疗废物。自行处置医疗废物的,应当符合《医疗废物管理条例》中第二十一条规定的基本要求。

## 二、医疗废物处理原则

(一)将医疗废物存放于专用容器(袋)中

感染性医疗废物置于黄色医疗废物专用包装袋。损伤性医疗废物(如针头、刀片、缝合针等)放入专用防刺伤的锐器盒中,运送时不得放入收集袋中,以防运送时造成锐器伤。

在收集医疗废物时,收集人员要做好自身防护措施。

每件医疗废物出科室时需在专用包装袋或容器上标明产生科室、类别、产生日期及需要特别说明的内容。

盛装医疗废物时,不得超过包装袋或者容器的3/4,应当使用有效的封口方式。

包装袋或者容器的外表面被感染性废物污染时,应对被污染处进行消毒处理或增加一层包装。

所有存放感染性医疗废物的容器必须有盖,便于随时关启。每日用 2000 mg/L 有效氯消毒液消毒、清洁容器,并有记录。

(二)对医疗废物运送、专用运输工具(车)的清洗消毒和防止物品流失

1.运送人员要做好自身防护措施,每天从医疗废物产生地点将分类包装的医疗废物按照规定的时间和路线运送至内部指定的暂时储存地点。

2.运送时使用专用污物电梯和专用时段运送,运送后对污物电梯进行清洁消毒。

3.运送人员在运送医疗废物前,应当检查包装物或者容器的标识、标签及封口是否符合要求,不得将不符合要求的医疗废物运送至暂时储存地点。

4.运送人员在运送医疗废物时,应当防止造成包装物或容器破损和医疗废物的流失、泄漏和扩散,并防止医疗废物直接接触身体。

5.运送医疗废物应当使用防渗漏、防遗散、无锐利边角、易于装卸和清洁的专用运送工具。每天运送工作结束后,应当对运送工具及时进行清洁和消毒。

一旦发生医疗废物流失、泄漏、扩散等意外事故,及时采取紧急措施,并启动意外事故紧急方案,对致病人员提供医疗救护和现场救援工作,同时向科室内医疗废物管理兼职人员或科室负责人报告,由其向分管科室上报。处理结束后写明事情经过与今后的预防措施,交防保科备案。

### 三、医疗废物交接、登记、转运制度

医疗废物具有感染性、毒性及其他危害性,必须强化医疗废物交接、登记和转运环节。

1.医疗废物必须交给取得县级以上人民政府环境保护行政主管部门许可的医疗废物集中处置单位处置。

(1)禁止医疗卫生机构工作人员转让、买卖医疗废物。

(2)各科室建立医疗废物分类处置、收集运送、交接、登记责任人。

(3)建立医疗废物交接登记本。登记内容包括科室、日期、时间、废物来源与种类、重量和数量、交付者与接受者(院内收集运送人员)签名。

(4)收集运送人员到各临床科室或部门按规定收取已分类放置的医疗废物,并予以检查,防止生活垃圾中有医疗废物现象。

(5)收集运送人员与临床科室或部门做好双向交接登记。

(6)收集运送人员与临床科室或部门做收集时做到人不离车。

(7)收集运送人员每天从医疗废物产生地点将分类包装的医疗废物按照规定时间和路线,送至暂时储存地。

(8)收集运送人员在运送医疗废物时,应当防止造成包装物或容器破损和医疗废物的流失、泄露和扩散,并防止医疗废物直接接触身体。

(9)登记资料至少保存 3 年。

(10)收集运送医疗废物的工具是:防止渗漏、散落的无锐角,易于装卸、清洁和消毒的封闭式专用车。

(11)每天运送工作结束后,应当对运送工具(车)及时进行 2000 mg/L 含氯消毒剂擦拭消

毒并做好登记。

（12）每月对消毒后运送工具和操作人员手、围裙做微生物监测。

2.医疗废弃物分类收集与暂时储存要求

（1）医疗废物必须与医院废物（生活垃圾）严格分开：临床各科室必须将医疗废物进行分类处理。医疗废物和医院废物（生活垃圾）必须分开，不得混装。医院废物（生活垃圾）内不能混有医疗废物。医疗废物禁止倒入生活垃圾内，不得随意在露天场所堆放。医疗废物必须装入有黄色警示标志及科室、年、月、日标识的包装袋和锐器盒内，在确保包装安全、密封无泄露的情况下，待医院专职人员统一上门收集，运送。科室未按照以上要求做，专职人员有权拒收。

（2）有严密的封闭措施，设专（兼）职人员管理，防止非工作人员接触医疗废物；有防鼠、防蚊蝇、防蟑螂的安全措施；防止渗漏和雨水冲刷；易于清洁和消毒；避免阳光直射。

（3）设有明显的医疗废物警示标识和"禁止吸烟、饮食"的警示标识。

（4）医疗废物暂时储存的时间不得超过2天。

（5）医疗卫生机构应当将医疗废物交由取得县级以上人民政府环境保护行政主管部门许可的医疗废物集中处置单位处置，依照危险废物转移联单制度填写和保存转移联单。

（6）医疗卫生机构应当对医疗废物进行登记，登记内容应当包括医疗废物的来源、种类、重量或者数量、交接时间、最终去向以及经办人签名等项目。登记资料至少保存3年。

（7）医疗废物转交出去后，应当对暂时储存地点、设施及时进行清洁和消毒处理。

（8）禁止医疗卫生机构及其工作人员转让、买卖医疗废物。禁止在非收集、非暂时储存地点倾倒、堆放医疗废物，禁止将医疗废物混入其他废物和生活垃圾中。

### 四、医疗废物意外事故的紧急处理预案管理

发生医疗废物流失、泄露、扩散等意外事故时，应当采取医疗废物意外事故紧急处理管理措施。

1.立即向后勤保障科、医院感染管理科、预防保健科、保卫科及主管院长汇报，并遵循医疗废物管理制度，限制暴露者，限制环境影响。

2.由后勤保障科、医院感染管理科、预防保健科、保卫科及相关科室组成调查小组，必要时请求上级主管部门协助。

3.确定流失、泄露、扩散的医疗废物的类别、数量、发生时间、影响范围及严重程度。

4.组织相关人员尽快对发生医疗废物流失、泄露、扩散的现场进行处理（按照国家原卫生部颁布的《消毒技术规范》《中华人民共和国传染病防治法》的相关要求进行消毒处理）。

5.对被医疗废物污染的区域进行处理时，尽可能封锁污染区域，疏散在场人员，应当尽可能减少对患者、工作人员、其他现场人员及环境的影响。

6.采取适当的安全处置措施，对泄漏物及受污染的区域、物品进行消毒或者其他无害化处理，采取适当措施，制止其继续溢出，必要时封锁污染区域，以防扩大污染；按需要对场地进行净化、消毒、通风等无害化处理。

7.对感染性废物污染区域进行消毒时，消毒工作从污染最轻区域向污染最重区域进行，对可能被污染的所有使用过的工具也应当进行消毒处理。

8.工作人员应当做好自身防护并提供必要的医护措施。

9.医疗卫生机构在48小时内向上级主管部门和卫生行政部门报告。

10.发生事故的部门协助做好调查,查清事故原因,总结教训,妥善处理事故,处理结束后由发生事故的部门写明事情经过,采取有效的防范措施预防类似事件发生。

### 五、医疗废物管理行政处罚

1.医疗卫生机构、医疗废物集中处置单位违反本条例规定,有下列情形之一的,由县级以上地方人民政府卫生行政主管部门或者环境保护行政主管部门按照各自的职责责令限期改正,给予警告;逾期不改正的,处2000元以上5000元以下的罚款。

(1)未建立、健全医疗废物管理制度,或者未设置监控部门或者专(兼)职人员的。

(2)未对有关人员进行相关法律和专业技术、安全防护以及紧急处理等知识培训的。

(3)未对从事医疗废物收集、运送、储存、处置等工作的人员和管理人员采取职业卫生防护措施的。

(4)未对医疗废物进行登记或者未保存登记资料的。

(5)对使用后的医疗废物运送工具或者运送车辆未在指定地点及时进行消毒和清洁的。

(6)未及时收集、运送医疗废物的。

(7)未定期对医疗废物处置设施的环境污染防治和卫生学效果进行检测、评价,或者未将检测、评价效果存档、报告的。

2.医疗卫生机构、医疗废物集中处置单位违反本条例规定,有下列情形之一的,由县级以上地方人民政府卫生行政主管部门或者环境保护行政主管部门按照各自的职责责令限期改正,给予警告,可以并处5000元以下的罚款;逾期不改正的,处5000元以上3万元以下的罚款。

(1)储存设施或者设备不符合环境保护、卫生要求的。

(2)未将医疗废物按照类别分置于专用包装物或者容器的。

(3)未使用符合标准的专用车辆运送医疗废物或者使用运送医疗废物的车辆运送其他物品的。

(4)未安装污染物排放在线监控装置或者监控装置未经常处于正常运行状态的。

3.医疗卫生机构、医疗废物集中处置单位有下列情形之一的,由县级以上地方人民政府卫生行政主管部门或者环境保护行政主管部门按照各自的职责责令限期改正,给予警告,并处5000元以上1万元以下的罚款;逾期不改正的,处1万元以上3万元以下的罚款;造成传染病传播或者环境污染事故的,由原发证部门暂扣或者吊销执业许可证件或者经营许可证件;构成犯罪的,依法追究刑事责任。

(1)在运送过程中丢弃医疗废物,在非储存地点倾倒、堆放医疗废物或者将医疗废物混入其他废物和生活垃圾的。

(2)未执行危险废物转移联单管理制度的。

(3)将医疗废物交给未取得经营许可证的单位或者个人收集、运送、储存、处置的。

(4)对医疗废物的处置不符合国家规定的环境保护、卫生标准、规范的。

(5)未按照本条例的规定对污水、传染病患者或者疑似传染病患者的排泄物,进行严格消毒,或者未达到国家规定的排放标准排入污水处理系统的。

(6)对收治的传染病患者或者疑似传染病患者产生的生活垃圾,未按照医疗废物进行管理和处置的。

4. 医疗卫生机构违反本条例规定,将未达到国家规定标准的污水、传染病患者或者疑似传染病患者的排泄物排入城市排水管网的,由县级以上地方人民政府建设行政主管部门责令限期改正,给予警告,并处 5000 元以上 1 万元以下的罚款;逾期不改正的,处 1 万元以上 3 万元以下的罚款;造成传染病传播或者环境污染事故的,由原发证部门暂扣或者吊销执业许可证件;构成犯罪的,依法追究刑事责任。

5. 医疗卫生机构、医疗废物集中处置单位发生医疗废物流失、泄漏、扩散时,未采取紧急处理措施,或者未及时向卫生行政主管部门和环境保护行政主管部门报告的,由县级以上地方人民政府卫生行政主管部门或者环境保护行政主管部门按照各自的职责责令改正,给予警告,并处 1 万元以上 3 万元以下的罚款;造成传染病传播或者环境污染事故的,由原发证部门暂扣或者吊销执业许可证件或者经营许可证件;构成犯罪的,依法追究刑事责任。

6. 医疗卫生机构、医疗废物集中处置单位,无正当理由阻碍卫生行政主管部门或者环境保护行政主管部门执法人员执行职务,拒绝执法人员进入现场,或者不配合执法部门的检查、监测、调查取证的,由县级以上地方人民政府卫生行政主管部门或者环境保护行政主管部门按照各自的职责责令改正,给予警告;拒不改正的,由原发证部门暂扣或者吊销执业许可证件或者经营许可证件;触犯《中华人民共和国治安管理处罚条例》,构成违反治安管理行为的,由公安机关依法予以处罚;构成犯罪的,依法追究刑事责任。

# 第五节　血流感染与血管内留置导管相关血流感染的预防及控制

## 一、概述

血流感染(blood stream infection)是由各种病原微生物(细菌或真菌)和毒素侵入血流所引起的血液感染,主要临床表现为:骤发寒战,高热,心动过速,呼吸急促,皮疹,肝脾大和精神、神志改变等一系列严重临床症状,严重者可引起休克、弥散性血管内凝血(disseminated intravascular coagulation,DIC)和多脏器功能衰竭。近年来,随着创伤性诊疗技术的广泛开展及广谱抗生素、激素的广泛应用,血流感染的发病率有逐年增高趋势。血流感染病死率高,且延长住院时间,增加住院费用,危害严重。因此,血流感染的控制越来越受到人们的关注。随着留置针、中央静脉导管、PICC 导管等各类血管内留置导管的应用增多,血管内留置导管相关血流感染(catheter related blood stream infection,CRBSI)越来越多。

(一)感染源

根据感染源不同分为原发性血流感染和继发性血流感染。

原发性血流感染的原发病灶不明显,仅在血中培养出阳性菌株。动静脉置管、血液透析、心肺旁路管的使用,以及血管内注射的药物、液体、血液、血浆不洁可引起此类感染的发生。

继发性血流感染是指有原发感染灶者,这些局部感染灶按发生机会的多少,依次为肺部感染、创口感染(包括烧伤、外伤、手术切口)、皮肤感染和泌尿道感染等。许多研究认为继发性血流感染病死率明显高于原发性血流感染。

(二)易感因素

1. 老人、婴幼儿,特别是早产、低体重、畸形或患有先天性疾病的新生儿。

2.各种慢性病患者,包括糖尿病、营养不良、贫血、血液病或中性粒细胞减少的患者。

3.免疫功能受损患者,如癌症特别是接受细胞毒性化学治疗的患者、先天性或获得性免疫障碍的患者、器官移植后接受免疫治疗的患者等。

4.接受侵入性操作,如动静脉插管、手术、血液透析等。

5.有创医疗仪器、设备、血压监测器的污染。

## 二、血管内留置导管相关血流感染

(一)概述

血管内留置导管相关血流感染(CRBSI)是指带有血管内导管或者拔除血管内导管48小时内的患者出现血流感染,并伴有发热(>38℃)、寒战或低血压等感染表现,除血管导管外没有其他明确的感染源。实验室微生物学检查显示:外周静脉血培养细菌或真菌阳性;或者从导管段和外周血培养出相同种类、相同药敏结果的致病菌。

血管内留置导管的广泛应用尤其是中心静脉导管(central venous catheter,CVC)是抢救危重患者的必需通道,广泛用于输液、输血、药物治疗、肠道外营养、中心静脉压监测、血液透析和心血管疾病的介入诊治等,为临床抢救工作带来快捷和方便,但随之而来的中心静脉导管相关性血流感染(central line-associated blood stream infection,CLABSI)不容忽视。

(二)致病菌

常见病原菌为革兰氏阳性球菌,包括表皮葡萄球菌、金黄色葡萄球菌、溶血葡萄球菌及肠球菌。此外还有真菌如白色念珠菌等、革兰氏阴性杆菌(主要包括大肠埃希菌、铜绿假单胞菌、肺炎克雷伯菌等),往往有多种细菌混合感染。如今凝固酶阴性的葡萄球菌成为主要病原菌,而且细菌耐药现象十分严重。

(三)发病机制及危险因素

1.血管内留置导管感染可由多种因素所致。最主要的因素是穿刺点皮肤污染细菌沿皮下导管及其远端定植。其次为输液系统的污染,包括各接口、加药导口、输液装置、药液配制等环节。

2.此外,CVC细菌定植及相关血流感染还与导管类型、基础疾病类型、肠外营养,以及患者年龄、置管部位等因素有关。临床上以经股静脉置管多见,其相关感染发生率比经锁骨下静脉为高。原因是下肢静脉血流相对缓慢,另外,股静脉靠近会阴部,细菌容易入侵定植。

3.除上述因素外,此类感染与导管材质、插管技术和置管后护理关系十分密切。

(四)血管内留置导管相关血流感染的预防

1.置管时

(1)严格执行无菌技术操作规程。中心静脉置管时应当遵守最大限度的无菌屏障要求。置管部位应当铺大无菌单(巾);置管人员应当戴帽子、口罩、无菌手套,穿无菌手术衣。

(2)严格按照《医务人员手卫生规范》,认真洗手并戴无菌手套后,尽量避免接触穿刺点皮肤。置管过程中手套污染或破损应当立即更换。

(3)置管使用的医疗器械、器具等医疗用品和各种敷料必须达到灭菌水平。

(4)选择合适的静脉置管穿刺点,成人中心静脉置管时,应当首选锁骨下静脉,尽量避免使用颈静脉和股静脉。

(5)采用卫生行政部门批准的皮肤消毒剂消毒穿刺部位皮肤,自穿刺点由内向外以同心圆方式消毒,消毒范围应当符合置管要求。消毒后皮肤穿刺点应当避免再次接触。皮肤消毒待干后,再进行置管操作。

(6)患疖肿、湿疹等皮肤病或患感冒、流感等呼吸道疾病,以及携带或感染多重耐药菌的医务人员,在未治愈前不应当进行置管操作。

2.置管后

(1)应当尽量使用无菌透明、透气性好的敷料覆盖穿刺点,对于高热、出汗、穿刺点出血、渗出的患者应当使用无菌纱布覆盖。

(2)应当定期更换置管穿刺点覆盖的敷料。更换间隔时间为:无菌纱布为每2日1次,无菌透明敷料为每周1~2次,如果纱布或敷料出现潮湿、松动、可见污染时应当立即更换。

(3)医务人员接触置管穿刺点或更换敷料时,应当严格执行手卫生规范。

(4)保持导管连接端口的清洁,注射药物前,应当用75%乙醇或含碘消毒剂进行消毒,待干后方可注射药物。如有血迹等污染时,应当立即更换。

(5)告知置管患者在沐浴或擦身时,应当注意保护导管,不要把导管淋湿或浸入水中。

(6)在输血、血制品、脂肪乳剂后的24小时内或者停止输液后,应当及时更换输液管路。外周及中心静脉置管后,应当用生理盐水或肝素盐水进行常规冲管,预防导管内血栓形成。

(7)严格保证输注液体的无菌性。

(8)紧急状态下的置管,若不能保证有效的无菌原则,应当在48小时内尽快拔除导管,更换穿刺部位后重新进行置管,并做相应处理。

(9)怀疑患者发生导管相关感染,或者患者出现静脉炎、导管故障时,应当及时拔除导管。必要时应当进行导管尖端的微生物培养。

(10)医务人员应当每天对保留导管的必要性进行评估,不需要时应当尽早拔除导管。

(11)导管不宜常规更换,特别是不应当为预防感染而定期更换中心静脉导管和动脉导管。

### 三、非血管内留置导管引起的血流感染的预防与控制

1.对原发感染灶的治疗和预防是关键措施,包括脓肿引流和去除梗阻。

2.抓好各种诊疗措施的无菌操作技术,减少不必要的操作。

3.对污染性大的操作实行感染控制管理,建立专业组进行导尿、静脉切开、呼吸机使用等。按病情应尽早去除各种侵入性插管。

4.医院应有自己的抗菌药物使用条例,合理使用抗菌药物是预防原发和继发性血流感染的重要手段之一,并能指导医院血流感染的最初治疗。

# 第六节  手术部位感染的预防与控制

手术部位感染是100多年前外科医师所面临的三大难题之一。不同手术部位医院感染发生率不尽相同,且存在很大差异。

## 一、感染源

1.内源性感染  患者的皮肤、口腔、消化道、呼吸道、泌尿生殖道中存在正常菌群,可通过

手术直接污染手术部位,也可通过淋巴管、血液循环系统播散至手术部位造成感染。手术部位的微小破口会增加细菌的繁殖与寄生。

2.外源性感染

(1)手术组人员

1)手术组人员的手:手术组人员的手经过各种正规的洗手消毒法仅能使手上的细菌数下降11.1%,一旦手套损坏,污染的手即成为感染源,其中指甲往往是重要的储菌源。

2)手术组人员的头发:头发中携带的金黄色葡萄球菌成为手术部位感染的来源。

3)手术组人员的上呼吸道:主刀人员术中说话、咳嗽、喷嚏;口罩佩带方法错误时,手术人员呼吸道的正常菌群或致病菌将进入患者体内。

4)手术组人员的无菌操作:围手术期无菌操作不到位,致手术部位被污染。

(2)环境

1)空气:手术中人的行为会不断污染空气,尘埃粒子成为细菌的附着物。

2)仪器、手术器材、敷料、药液等:手术中使用的一切物品均应无菌,如果消毒灭菌不到位或物品被污染,将直接引起手术部位感染。

## 二、易感因素

1.年龄　婴幼儿和高龄患者易发生手术部位感染,随着生活水平提高与医疗技术的发展,接受手术的此类患者越来越多。

2.营养状况　营养不良者,特别是低蛋白血症的患者,手术切口愈合慢,易发生手术部位感染。肥胖者影响手术暴露,延长手术时间,且腹壁脂肪影响手术切口愈合,易发生脂肪液化。

3.基础疾病　若干研究表明严重基础疾病的患者易发生手术部位感染,如恶性肿瘤、糖尿病、慢性肾炎、低体温症等。

4.特殊治疗　类固醇或免疫抑制剂的使用可增加患者对感染的易感性,并可掩盖感染。有文献报道,使用类固醇或免疫抑制剂后,手术部位感染增多3倍。

5.远离手术部位的感染灶　可通过血液循环或淋巴管系统造成手术部位感染,故原发感染的治疗与控制极为重要。

6.手术切口类型　随切口污染程度加重,手术部位感染率也增加。

7.手术区皮肤的准备　尽可能不要清除毛发,如果需要清除毛发,在手术前马上清除,最好用剪刀。剃刀会刮伤皮肤,为细菌菌落聚集创造了微生态环境(表4-2)。

表4-2　不同备皮方法与手术部位感染发生率比较

| 备皮方法 | 手术部位感染发生率(%) |
| --- | --- |
| 手术前超过24小时使用剃刀 | >20.0 |
| 手术前24小时内使用剃刀 | 7.1 |
| 手术前夜使用剃刀清除毛发 | 5.6 |
| 手术前立即使用剃刀 | 3.1 |
| 手术前立即使用剪刀清除毛发 | 1.8 |
| 手术前不清除毛发,或者使用脱毛剂 | 0.6 |

8.手术时间　白天手术的手术部位感染率低于夜间。随着手术持续时间的延长,手术部

位感染率也呈上升趋势。其原因为:随着手术持续时间的延长,手术部位细菌数增加,手术操作及无菌操作精确度下降,手术部位周围组织抵抗力下降,麻醉药用量增多。

9.术中患者体温控制 术中低体温可使氧摄入降低,损害中性粒细胞的杀菌能力,从而减少胶原蛋白的沉积致手术切口愈合延迟,如表4-3。

表4-3 200名结肠直肠手术患者实验

| 方法 | 手术部位感染率 |
| --- | --- |
| 对照组-常规术中加温护理(保持 34.7 ℃的平均温度直到送入 PACU) | 19%(18/96) |
| 实验组-积极加温(平均温度为 36.6 ℃) | 6%(6/104) |
| | P=0.009 |

注:PACu,pestanesthesia Care unit,麻醉后监测治疗室

10.手术衣和消毒盖布 材质的选用极为重要,如果为不透气、不防渗透的材质,手术过程中医务人员与患者的汗使局部细菌增殖,并可通过渗透污染手术部位。

### 三、预防与控制措施

1.手术前

(1)尽量缩短患者术前住院时间。择期手术患者应当尽可能待手术部位以外感染治愈后再行手术。

(2)有效控制糖尿病患者的血糖水平。

(3)正确准备手术部位皮肤,彻底清除手术切口部位和周围皮肤的污染。术前备皮应当在手术当日进行,确需去除手术部位毛发时,应当使用不损伤皮肤的方法,避免使用刀片刮除毛发。

(4)消毒前要彻底清除手术切口和周围皮肤的污染,采用卫生行政部门批准的合适的消毒剂以适当的方式消毒手术部位皮肤,皮肤消毒范围应当符合手术要求,如需延长切口、做新切口或放置引流时,应当扩大消毒范围。

(5)如需预防用抗菌药物时,手术患者皮肤切开前 30 分钟~2 小时内或麻醉诱导期给予合理种类和合理剂量的抗菌药物。需要做肠道准备的患者,还需术前一天分次、足剂量给予非吸收性口服抗菌药物。

(6)有明显皮肤感染或者患感冒、流感等呼吸道疾病,以及携带或感染多重耐药菌的医务人员,在未治愈前不应当参加手术。

(7)手术人员要严格按照《医务人员手卫生规范》进行外科手消毒。

(8)重视术前患者的抵抗力,纠正水电解质失衡、贫血、低蛋白血症等。

2.手术中

(1)保证手术室门关闭,尽量保持手术室正压通气,环境表面清洁,最大限度减少人员数量和流动。

(2)保证使用的手术器械、器具及物品等达到灭菌水平。

(3)手术中医务人员要严格遵循无菌技术原则和手卫生规范。

(4)若手术时间超过 3 小时,或者手术时间长于所用抗菌药物半衰期的,或者失血量大于1500 ml 的,手术中应当对患者追加合理剂量的抗菌药物。

(5)手术人员尽量轻柔地接触组织,保持有效的止血,最大限度地减少组织损伤,彻底去

除手术部位的坏死组织,避免形成无效腔。

(6)术中保持患者体温正常,防止低体温。需要局部降温的特殊手术执行具体专业要求。

(7)冲洗手术部位时,应当使用温度为 37 ℃的无菌生理盐水等液体。

(8)对于需要引流的手术切口,术中应当首选密闭负压引流,并尽量选择远离手术切口、位置合适的部位进行置管引流,确保引流充分。

3.手术后

(1)医务人员接触患者手术部位或者更换手术切口敷料前后应当进行手卫生。

(2)为患者更换切口敷料时,要严格遵守无菌技术操作原则及换药流程。

(3)术后保持引流通畅,根据病情尽早为患者拔除引流管。

(4)外科医师、护士要定时观察患者手术部位切口情况,出现分泌物时应当进行微生物培养,结合微生物报告及患者手术情况,对外科手术部位感染及时诊断、治疗和监测。

# 第七节　呼吸机相关性肺炎的预防和控制

呼吸机相关性肺炎(ventilator-associated pneumonia,VAP)是指原来无肺部感染的患者,在应用机械通气(mechanical ventilation,MV)治疗 48 小时后或停用机械通气,拔除人工气道 48 小时内发生的肺实质的感染性炎症,是机械通气的常见并发症。

## 一、诊断标准

1.临床诊断　VAP 的诊断需要同时满足下列三个条件。

(1)至少行 2 次胸片检查(对无心、肺基础疾病,如呼吸窘迫综合征、支气管肺发育不良、肺水肿或慢性阻塞性肺疾病的患者,可行一次胸片检查),并至少符合以下一项。

1)新出现或进行性发展且持续存在的肺部浸润阴影。

2)实变。

3)空洞形成。

(2)至少符合以下一项。

1)发热(体温>38 ℃),且无其他明确原因。

2)外周血白细胞计数$>12\times10^9$/L 或$<4\times10^9$/L。

3)年龄≥70 岁的老年人,没有其他明确病因而出现神志改变。

(3)至少符合以下两项。

1)新出现的脓痰,或者痰的性状发生变化(颜色、持续时间、气味和数量),或者呼吸道分泌物增多,或者需要吸痰次数增多。

2)新出现的咳嗽、呼吸困难或呼吸频率加快,或原有的咳嗽、呼吸困难或呼吸急促加重。

3)肺部啰音或支气管呼吸音。

4)气体交换情况恶化,氧需求量增加或需要机械通气支持。

2.病原学诊断　在临床诊断的基础上,若有下列病原学的证据,将更加支持 VAP 的诊断。

(1)经筛选的痰液,连续 2 次分离到相同病原体(痰液筛选的标准:痰液涂片镜检鳞状上皮细胞＜10 个/LP 和白细胞＞25 个/LP，或者鳞状上皮细胞：白细胞≤1：2.5）。

（2）痰细菌定量培养分离病原菌数≥$10^6$ cfu/ml。

（3）经纤维支气管镜或人工气道吸引采集的下呼吸道分泌物分离病原菌数≥$10^5$ cfu/ml；经支气管肺泡灌洗（bronchoalveolar lavage，BAL）分离病原菌数≥$10^4$ cfu/ml；经防污染标本刷（protected specimen brush，PSB）、防污染支气管肺泡灌洗（protected broncho alveolar lavage，PBAL）采集的下呼吸道分泌物分离病原菌数≥$10^3$ cfu/ml。

（4）痰或下呼吸道采样标本中分离到通常非呼吸道定植的细菌或其他特殊病原体。

（5）免疫血清学、组织病理学的病原学诊断证据。

## 二、流行病学特征

VAP 的发病率与 VAP 诊断标准、监测质量、地区、科室、患者的疾病严重情况等因素有关。发达国家的 VAP 发病率多低于 5 例/千机械通气日，而发展中国家的 VAP 发病率要普遍高于发达国家，多为 10～50 例/千机械通气日。

VAP 不仅能延长患者的机械通气时间和住院时间，还能增加医疗费用。一项研究报道，VAP 引起具有统计学差异的机械通气时间延长、住院时间延长和医疗费用增加。发生 VAP 将使患者入住重症监护室（ICU）时间平均增加 6.1 日，VAP 增加的医疗费用与住院日数相关，在 1 万～4 万美元。而对于 VAP 是否引起病死率的增加，不同的研究有差异，有文献报道，VAP 患者的病死率在 15％～50％，尤其是当感染的病原体是多重耐药菌时，病死率升高明显。

早发型 VAP（机械通气时间≤4 日发生的 VAP）常见病原体为肺炎链球菌、流感嗜血杆菌或卡他莫拉菌；晚发型 VAP（机械通气时间≥5 日发生的 VAP）常见病原体为铜绿假单胞菌、不动杆菌或肠道杆菌、耐甲氧西林金黄色葡萄球菌（methicillin-resistant staphylococcus aureus，MRSA）。美国 CDC/NHSN 2008 年年度报告显示，VAP 的病原体主要包括：金黄色葡萄球菌、铜绿假单胞菌、肠杆菌属、鲍曼不动杆菌、肺炎克雷伯菌、大肠埃希菌、假丝酵母菌、催产克雷伯菌、凝固酶阴性葡萄球菌。据国内研究报道，VAP 的病原体多为铜绿假单胞菌和鲍曼不动杆菌。VAP 的病原谱和许多因素有关，如患者的基础疾病、住院时长、抗菌药物的使用、地区和医院等。

VAP 的发病机制与多种因素有关，主要如下。

①人工气道的建立：人工气道是为了保证气道通畅而在生理气道与其他气源之间建立的连接。气管插管及气管切开后使上呼吸道屏障受到破坏，纤毛的清除及咳嗽机制也相应减弱，加之频繁吸痰，损害了呼吸道上皮细胞，引起炎症反应。同时为病原微生物的迁移提供通道，机械通气患者声门下与气管导管气囊之间的间隙常有严重污染的积液存留，易形成细菌储存库，该积液可流入下呼吸道引起 VAP。

②口咽部定植细菌"误吸"：口咽部定植细菌是机械通气患者并发肺部感染的主要细菌源，患者极易出现口咽部细菌定植，尤其是革兰阴性杆菌的定植。研究表明，口腔定植菌是 VAP 的独立危险因素，在 VAP 发病机制中起关键作用。口腔定植菌数量和种类的增多，增加了这些细菌被误吸或被气管插管引入下呼吸道的机会，因此与 VAP 的发生密切相关。

③胃、十二指肠定植菌的误吸：机械通气患者往往需要留置胃管进行肠内营养，留置胃管

会使食管下端括约肌的功能减弱,且使口咽部分泌物发生淤积,同时还会使胃、食管反流及误吸的机会增加。而且为了预防应激性溃疡的发生,临床常常使用抑酸剂和 $H_2$ 受体阻滞药,这使得患者胃液的 pH 值明显升高,进一步增加了胃内细菌定植的机会。

### 三、预防和控制措施

#### (一)一般措施

1.尽可能避免插管　严格掌握气管插管的适应证,尽可能避免插管等侵入性操作。因气管插管会对呼吸道屏障造成损伤,条件允许时应尽量使用无创通气如无创正压通气(noninvasive positive pressure ventilation,NIPPV)代替气管插管等有创通气。

2.尽早拔管　每日对患者是否需要继续机械通气进行评估,如无必要,应尽早拔管、撤机。可以通过每日自主呼吸试验来促进患者自主呼吸功能的恢复,从而使拔管提前。应注意的是,要循序渐进逐步解除机械通气,正确把握拔管时机,同时应避免拔管失败导致患者需要重新插管。

3.手卫生　预防外源性感染引起的 VAP 最有效的方法就是手卫生。所有医务人员在接触患者前后都应该进行手卫生,在接触患者呼吸设备和病房内物品前后,以及在接触患者呼吸道分泌物后也应该进行手卫生。如果预期会接触到患者的呼吸道分泌物或污染物品,应该戴手套,并且戴手套前后应该进行适当的手卫生。

4.维持和改善身体状况　针对重症患者,可采取一种系统的方式促进患者活动,减少长期卧床的并发症。早期训练和活动能够促进拔管,减少住院时间,并且恢复独立功能。动力床治疗是对机械通气的重症患者使用可持续旋转及保持 50°以上翻转的护理床,减少患者因长期卧床而出现的并发症。通常包括连续横向旋转治疗、振动治疗和连续振荡治疗等方法,与人工为机械通气患者翻身相比,可以降低 VAP 的发病率。

5.培训　定期对从事呼吸机相关性诊疗护理的临床医生、护士就 VAP 流行病学和防控措施等内容进行教育和培训,特别是新入职员工,增强其对 VAP 的防控意识,提高预防控制技能和执行率,从而降低 VAP 的发病率。

#### (二)预防误吸

1.减少镇静　对使用呼吸机进行机械通气的患者尽量不要使用镇静药;优先使用非苯二氮䓬类药物;对于无禁忌证的患者每日中断使用一次镇静药。

2.床头抬高　仰卧位是胃内容物误吸的一个潜在危险因素,相对而言,半卧位可以使发生误吸的风险降低。对使用呼吸机的患者,如无禁忌证,可以耐受半卧位,则应将床头抬高 $30°\sim45°$。

3.控制气管内导管套囊的压力　套囊是气管内导管的重要装置,可防止气道漏气、口咽部分泌物流入以及胃内容物的反流和误吸。置入气管内导管后应使套囊的压力保持在 $25\sim30\ cmH_2O(1\ cmH_2O=0.098\ kPa)$,因套囊在这个压力下既能防止气管内导管与气管壁之间漏气,又不至于影响气管黏膜的血液循环和损伤气道。

4.声门下分泌物吸引　机械通气患者在插管期间,口咽部、胃或气管分泌物会聚集在气管内导管套囊上方,形成滞留物,一般吸痰管难以将其彻底清除,当气囊放气或拔管时,该滞留物可能会流入气管或支气管,从而增加 VAP 发生的风险。对于插管时间预期可能超过 48

小时的患者应使用具有声门下分泌物吸引的气管导管,持续声门下分泌物吸引可以有效预防早发型VAP的发生。

5.肠内营养　进行肠内营养时,发生胃过度膨胀会增加误吸的风险。应该监控患者胃肠营养的耐受性,避免胃过度膨胀如减少麻醉药物和抗胆碱药物的使用,使用促胃肠动力药物,提供较细的肠内营养管,将营养液直接注入小肠内,可以减少VAP的发病率。

(三)减少定植

1.经口气管插管　常见的气管插管方式有经口气管插管和经鼻气管插管,经口气管插管要优于经鼻气管插管。经鼻气管插管使鼻窦环境发生改变,阻碍鼻窦分泌物的引流,从而导致发生鼻窦炎的风险增加,进而增加发生VAP的风险,因此,机械通气患者建立人工气道应首选经口气管插管。

2.减少污染　呼吸机设备和环境的污染是VAP的危险因素。呼吸机管道内聚集的冷凝水会被患者的分泌物污染,流向下呼吸道,或者在患者体位改变时流入雾化器,所以必须清除呼吸机管道内的冷凝水,最大程度减少机械通气设备污染。减少污染有以下方法。

(1)对于重复使用的呼吸设备,彻底清洁、清洗后再次使用。

(2)在患者体位改变前清除呼吸机管道内的冷凝水。

(3)在呼吸机管道有肉眼可见的污渍时及时更换。

(4)呼吸机设备消毒与灭菌合格和储藏合理。

3.口腔护理　实施全面口腔护理项目可以显著降低发生VAP的风险。口腔护理包括对牙齿、舌头、嘴唇、口腔黏膜的卫生护理,常见的口腔卫生方法包括刷牙、擦拭、冲洗、喷雾等。刷牙可以有效去除牙菌斑,减少口腔内菌群定植,可每6小时刷牙一次。也可以使用氯己定(洗必泰)对口腔进行冲洗或擦拭护理。

4.控制胃液的酸度　降低胃液的酸度可以使胃部病原菌定植增加,使发生VAP的风险增加。机械通气患者发生应激性溃疡的风险增加,有研究表明使用硫糖铝预防应激性溃疡比使用雷尼替丁、氢氧化铝或氢氧化镁发生VAP的风险低。在应激性溃疡的防治过程中,应权衡应激性溃疡与发生VAP的风险,综合判断做出选择。

(四)呼吸机综合集束(bundle)干预策略

综合集束干预策略是近年来提出的专业新名词,即一系列有循证基础的治疗及护理组合措施。在临床工作中发现,对所选择的患者持续地执行综合集束干预策略里面的每一项措施,较单独地执行有着更好的效果。实施呼吸机综合集束干预策略能平均降低VAP发病率的45%。呼吸机综合集束干预策略主要包括床头抬高、减少镇静、预防深静脉栓塞、预防消化道溃疡等。有研究表明,通过一系列综合干预措施后,发现VAP年发病率从2005年的24.57/千机械通气日下降至2009年的5.34/千机械通气日,综合干预措施实施后,VAP的发病率下降了78.3%。

(五)不建议常规用于预防VAP的措施

1.俯卧位　让患者俯卧存在争议。大多数Meta分析提示对VAP发病率的影响很小,除了合并有急性呼吸窘迫综合征的患者外,对感染的结果没有影响。

2.预防使用抗菌药物　插管前进行全身性预防使用抗菌药物会增加多重耐药菌所致VAP的发病风险,进而增加患者的死亡风险,不应作为预防VAP的常规措施。

3.更早进行气管切开 较早与较晚进行气管切开对 VAP 的发病率、机械通气的持续时间或死亡风险没有影响。

4.尽早肠外营养 对于急重症患者来说,入住 ICU 48 小时内开始肠外营养与 8 天后开始相比,增加了发生医院感染的风险和病死率。

# 第八节 导尿管相关尿路感染的预防和控制

留置导尿管是临床最常见的一项侵入性操作,导尿管相关尿路感染是留置导尿管最常见的并发症。

## 一、定义和诊断标准

(一)定义

导尿管相关尿路感染(catheter-associated urinary tract infection,CAUTI)主要是指患者留置导尿管后,或者拔除导尿管 48 小时内发生的尿路感染。

(二)诊断标准

临床诊断:患者出现尿频、尿急、尿痛等尿路刺激症状,或者有下腹触痛、肾区叩痛,伴有或不伴有发热,并且尿检白细胞男性≥5 个/HP,女性≥10 个/HP,插导尿管者应当结合尿培养。病原学诊断:在临床诊断的基础上,符合以下条件之一。

1.清洁中段尿或者导尿留取尿液(非留置导尿管)培养革兰阳性球菌菌落数≥$10^4$ cfu/ml,革兰阴性杆菌菌落数≥$10^5$ cfu/ml。

2.耻骨联合上膀胱穿刺留取尿液培养的细菌菌落数≥$10^3$ cfu/ml。

3.新鲜尿液标本经离心应用相差显微镜检查,在每 30 个视野中有半数视野见到细菌。

4.经手术、病理学或者影像学检查,有尿路感染证据的。

患者虽然没有症状,但在一周内有内镜检查或导尿管置入,尿液培养革兰阳性球菌菌落数≥$10^4$ cfu/ml,革兰阴性杆菌菌落数≥$10^5$ cfu/ml,应当诊断为无症状性菌尿症。

## 二、流行病学特征

尿路感染是全球范围内最常见的医院感染之一,美国每年发生的医院感染约有 40% 是尿路感染。有 80%~90% 的医院获得性尿路感染由留置导尿管引起。如留置导尿管少于 1 周的患者,导尿管相关尿路感染的发病率为 10%~40%,长期留置导尿管(>30 天)的患者,导尿管相关尿路感染有 100% 的发病率。

我国相关研究资料显示,导尿管相关尿路感染的发病率为 1.10%~53.8%,日感染发病率为 1.13%~26.4%,说明 CAUTI 的发病率在不同地区、不同医院之间相差很大。有学者调查了 485 例留置导尿管病例,结果显示,平均感染发病率为 53.8%,平均每 1000 床位日发生感染 26.4 例。另外,导尿管留置时间与感染的发生密切相关,有关研究表明,如留置导尿管 1~3 天,CAUTI 的发病率为 10.3%,留置导尿管>10 天,CAUTI 的发病率为 97.6%。而其他研究表明,留置导尿管 10 天,尿路感染的发病率为 8.70%;留置导尿管 20 天,尿路感染的发病率为 17.39%;当留置导尿管>30 天时,尿路感染的发病率则达到 43.48%。而一项研究表明，留置导尿管的患者中有 31% 被不适当地插入了导尿管。另一项研究表明，所有留置导尿管日数有 36% 是不必要的。

CAUTI 的发生与插管方法、导尿管留置时间、导尿管的维护、膀胱冲洗等密切相关。有研究表明，引流袋更换时间的不同使菌尿发生有显著差异（$P<0.01$）。每 3 日更换引流袋，菌尿发病率明显低于每日更换引流袋；每日更换引流袋，菌尿阳性率为 20.83%；3 日以上更换引流袋，菌尿阳性率为零。膀胱冲洗与非冲洗菌尿发病率有明显差异（$P<0.05$），每日用抗菌药物冲洗膀胱，菌尿阳性率为 21.74%；不进行膀胱冲洗，菌尿阳性率为 3.23%。留置导尿管时间与菌尿发病率有显著差异（$P<0.01$），留置导尿管第四天，菌尿阳性率为 2.13%；留置导尿管第七天，菌尿阳性率为 21.28%。膀胱冲洗没有预防尿路感染的作用；相反，有增加尿路感染的可能。

短期置管的患者通常由一种病原菌感染引起，以大肠埃希菌最为常见，其他有肠杆菌科细菌如克雷伯菌属、沙雷菌属、枸橼酸杆菌属、肠杆菌属，非发酵菌如铜绿假单胞菌，革兰阳性球菌包括凝固酶阴性葡萄球菌和肠球菌，以及真菌（主要是念珠菌属）。而长期置管的患者通常由多种病原菌导致混合感染，除了上述病原菌外，奇异变形杆菌、摩氏摩根菌、司徒氏普罗威登斯菌也较常见。美国 CDC/NHSN 2008 年年度报告显示，CAUTI 的病原体包括大肠埃希菌、白色念珠菌、铜绿假单胞菌、肺炎克雷伯菌、屎肠球菌、粪肠球菌、凝固酶阴性葡萄球菌。

大多数导尿管相关的尿路感染是由于会阴区的病原体从外腔迁移或导尿管护理操作异常使病原体从内腔迁移进入膀胱引起的。导尿管的使用在某种程度上损伤了泌尿系统的正常防御功能，留置导尿管成为细菌侵入的途径。而导尿管长时间留置在尿道内，又破坏了尿道的正常生理功能，从而削弱了尿道黏膜对细菌的抵抗力，影响膀胱对细菌的冲刷作用，致使细菌容易逆行至泌尿系统生长繁殖引起感染。

生物膜的形成被认为是导尿管相关尿路感染发病的重要机制。细菌一旦进入尿路，尿中病原体附着在导尿管表面、增殖并开始分泌细胞外多糖，与尿中的盐和蛋白质组成细菌复合物并形成一个生物膜，它保护微生物不受抗菌剂、杀菌剂和宿主屏障的清除。

### 三、预防和控制措施

（一）置管前

1. 避免不必要的留置导尿管　应严格掌握留置导尿管的适应证，避免不必要的留置导尿管。

留置导尿管的适应证包括：①急性尿潴留和尿道梗阻。②需要精确记录尿量的危重症患者。③某些外科手术围手术期（尿路手术、预期的长时间手术、预期的大量输液或使用利尿药的手术、尿失禁患者、术中需监测血流动力学指标的患者）。④辅助治愈部分尿失禁患者会阴部伤口。⑤患者需要长时间固定（如胸椎、腰椎固定）。⑥改善患者舒适性的临终护理。

下列情况不宜留置导尿管：①单纯用于治疗尿失禁患者。②可以自行排尿的患者，为获取尿培养标本。③外科手术后无指征者。可以考虑使用便携式膀胱扫描仪来判断患者术后是否有必要留置导尿管。留置导尿管的替代方案包括：对于男性患者，如果有留置导尿管的指征同时残余尿极少，应当考虑使用尿套作为短期留置导尿管（<7 天）的替代方案，而对于有

认知障碍的男性患者,使用尿套也可以作为长期留置导尿管(>28 天)的替代方案。间断留置导尿管应当考虑作为长期留置导尿管的替代方案以降低导尿管相关尿路感染的发病率;耻骨上留置导尿管可以考虑作为短期留置导尿管的替代方案。

2.需要根据患者的年龄、性别、尿道等情况选择大小与材质合适的导尿管,从而最大限度降低尿道损伤和尿路感染的发病率。

3.告知患者留置导尿管的目的,配合要点以及留置导尿管后的注意事项等。

4.可以考虑应用银合金导管以减少或延缓需短期留置导尿管的患者发生尿路感染的风险。

(二)置管时

1.严格按照《医务人员手卫生规范》的程序,在认真洗手后,还应戴无菌手套进行导尿术的操作。

2.严格遵循无菌操作技术原则,在进行置管操作时,动作要轻柔,尽量避免损伤尿道黏膜。

3.正确铺放无菌巾,要避免尿道口受到污染,保持最大的无菌屏障。

4.使用合适的消毒剂棉球充分消毒尿道口及其周围皮肤黏膜,注意棉球不能重复使用。消毒步骤:男性为先洗净包皮及冠状沟,然后自尿道口、龟头向外旋转擦拭消毒;女性则先按照"由上至下,由内向外"的原则清洗外阴,然后清洗并消毒尿道口、前庭、两侧大小阴唇,最后对会阴、肛门进行清洗、消毒。

5.使用单剂包装的无菌润滑剂,使用尽可能小的导尿管,并与引流袋相匹配,从而最大程度减少尿道损伤。

6.插入的导尿管深度适宜,插入导尿管后,向水囊内注入 10~15 ml 无菌水,轻拉导尿管以确认导尿管固定稳妥,不会脱出。

7.整个置管过程中,应当指导患者身心放松,协调配合置管操作,避免出现污染,一旦导尿管被污染应当重新更换导尿管。

(三)置管后

1.妥善固定好导尿管,避免出现打折、弯曲的现象,保证集尿袋高度低于膀胱水平,还应避免集尿袋接触地面,防止发生逆行感染。

2.保持整个尿液引流装置密闭、通畅和完整,在患者活动或搬运时夹闭引流管,防止尿液发生逆流。另外,置管后须正确固定好导尿管,以防止其移位和尿道牵拉。

3.应当及时清空集尿袋中尿液,并且使用个人专用的收集容器。在清空集尿袋中尿液时,应当遵守无菌技术操作规程,避免使集尿袋的出口触碰到收集容器。

4.当需要留取小量尿液标本进行微生物病原学培养检测时,应当先消毒导尿管,再使用无菌注射器抽取标本后送检。当需要留取大量尿液标本时(此法不适用于普通细菌和真菌学检查),可以从集尿袋中采集,但要注意避免打开导尿管和集尿袋的接口。

5.不应当常规使用含有消毒剂或者抗菌药物的溶液进行膀胱冲洗或灌注作为预防尿路感染的方法。

6.应当注意保持尿道口的清洁,对于大便失禁的患者在清洁尿道口之后还应当进行消毒。在患者留置导尿管期间,应当每日清洁或冲洗尿道口。

7.患者在沐浴或者擦拭身体时应当注意对导尿管的保护,不能把导尿管浸入水中。

8.对于长期留置导尿管的患者,不宜过于频繁地更换导尿管。如果导尿管发生阻塞或者不慎脱出时,以及留置导尿管装置的无菌性和密闭性受到破坏时,则应当立即进行导尿管的更换。

9.当留置导尿管的患者出现尿路感染时,应当及时更换导尿管,同时需要留取尿液进行微生物病原学检测。

10.应当每日对留置导尿管的必要性进行评估,一旦不必要时尽早拔除导尿管,尽可能地缩短留置导尿管的时间。

11.对于长期留置导尿管的患者,在需要拔除导尿管时,应当训练膀胱功能。

12.在整个维护导尿管的过程中,均要注意严格执行手卫生。

(四)不建议常规用于预防 CAUTI 的措施

1.全身性抗菌药物预防　不管短期还是长期留置导尿管,包括外科手术患者,均不应进行预防性全身使用抗菌药物,因其可选择出耐药菌。

2.尿道护理　不管男性还是女性患者,均不推荐每日常规使用聚维酮碘溶液、磺胺嘧啶银或多种抗菌药物乳膏或药皂以及清水清洁尿道。

3.导尿管冲洗　不推荐用抗菌药物或生理盐水冲洗导尿管来减少 CAUTI 或导尿管阻塞的发生。

4.集尿袋内置入抗菌剂　不推荐常规在集尿袋内加入抗菌剂或防腐剂以减少留置导尿管患者 CAUTI 的发生。

5.常规导尿管更换　对于需长期留置导尿管的患者,甚至于那些反复出现早期尿渣堵塞导尿管的患者,均无足够数据表明常规更换导尿管是否能减少 CAUTI 的发生。

6.拔除或更换导尿管时预防性使用抗菌药物　不管全身用药还是膀胱冲洗,预防性抗菌药物均不推荐常规用于减少导尿管置入时或拔除时或更换导尿管时 CAUTI 的发生。

# 第九节　重点部位感染防控

## 一、呼吸机相关肺炎感染预防与控制

(一)呼吸机相关肺炎定义

呼吸机相关性肺炎(VAP)是指机械通气(MV)48 小时后至拔管后 48 小时内出现的肺炎,是医院获得性肺炎的重要类型,其中机械通气≤4 天发生的肺炎为早发性 VAP,≥5 天者为晚发性 VAP。

(二)呼吸机相关肺炎的防控措施

呼吸机相关性肺炎的预防控制措施可从患者管理、设备管理和教育培训三方面入手。

1.患者管理

(1)严格掌握气管插管或切开指征,优先考虑无创通气。

(2)需长时间通气者,避免经鼻气管插管。

(3)每天评估是否可以撤机和拔管,减少插管天数。

(4)如无禁忌,将床头抬高30°～45°。

(5)氯己定(洗必泰)漱口或口腔冲洗,每6～8小时一次。

(6)严格执行手卫生。

(7)使用可吸引的气管导管,声门下分泌物吸引。

(8)避免对气管内导管不必要的操作和触动。

(9)使用密闭吸引系统。

(10)尽量保持通路的密闭性,减少管道上沉积物落入肺中。

(11)尽早胃肠道营养,使用鼻十二指肠导管。

(12)尽早减少使用或尽早停用抑酸剂。

(13)鼓励患者恢复阶段进行咳嗽和早期活动以减少肺部并发症。

(14)每日评估镇静,并唤醒患者。

(15)早期诊断VAP(利用支气管肺泡灌洗液及其他深部标本)。

(16)对于器官移植、粒细胞减少症等严重免疫功能抑制患者,应进行保护性隔离,包括安置于单间。

(17)隔离多重耐药菌(multidrug-resistant organisms,MDROs)感染者。

2.设备管理

(1)物体表面(如呼吸机外壳、按钮、面板)使用75%乙醇或含氯制剂擦拭,每日一次。

(2)通气管路:呼吸机螺纹管每周更换一次,有明显分泌物污染时应及时更换;每个新患者须使用新的呼吸机管路;螺纹管冷凝水应及时作为污水清除,不可直接倾倒在室内地面,不可使冷凝水流向患者气道。

(3)湿化器:只要无禁忌证(如气道梗阻风险),建议使用湿热交换器(heat and moisture exchanger,HME)而非加热湿化器(heat humidifier,HH);湿化器不需要常规更换,如果怀疑或证实污染应更换湿化器;湿化器添加水应每天更换。

(4)雾化器:患者专人专用,每次用前要用灭菌水清洁,雾化管道应该一次性使用。

(5)使用过滤器保护通气机环路免于细菌污染。

(6)不需每日更换吸引设备,而可每周更换。

(7)对所有重复使用复苏设备(如呼吸囊),在不同患者之间用后均应按照厂家说明进行去污染。

(8)耐高温的物品(如呼吸机螺纹管、雾化器、金属接头、湿化罐等),首选清洗消毒机清洗消毒,干燥封闭保存。

(9)不耐高温的物品(如某些材质的呼吸机螺纹管、雾化器等),应选择高水平消毒方法(如2%戊二醛、氧化电位水、过氧乙酸或含氯消毒剂等)流动水冲洗、晾干密闭保存。也可选择环氧乙烷灭菌。

3.教育培训

(1)制订政策、教育员工和监测依从性。

(2)制订撤机和镇静指南或方案,并积极遵守。

(3)对重点科室,进行持续不断的教育培训。

(4)对重点科室新入人员建立准入制度,考试合格后上岗。

（三）呼吸机使用患者的口腔护理注意事项

1. 调整患者体位,将床头抬高 $30°\sim45°$。

2. 气囊压力维持在 $25\sim30$ cmH$_2$O。

3. 吸净气管及口腔分泌物。

4. 记录气管插管与门齿咬合处的刻度。

5. 双人配合,一人固定插管,一人进行口腔护理,也可以冲洗口腔,从上嘴角注入液体,从下嘴角吸出。

6. 更换牙垫。

7. 固定气管插管,再次确认气管插管刻度。

8. 再次监测气囊压力,确保维持在 $25\sim30$ cmH$_2$O。

9. 建议使用含 $0.2\%$ 氯己定(洗必泰)口腔护理,每 $6\sim8$ 小时一次。

（四）气管切开的感染控制措施

1. 严格掌握气管切开适应证。使用呼吸机辅助呼吸的就诊者应优先考虑无创,如要插管,尽量使用经口的气管插管。

2. 如无禁忌证,应将床头抬高 $30°\sim45°$。

3. 必要时予以翻身、拍背,以利于痰液引流。

4. 提倡积极使用胰岛素控制血糖在 $6.1\sim8.3$ mmol/L。

5. 吸痰时应严格遵循无菌操作原则,插管时间可能超过 72 小时的患者,宜选用带声门下分泌物吸引的气管导管;吸痰前后应做手卫生。

6. 呼吸机螺纹管和湿化器应每周更换 $1\sim2$ 次,有明显分泌物时应及时更换。螺纹管冷凝水应及时倾倒,不可使冷凝水流向就诊者气道。

7. 湿化器添水应使用无菌用水,每日更换。

8. 保护气管插管气囊压力在 20 cmH$_2$O 以上。

9. 每日评估镇静药;进行暂停"唤醒";权衡 VAP 与应激性溃疡发生的风险,选择性应用抑酸药,尽早停用应激性溃疡预防药物。

10. 预防深静脉血栓发生。

11. 每日评估是否撤机、拔管,减少插管天数。

12. 按照《消毒技术规范》做好呼吸机及各管路的清洁消毒工作。

（五）机械通气患者呼吸机的管理

1. 呼吸机外置管路及附件应达到一人一用一消毒或灭菌。

2. 工作人员清洗消毒呼吸机时,应当穿戴必要的防护用品,包括工作服、口罩、帽子、手套,必要时戴防护镜。

3. 呼吸机的外表面应用湿润的纱布擦拭即可(每日一次)。污染严重和呼吸机用毕消毒时,须用 $75\%$ 乙醇擦拭,触摸屏式操作面板,应用湿润的纱布擦拭即可(每日一次),切勿使液体进入呼吸机内部。

4. 应尽可能将连接部分彻底拆卸,仔细检查管道内有无痰痂、血渍、油污及其他污物,管路消毒前应按要求清洗干净,管路中有痰痂或血渍等脏物,需要用含酶液浸泡后使用专用刷彻底清洁干净。

5.呼吸机使用过程中,装有过滤纸的湿化器应更换内衬过滤纸并及时更换湿化液(使用中的呼吸机湿化器内的湿化液应每天更换,以减少细菌繁殖)。为避免病原微生物的生长、繁殖及呼吸机被腐蚀损坏,每次使用后应倒掉湿化器内的液体,浸泡消毒晾干备用。

6.特殊感染患者使用的呼吸机管路[包括结核分枝杆菌、艾滋病病毒、乙肝病毒、耐甲氧西林金黄色葡萄球菌(MRSA)、耐甲氧西林表皮葡萄球菌(methicillin-resistant staphylococcus epidermidis,MRSE)等耐药菌群感染等]应单独进行清洗、消毒。

7.如临床怀疑使用呼吸机患者的感染与呼吸机管路相关时,应及时更换清洗、消毒外置管路及附件,必要时对呼吸机进行消毒。

8.将清洗干净的管路及附件浸泡在有效的消毒液中,要浸泡完全,管路不应有死弯,中空物品腔内不应有气泡存在,一般患者用后使用含氯消毒剂 500 mg/L 浸泡 30 分钟,特殊感染患者用后使用含氯消毒剂 1000 mg/L 浸泡 30 分钟(且要单独清洗消毒)。

9.消毒处理过程中应避免物品再次污染。用化学消毒剂消毒后的呼吸机管路应用无菌蒸馏水彻底清洗。

10.呼吸机各部件消毒后,应干燥后才可保存备用,且备用时间不能超过一周。

11.呼吸机内置回路应由器械科定期保养维修,时间按各厂家的要求而定,定期更换呼吸机的皮囊、皮垫、细菌过滤器等,呼吸机每工作 1000 小时,应全面进行检修及消耗品的更换。

12.其他特殊部件

(1)呼吸机主机或空气压缩机的空气过滤网。需每日清洗以防灰尘堆积造成细菌繁殖。

(2)呼吸机内部可拆卸的呼气管路。应根据各厂家提供的方法进行清洗消毒。

(3)可拆卸的流量传感器。各种呼吸机的流量传感器应根据厂家的要求,严格更换、清洗消毒。

(4)呼吸机吸入端或呼出端的细菌过滤器、供气模块滤网、冷却风扇过滤器、防尘网等部件可根据厂家要求或按需进行清洗更换。

(5)根据产品说明定期清洗防尘网垫。

(6)呼吸机湿化罐内加入湿化液应为无菌蒸馏水,使用过程中应适时添加,并保持一定水位,湿化罐的湿化液 24 小时彻底更换一次,湿化罐及滤纸应每周更换。

## 二、中心静脉导管相关血流感染预防与控制

(一)中心静脉导管相关血流感染的定义

导管相关血流血管内留置感染(CRBSI)是指带有血管内导管或拔除血管内导管 48 小时的患者出现菌血症或真菌血症,并伴有发热(体温>38 ℃)、寒战或低血压等感染表现,除血管导管外没有其他明确的感染源。实验室微生物检查显示:外周静脉血培养细菌或真菌阳性,或者从导管段和外周血培养出相同种类、相同药敏结果的致病菌。

(二)导管相关血流感染诊断要点

CRBSI 指留置血管内装置的患者出现菌血症,经外周静脉抽取血液培养至少一次阳性结果,同时伴有感染的临床表现,且除导管外无其他明确的血行感染。下列条件满足之一即可诊断。

1.静脉穿刺部位有脓液排出,或有弥散性红斑(蜂窝织炎的表现)。

2. 沿导管的皮下走行部位出现疼痛性弥散性红斑并除外理化因素所致。

3. 经血管介入性操作,发热体温>38 ℃,局部有压痛,无其他原因可解释。

4. 导管尖端培养和(或)血液培养分离出有意义的病原微生物。

(三)中心静脉导管相关血流感染预防措施

1. 应严格掌握中央导管留置指征,每日评估留置导管的必要性,尽早拔除导管。需长期留置者可用经外周静脉至中心静脉置管更安全,可靠。

2. 操作时应严格遵守无菌技术操作规程,采取最大无菌屏障。

3. 宜使用有效含量≥2 g/L氯己定-乙醇(70%)消毒剂局部擦拭2～3遍进行皮肤消毒,作用时间遵循产品的使用说明。

4. 应根据患者病情尽可能使用腔数较少的导管。

5. 置管部位不宜选择股静脉。优先选择锁骨下静脉作为插管部位,并最好建立皮下通道。

6. 应保持穿刺点干燥,密切观察穿刺部位有无感染征象。

7. 如无感染征象时,不宜常规更换导管,不宜定期对穿刺点涂抹送微生物检测。

8. 当怀疑中央导管相关性血流感染时,如无禁忌,应立即拔管,导管尖端送微生物检测,同时送静脉血进行微生物检测。

9. 使用无菌纱布或透明并透气的敷料;根据患者情况,应至少每日更换透明敷料一次,透明敷料潮湿、松脱或污染时更换。

10. 教育技能为基础的预防措施可使CRBSI的发病率下降2/3以上。

(四)导管相关血流感染的危险因素

1. 导管类型 导管越粗、越硬、越复型容易发生感染。

2. 置管部位 经外周静脉植入导管感染率最低,股静脉置管感染率最高。

3. 导管留置时间 随着静脉导管留置时间延长,皮肤细菌沿静脉导管侵入血液的概率大大增加,致管腔内细菌定植。

4. 医务人员操作技能 目前认为操作人员和患者皮肤上的表皮葡萄球菌是最主要的病原菌来源,医务人员不严格执行无菌制度、技术不熟练、对导管的频繁操作、导管留置期间护理不当等都可增加发生CRBSI的风险。

5. 患者的基础疾病 伴有严重的基础疾病及免疫力低下的危重患者,感染的发生率高。

6. 静脉营养液等药物因素

(1)药物配置过程中多次加药及穿刺均会导致微粒污染。

(2)输入全静脉营养及血液制品会增加感染概率。

7. 病区因素 病区的管理及是否有专用的护理团队。

(五)导管置管后注意事项

1. 应用无菌透明专用贴膜或无菌纱布覆盖穿刺点。

2. 应定期更换穿刺点覆盖的敷料,更换间隔时间:无菌纱布为2天,专用贴膜可至7天,但敷料出现潮湿、松动、沾污时应立即更换。

3. 接触导管接口或更换敷料时应进行严格的手卫生并戴检查手套,但不能以手套代替手卫生。

4.保持三通开关锁闭清洁,如有血迹等污染应立即更换。

5.患者洗澡或擦身时应注意对导管的保护,不要把导管浸入水中。

6.输液管更换不宜过频,但在输入血及血制品、脂肪乳剂后或停止输液时应及时更换。

7.对无菌操作不严的紧急置管,应在48小时内更换导管,选择另一穿刺点。

8.怀疑导管相关血流感染时应考虑拔除导管,但不要为预防感染而定期更换导管。

9.应每天评估留置导管必要性,尽早拔除导管。

(六)诊断导管相关血流感染时采集血培养标本的正确方法

诊断导管相关血流感染时,根据是否保留血管内导管采取不同采集方法。

1.短期外周导管 用注射器从不同部位的外周静脉分别采集各1套血培养标本(每套血包括一个需氧培养瓶和一个厌氧培养瓶),取血量为8~10 ml/瓶(或按厂家说明书)并标记"外周静脉血"。两个部位采血时间必须≤5分钟。无菌状态下取出可疑的导管,取导管尖端5 cm送检。

2.隧道式或非隧道式中心静脉导管和静脉留置口(保留导管) 对怀疑是CRBSI的患者至少做2套血培养。

(1)用注射器从非置管侧肢体的外周静脉穿刺采集1套血培养标本并标记"外周静脉血"。

(2)从中心静脉导管或VAP隔膜采集1套血培养标本并标记"导管血"。

3.隧道式或非隧道式中心静脉导管和静脉留置口(拔除导管)

(1)用注射器从不同部位的外周静脉分别采集各1套的血培养标本并标记"外周静脉血"。

(2)无菌状态下取出可疑的导管,取导管尖端5 cm送检。

## 三、导尿管相关性尿路感染预防与控制

(一)导尿管相关尿路感染定义

导尿管相关尿路感染是指患者留置导尿管后,或拔除导尿管48小时内发生的泌尿系统感染。

(二)导尿管相关尿路感染预防措施

1.置管前感染预防要点

(1)严格掌握留置导尿管的适应证,避免不必要的留置导尿。

(2)仔细检查无菌导尿包,如导尿包过期、外包装破损、潮湿,不应当使用。

(3)根据患者年龄、性别、尿道等情况选择合适大小、材质等的导尿管,最大限度降低尿道损伤和尿路感染。

(4)对留置导尿管的患者,应当采用密闭式引流装置。

(5)告知患者留置导尿管的目的,配合要点和置管后的注意事项。

2.置管时感染预防要点

(1)医务人员要严格按照《医务人员手卫生规范》,认真洗手后,戴无菌手套实施导尿术。

(2)严格遵循无菌操作技术原则留置导尿管,动作要轻柔,避免损伤尿道黏膜。

(3)正确铺无菌巾,避免污染尿道口,保持最大的无菌屏障。

（4）充分消毒尿道口，防止污染。要使用合适的消毒剂棉球消毒尿道口及其周围皮肤黏膜，棉球不能重复使用。男性：先洗净包皮及冠状沟，然后自尿道口、龟头向外旋转擦拭消毒。女性：先按照由上至下，由内向外的原则清洗外阴，然后清洗并消毒尿道口、前庭、两侧大小阴唇，最后会阴、肛门。

（5）导尿管插入深度适宜，插入后，向水囊注入 10～15 ml 无菌水，轻拉尿管以确认尿管固定稳妥，不会脱出。

（6）置管过程中，指导患者放松，协调配合，避免污染，如尿管被污染应当重新更换尿管。

3. 置管后感染预防要点

（1）妥善固定尿管，避免打折、弯曲，悬垂集尿袋，保证集尿袋高度低于膀胱水平，避免接触地面，防止逆行感染。有意识障碍的患者要进行适当的约束，以免抓扯导尿管。

（2）保持尿液引流装置密闭、通畅和完整，活动或搬运时夹闭引流管，防止尿液逆流。

（3）应当使用个人专用的收集容器及时清空集尿袋中尿液。清空集尿袋中尿液时，要遵循无菌操作原则，避免集尿袋的出口触碰到收集容器。

（4）留取小量尿标本进行微生物病原学检测时，应当消毒导尿管后，使用无菌注射器抽取标本送检。留取大量尿标本时（此法不能用于普通细菌和真菌学检查），可以从集尿袋中采集，避免打开导尿管和集尿袋的接口。

（三）不推介用于预防尿管相关尿路感染的措施

1. 不要轻易打开导尿管与集尿袋的接口，保持尿液引流系统通畅和完整。

2. 不主张使用含消毒剂或抗菌药物的生理盐水进行膀胱冲洗或灌注来预防泌尿道感染。

3. 不对导尿术的患者应用抗菌药物预防泌尿道感染。

4. 不主张长期留置导尿管患者，频繁更换导尿管。若导尿管阻塞或不慎脱出时，以及留置导尿装置的无菌性和密闭性被破坏时，应当立即更换导尿管。

（四）留置导尿管置入与维护的危险因素

1. 导尿操作 导尿管的插入破坏了尿道黏膜的天然屏障，削弱了膀胱及尿道对细菌的防御作用，是引起尿路感染的直接因素。

2. 尿管材质 不同材质的导尿管对尿道的刺激和导管与尿道黏膜的组织相容性是不同的。目前临床广泛使用一次性气囊硅胶导尿管，不仅对黏膜刺激小，组织相容性好，而且不容易形成生物膜，从而减少相关感染。

3. 无菌操作不规范 留置导尿时没有严格按照操作规程进行无菌操作，从而使细菌直接种植在膀胱造成感染。

4. 留置导尿的时间 导尿管留置时间越长相关性尿路感染的发生率越高。

5. 集尿系统的密闭性 尿路感染属于逆行感染，导尿管外的逆行感染一般由自身细菌引起，导尿腔内的逆行感染一般由集尿系统（集尿袋）病菌引发。

6. 尿道口细菌与尿路感染 尿道外口易受尿道分泌物、血迹、粪便污染，同时污染的衣裤、被褥，均可污染尿道外口周围黏膜和导尿管，这样细菌可以通过污染的尿道外口及导尿管腔外途径感染。

7. 患者性别 成人男性尿道长度为 16～22 cm，有 3 个生理弯曲，而成年女性尿道较短，仅为 3～5 cm，长度远远短于成年男性，且无生理弯曲，这种解剖学上的差异，使女患者比男患者更容易出现逆行尿路感染。

# 第十节　职业防护与技术

## 一、隔离预防

### (一)基本术语

1.标准预防　针对医院所有患者和医务人员采取的一组预防感染措施。包括手卫生,根据预期可能的暴露选用手套、隔离衣、口罩、护目镜或防护面屏,以及安全注射。也包括穿戴合适的防护用品处理患者环境中污染的物品与医疗器械。标准预防基于患者的血液、体液、分泌物(不包括汗液)、非完整皮肤和黏膜均可能含有感染性因子的原则。

2.空气传播　带有病原微生物的微粒子(≤5 μm)通过空气流动导致的疾病传播。

3.飞沫传播　带有病原微生物的飞沫核(>5 μm),在空气中短距离(1 m内)移动到易感人群的口、鼻黏膜或眼结膜等导致的传播。

4.接触传播　病原体通过手、媒介物直接或间接接触导致的传播。

5.感染链　感染在医院内传播的三个环节,即感染源、传播途径和易感人群。

6.个人防护用品　用于保护医务人员避免接触感染性因子的各种屏障用品。包括口罩、手套、护目镜、防护面罩、防水围裙、隔离衣、防护服等。

7.外科口罩　能阻止血液、体液和飞溅物传播的,医护人员在有创操作过程中佩戴的口罩。

8.医用防护口罩　能阻止经空气传播的直径≤5 μm感染因子或近距离(<1 m)接触经飞沫传播的疾病而发生感染的口罩。医用防护口罩的使用包括密合性测试、培训、型号的选择、医学处理和维护。

9.护目镜　防止患者的血液、体液等具有感染性物质溅入人体眼部的用品。

10.防护面罩(防护面屏)　防止患者的血液、体液等具有感染性物质溅到人体面部的用品。

11.隔离衣　用于保护医务人员避免受到血液、体液和其他感染性物质污染,或用于保护患者避免感染的防护用品。根据与患者接触的方式包括接触感染性物质的情况和隔离衣阻隔血液和体液的可能性,选择是否穿隔离衣和选择其型号。

12.防护服　临床医务人员在接触甲类或按甲类传染病管理的传染病患者时所穿的一次性防护用品。应具有良好的防水、抗静电、过滤效率和无皮肤刺激性,穿脱方便,结合部严密,袖口、脚踝口应为弹性收口。

13.隔离　采用各种方法、技术防止病原体从患者及携带者传播给他人的措施。

14.清洁区　进行呼吸道传染病诊治的病区中不易受到患者血液、体液和病原微生物等物质污染及传染病患者不应进入的区域。包括医务人员的值班室、卫生间、男女更衣室、浴室以及储物间、配餐间等。

15.潜在污染区　进行呼吸道传染病诊治的病区中位于清洁区与污染区之间、有可能被患者血液、体液和病原微生物等物质污染的区域。包括医务人员的办公室、治疗室、护士站、患者用后的物品、医疗器械等的处理室、内走廊等。

16.污染区　进行呼吸道传染病诊治的病区中传染病患者和疑似传染病患者接受诊疗的

区域,包括被其血液、体液、分泌物、排泄物污染物品暂存和处理的场所。包括病室、处置室、污物间以及患者入院、出院处理室等。

17. 两通道　进行呼吸道传染病诊治的病区中的医务人员通道和患者通道。医务人员通道、出入口设在清洁区一端,患者通道、出入口设在污染区一端。

18. 缓冲间　进行呼吸道传染病诊治的病区中清洁区与潜在污染区之间、潜在污染区与污染区之间设立的两侧均有门的小室,为医务人员的准备间。

19. 负压病区(房)　通过特殊通风装置,使病区(病房)的空气按照由清洁区向污染区流动,使病区(病房)内的压力低于室外压力。负压病区(房)排出的空气需经处理,确保对环境无害。

20. 床单位消毒　对患者住院期间、出院、转院、死亡后所用的床及床周围物体表面进行的清洁与消毒。

21. 终末消毒　传染源离开疫源地后,对疫源地进行的一次彻底的消毒,如传染病患者出院、转院或死亡后,对病室进行的最后一次消毒。

(二)隔离预防基本原则

隔离预防是防止医院感染因子从患者或带菌者传播给其他人的一种有效措施。隔离预防的目的是采取有效的隔离技术,切断感染链中的传播途径,防止病原微生物在患者、医务人员及媒介物中播散,减少已知和未知的感染源造成医院感染的传播,减少医院感染的发生和爆发流行。一是隔离技术,其中最重要的是针对患者诊疗、护理的预防措施。不论患者是否确诊或可疑感染传染病,都要执行标准预防,这是控制医院感染的基本措施。在标准预防的基础上,附加基于传播方式的隔离预防(主要为空气、飞沫和接触),根据疾病传播方式不同,采取相应的隔离措施;二是防护技术,医务人员须掌握正确的防护技能,保证自身、患者以及环境不被污染,减少医院感染的发生;三是建筑布局上的隔离预防,从而切断传播途径,为所有医务人员提供科学有效的预防控制医院感染的隔离预防技术。感染在医院内传播的三个环节,即感染源、传播途径和易感人群,称为感染链。所以切断医院感染链,终止三个环节的联系是隔离最主要的手段。隔离预防就是基于此原则。

一般来说"过分隔离"比"隔离不足"要安全,尤其是当诊断不明或者可以有严重传染源时。一旦发现患者有需要隔离的情况时,首先要立即给予适当隔离,而不要等待明确诊断,而且在患者并不完全符合特定隔离预防要求是要给予一般性预防。要既能及早控制感染的传播,又不至于造成患者过度精神压力消耗工作人力,以及避免给工作和探视造成不便。

(三)隔离区域划分

隔离区应划分清洁区、半污染区及污染区,并规定人们在此区域活动的规则。隔离病区应划分为:三区(相对清洁区、半污染区、污染区)、两缓冲(带)、两端(清洁端、污染端)、两走廊(内走廊、外走廊)。各区域应有明显的标识和界线,如用醒目的颜色区别或用文字图标,以时刻提醒工作人员严格遵守隔离规范。

1. 清洁区是指没有被病原微生物污染的区域,如传染病医院的办公区、职工生活区等。综合医院感染疾病科工作人员更衣室、配餐间、防护用品储物间、浴室等。此区传染患者不得进入。

2. 半污染区是指可能被病原微生物污染的区域如传染病隔离区内的办公室、治疗室、护士站、内走廊、通过间、缓冲间等。

3.污染区是指已被病原微生物污染的区域,如感染疾病科门诊患者候诊检查区、诊室污物处置室、患者检查室、标本存放室、X线拍片室。病房中患者的病室、洗漱间、外走廊、污染端等。

(四)隔离标志

设置隔离标志的目的是为提醒医务人员、患者、探视人员。注意按照规定遵守相应的隔离预防措施,保护患者和他人的健康。隔离标志可以采用指示卡或者其他醒目的方式。通常采用7种不同的颜色代表不同的隔离:黄色为空气隔离、粉色为飞沫隔离,蓝色为接触隔离;灰色-抗酸菌隔离;棕色-肠道(粪-口)隔离;绿色-引流物(分泌物)隔离;粉红色-血液(体液)隔离。

## 二、个人防护用品使用

1.防护用品应符合国家相关标准,在有效期内使用。

2.口罩的使用

(1)应根据不同的操作要求选用不同种类的口罩。

(2)一般诊疗活动,可佩戴纱布口罩或外科口罩;手术室工作或护理免疫功能低下患者、进行体腔穿刺等操作时应戴外科口罩;接触经空气传播或近距离接触经飞沫传播的呼吸道传染病患者时,应戴医用防护口罩。

(3)纱布口罩应保持清洁,每天更换、清洁与消毒,遇污染时及时更换。

(4)应正确佩戴口罩。

3.护目镜、防护面罩的使用

(1)下列情况应使用护目镜或防护面罩。

①在进行诊疗、护理操作,可能发生患者血液、体液、分泌物等喷溅时。

②近距离接触经飞沫传播的传染病患者时。

③为呼吸道传染病患者进行气管切开、气管插管等近距离操作,可能发生患者血液、体液、分泌物喷溅时,应使用全面型防护面罩。

(2)佩戴前应检查有无破损,佩戴装置有无松懈。每次使用后应清洁与消毒。

(3)正确操作护目镜、防护面罩的戴摘方法。

4.手套的使用

(1)应根据不同操作的需要,选择合适种类和规格的手套:接触患者的血液、体液、分泌物、排泄物、呕吐物及污染物品时,应戴清洁手套;进行手术等无菌操作、接触患者破损皮肤、黏膜时,应戴无菌手套。

(2)应正确戴脱无菌手套。

(3)一次性手套应一次性使用。

5.隔离衣与防护服的使用

(1)应根据诊疗工作的需要,选用隔离衣或防护服。防护服应符合GB 19082的规定。隔离衣应后开口,能遮盖住全部衣服和外露的皮肤。

(2)下列情况应穿隔离衣

①经接触传播的感染性疾病患者如传染病患者、多重耐药菌感染患者等时。

②对患者实行保护性隔离时,如大面积烧伤患者、骨髓移植患者等的诊疗、护理时。

③可能受到患者血液、体液、分泌物、排泄物喷溅时。

（3）下列情况应穿防护服

①临床医务人员在接触甲类或按甲类传染病管理的传染病患者时。

②接触经空气传播或飞沫传播的传染病患者，可能受到患者血液、体液、分泌物、排泄物喷溅时。

（4）应正确穿脱隔离衣和防护服。

**6.鞋套的使用**

（1）鞋套应具有良好的防水性能，并一次性应用。

（2）从潜在污染区进入污染区时和从缓冲间进入负压病室时应穿鞋套。

（3）应在规定区域内穿鞋套，离开该区域时应及时脱掉。发现破损应及时更换。

**7.防水围裙的使用**

（1）分为重复使用的围裙和一次性使用的围裙。

（2）可能受到患者的血液、体液、分泌物及其他污染物质喷溅、进行复用医疗器械清洗时，应穿防水围裙。

（3）重复使用的围裙，每班使用后应及时清洗消毒。遇有破损或渗透时，应及时更换。

（4）一次性使用围裙应一次性使用，受到明显污染时应及时更换。

**8.帽子的使用**

（1）分为布制帽子和一次性帽子。

（2）进入污染区和洁净环境前、进行无菌操作等时应戴帽子。

（3）被患者血液、体液污染时，应立即更换。

（4）布制帽子应保持清洁，每次或每日更换与清洁。

（5）一次性帽子应一次性使用。

### 三、重点科室各类隔离预防措施

1.隔离原则 在标准预防的基础上，根据疾病的传播途径（接触传播、飞沫传播、空气传播和其他途径传播），临床科室应制订相应的隔离与预防措施。一种疾病可能有多种传播途径时，应在标准预防的基础，采取相应传播途径的隔离与预防；隔离应有隔离标志，并限制人员的出入；黄色为空气传播的隔离，粉色为飞沫传播的隔离，蓝色为接触传播的隔离；传染病患者或可疑传染病患者应安置在单人隔离房间；受条件限制时同种病原体感染的患者可安置于一室；建筑布局符合传染病隔离要求。

2.接触传播的隔离与预防 接触经接触传播疾病如肠道感染、多重耐药菌感染、皮肤感染等患者，在标准预防的基础上，还应采用接触传播的隔离预防。

（1）患者的隔离：应限制患者的活动范围；应减少转运，如必须转运时，应采取有效措施，减少对其他患者、医务人员和环境表面的污染。

（2）医务人员防护：接触隔离患者的血液、体液、分泌物、排泄物等物质时，应戴手套；离开隔离病室前，接触污染物品后摘除手套，洗手和（或）手消毒。手上有伤口时应戴双层手套。进入隔离病室，从事可能污染工作服的操作时，应穿隔离衣；离开病室前，脱下隔离衣，按要求悬挂，每日更换清洗与消毒；或使用一次性隔离衣，用后按医疗废物管理要求进行处置。接触甲类传染病应按要求穿脱防护服，离开病室前，脱去防护服，防护服按医疗废物管理要求进行处理。

3.空气传播的隔离预防　接触经空气传播的疾病,如肺结核、水痘等,在标准预防的基础上还应采用空气传播的隔离预防。

(1)患者的隔离:患者在无条件收治时,应尽快转送至有条件收治呼吸道传染病的病区收治,并注意转运过程中医务人员的防护。当患者病情容许时,应戴外科口罩,定期更换;并限制其活动范围。应严格空气消毒。

(2)医务人员的防护:应严格按照区域流程,在不同的区域,穿戴不同的防护用品,离开时按要求摘脱,并正确处理使用后物品;进入确诊或可疑传染患者房间时,应戴帽子、医用防护口罩;进行可能产生喷溅的诊疗操作时,应戴护目镜或防护面罩,穿防护服;当接触患者及其血液、体液、分泌物、排泄物等物质时必须戴手套;防护用品使用的具体要求应遵循各类传染性疾病防护要求。

4.飞沫传播的隔离预防　接触经飞沫传播的疾病。如百日咳、白喉、流行性感冒、病毒性腮腺炎、流行性脑脊膜炎等疾病,在标准预防的基础上还应采用飞沫传播隔离预防。

(1)患者的隔离:应遵循隔离的原则对患者进行隔离与预防;应减少转运,当需要转运时,医务人员应注意防护;患者病情容许时,应戴外科口罩,并定期更换。应限制患者的活动范围;患者之间、患者与探视者之间相隔距离在1 m以上,探视者应戴外科口罩;加强通风,或进行空气的消毒。

(2)医务人员的防护:应严格按照区域流程,在不同的区域,穿戴不同的防护用品,离开时按要求摘脱,并正确处理使用后物品。医务人员防护用品穿脱程序。

1)穿戴防护用品应遵循的程序

①清洁区进入潜在污染:洗手→戴帽子→戴医用防护口罩→穿工作衣裤→换工作鞋后→进入潜在污染区。手部皮肤破损的戴乳胶手套。

②潜在污染区进入污染区:穿隔离衣或防护服→戴护目镜(防护面罩)→戴手套→鞋套→进入污染区。

③为患者进行吸痰、气管切开、气管插管等操作,可能被患者的分泌物及体内物质喷溅的诊疗护理工作前,应戴防护面罩或全面型呼吸防护器。

2)脱防护用品应遵循的程序

①医务人员离开污染区进入潜在污染区前:摘手套、消毒双手→摘护目镜(防护面屏)→脱隔离衣或防护服→脱鞋套→洗手和(或)手消毒→进入潜在污染区,洗手和(或)手消毒。

用后物品分别放置于专用污物容器内。

②从潜在污染区进入清洁区前:洗手和(或)手消毒→脱工作服→摘医用防护口罩→摘帽子→洗手和(或)手消毒后,进入清洁区。

③离开清洁区:沐浴、更衣→离开清洁区。

3)与患者近距离(1 m以内)接触,应戴帽子、医用防护口罩;进行可能产生喷溅的诊疗操作时,应戴护目镜或防护面罩,穿防护服;当接触患者及其血液、体液、分泌物、排泄物等物质时应戴手套;防护用品使用具体要求应遵循"医务人员防护用品的使用"。

5.其他传播途径疾病的隔离与预防应根据疾病的特性,采取相应的隔离与防护措施。

6.常见传染病传染源、传播途径及隔离预防　见表4-4要求采取有效隔离措施。

表 4-4　常见传染病传染源、传播途径及隔离预防

| 疾病名称 | | 传染源 | 传播途径 | | | | 隔离预防 | | | | | | |
|---|---|---|---|---|---|---|---|---|---|---|---|---|---|
| | | | 空气 | 飞沫 | 接触 | 生物媒介 | 口罩 | 帽子 | 手套 | 防护镜 | 隔离衣 | 防护服 | 鞋套 |
| 病毒性肝炎 | 甲型、戊型 | 潜伏期末期和急性期患者 | | | + | | ± | ± | + | | + | | |
| | 乙型、丙型、丁型 | 急性和慢性患者及病毒携带者 | | | ♯ | | ± | ± | + | | | | |
| 麻疹 | | 麻疹患者 | + | ++ | + | | + | + | + | | + | | |
| 流行性腮腺炎 | | 早期患者和隐性感染者 | | + | | | | | | | + | | |
| 脊髓灰质炎 | | 患者和病毒携带者 | | + | ++ | 苍蝇蟑螂 | + | + | + | | + | | |
| 流行性出血热 | | 啮齿类动物、猫、狗、猪、家兔 | ++ | | + | | + | + | + | ± | ± | | |
| 狂犬病 | | 患病或隐性感染的犬、猫、家畜和野兽 | | | ++ | | + | + | + | ± | + | | |
| 伤寒、副伤寒 | | 患者和带菌者 | | | + | | ± | + | + | | + | | |
| 细菌性痢疾 | | 患者和带菌者 | | | + | | ± | + | + | | + | | |
| 霍乱 | | 患者和带菌者 | | | + | | + | + | + | | + | | + |
| 猩红热 | | 患者和带菌者 | | ++ | | | + | + | + | | + | | |
| 白喉 | | 患者、恢复期和健康带菌者 | | ++ | + | | + | + | + | | + | | |
| 百日咳 | | 患者 | | + | | | + | + | + | | + | | |
| 流行性脑脊髓膜炎 | | 流脑患者和脑膜炎双球菌携带者 | | ++ | + | | + | + | + | ± | + | | |
| 鼠疫 | 肺鼠疫 | 感染鼠疫杆菌的啮齿动物和患者 | | ++ | + | 鼠蚤 | + | + | + | ± | + | | |
| | 腺鼠疫 | 感染鼠疫杆菌的啮齿动物和患者 | | | + | 鼠蚤 | ± | + | + | ± | + | | |
| 炭疽 | | 患病的食草类动物和患者 | | + | + | | + | + | + | ± | + | | |
| 流行性感冒 | | 患者和隐性感染者 | | + | + | | + | + | + | | + | | |
| 肺结核 | | 开放性肺结核 | + | ++ | | | + | + | + | | + | | |
| SARS | | 患者 | | ++ | + | | + | + | + | ± | + | + | + |
| HIV | | 患者病毒携带者 | | | ● | | | | | | | + | |
| 手足口病 | | 患者和病毒携带者 | | + | + | | + | + | + | | + | | |
| 梅毒 | | 梅毒螺旋体感染者 | | | ● | | | | + | | | + | |
| 淋病 | | 淋球菌感染者 | | | ■ | | | | + | | | | |
| 人感染高致病性禽流感 | | 病禽、健康带毒的禽 | | + | + | | + | + | + | | + | + | + |

注 1：在传播途径一列中，"＋"：其中传播途径之一；"＋＋"：主要传播途径

注 2：在"隔离预防"一列中，"＋"：应采取的防护措施；"±"：工作需要可采取的防护措施；"♯"：为接触患者的血液、体液而传播

"●"为性接触或接触患者的血液、体液而传播；"■"为性接触或接触患者分泌物或物品而传播

### 7. 常见传染病潜伏期、隔离期、观察期　见表 4-5 所示。

表 4-5　常见传染病潜伏期、隔离期和观察期

| 疾病名称 | | 潜伏期 | | 隔离时间 | 密切接触者观察 |
|---|---|---|---|---|---|
| | | 常见 | 最短至最长 | | |
| 病毒性肝炎 | 甲型 | 30 天 | 15～45 天 | 自发病日起隔离 4 周 | 甲、戊型,急性乙、丙型肝炎密切接触者医学观察 6 周 |
| | 乙型 | 70 天 | 30～180 天 | 隔离至肝功能正常,并且 HBV DNA、HCV RNA、HDV RNA 转阴 | |
| | 丙型 | 8 周 | 2～26 周 | | |
| | 丁型 | 6～12 周 | 3～12 周 | | |
| | 戊型 | 40 天 | 15～75 天 | 自发病日起隔离 4 周 | |
| 麻疹 | | 10 天 | 6～21 天 | 自发病日起至出疹后 5 天,伴呼吸道并发症者应延长到出疹后 10 天 | 医学观察 21 天 |
| 流行性腮腺炎 | | 14～21 天 | 8～30 天 | 自发病日起至腮腺消肿为止 | 医学观察 21 天 |
| 脊髓灰质炎 | | 5～14 天 | 3～35 天 | 自发病日起至少隔离 40 天,第 1 周呼吸、消化道隔离,1 周后消化道隔离至症状消失 | 医学观察 20 天 |
| 流行性出血热 | | 7～14 天 | 4～46 天 | 至症状消失 | — |
| 狂犬病 | | 1～3 月 | 5 天至 19 年 | 至症状消失 | — |
| 伤寒 | | 7～14 天 | 3～60 天 | 体温正常后 15 天或症状消失后 5 天、10 天便培养 2 次阴性 | 医学观察 21 天 |
| 副伤寒 | | 8～10 天 | 2～15 天 | | |
| 细菌性痢疾 | | 1～4 天 | 数小时至 7 天 | 症状消失后隔日 1 次便培养,连续 2 次阴性 | 医学观察 7 天 |
| 霍乱 | | 1～3 天 | 数小时至 7 天 | 症状消失后 6 天并隔日 1 次便培养,连续 3 次阴性 | 医学观察 5 天,便培养 3 次阴性并服药预防 |
| 猩红热 | | 2～5 天 | 1～7 天 | 自治疗日起不少于 7 天,且咽拭子培养 3 次阴性 | 医学观察 7 天 |
| 白喉 | | 2～4 天 | 1～7 天 | 症状消失后咽拭子培养 2 次(隔日 1 次)阴性,并至少症状消失后 7 天 | 医学观察 7 天 |
| 百日咳 | | 7～10 天 | 2～21 天 | 自发病起 40 天或痉咳后 30 天 | 医学观察 21 天 |
| 流行性脑脊髓膜炎 | | 2～3 天 | 1～10 天 | 症状消失后 3 天,不少于病后 7 天 | 医学观察 7 天 |
| 鼠疫 | 肺鼠疫 | 1～3 天 | 数小时至 12 天 | 症状消失后痰培养 6 次阴性 | 接触者医学观察 9 天,预防接种者观察 12 天 |
| | 腺鼠疫 | 2～5 天 | 1～8 天 | 淋巴肿大完全消散后再观察 7 天 | |
| 炭疽 | | 1～5 天 | 0.5～14 天 | 症状消失,溃疡愈合,分泌物或排泄物培养 2 次(间隔 5 天)阴性 | 医学观察 8～12 天 |
| 流行性感冒 | | 1～3 天 | 数小时至 4 天 | 体温正常 2 天或病后 7 天 | 医学观察 4 天 |
| 肺结核 | | 14～70 天 | 隐性感染可持续终生 | 症状消失后连续 3 次痰培养结核菌阴性 | 医学观察 70 天 |
| SARS | | 4～5 天 | 2～14 天 | 症状消失后 5～7 天 | 医学观察 14 天 |
| HIV | | 2 天～10 年 | 数月至 15 年 | 终身采取血液隔离 | 医学观察 6 个月 |
| 手足口病 | | 2～7 天 | 治愈 | 治愈 | 医学观察 7 天 |
| 梅毒 | | 2 天～3 周 | 10～90 天 | 完全治愈 | 医学观察 90 天,90 天内有过性接触的予以青霉素治疗 |
| 淋病 | | 2～5 天 | 1～14 天 | 感染的新生儿、青春期前儿童隔离至有效抗生素治疗后 24 小时;成人治愈 | 医学观察 14 天 |
| 人感染高致病性禽流感 | | 3～4 天 | 3～7 天 | 目前尚无人传染人 | 医学观察 21 天 |

8.常见多重耐药菌感染患者的隔离　见表 4-6 要求采取有效隔离措施。

表 4-6　常见多重耐药菌感染患者的隔离措施

| 病原体 | 耐甲氧西林/苯唑西林的金黄色葡萄球菌 | 耐万古霉素的金黄色葡萄球菌 | 其他多重耐药菌 |
|---|---|---|---|
| 患者安置 | 单间或同种病原同室隔离 | 单间隔离 | 单间或同种病原同室隔离 |
| 人员限制 | 限制,减少人员出入 | 严格限制,医护人员相对固定专人诊疗护理 | 限制,减少人员出入 |
| 手部卫生 | 遵循 WS/T 313 | 严格遵循 WS/T 313 | 遵循 WS/T 313 |
| 眼、口、鼻防护 | | 近距离操作如吸痰、插管等戴防护镜 | |
| 隔离衣 | 可能污染工作服时穿隔离衣 | 应穿一次性隔离衣 | 可能污染工作服时穿隔离衣 |
| 仪器设备 | 用后应清洁、消毒和(或)灭菌 | 专用,用后应清洗与灭菌 | 用后应清洁、消毒和(或)灭菌 |
| 物体表面 | 每日定期擦拭消毒;擦拭用抹布用后消毒 | 每日定期擦拭消毒,抹布专用,擦拭用抹布用后消毒 | 每日定期擦拭消毒、擦拭用抹布用后消毒 |
| 终末消毒 | 床单位消毒 | 终末消毒 | 床单位消毒 |
| 标本运送 | 密闭容器运送 | 密闭容器运送 | 密闭容器运送 |
| 生活物品 | 无特殊处理 | 清洁、消毒后,方可带出 | 无特殊处理 |
| 医疗废物 | 防渗漏密闭容器运送,利器放入利器盒 | 双层医疗废物袋,防渗漏密闭容器运送,利器放入利器盒 | 防渗漏密闭容器运送,利器放入利器盒 |
| 解除隔离 | 临床症状好转或治愈 | 临床症状好转或治愈,连续两次培养阴性 | 临床症状好转或治愈 |

9.特殊急性呼吸道传染病的防护隔离　特殊呼吸道传染病指急性传染性非典型肺炎、人感染禽流感的防护隔离。

(1)患者的隔离:将患者安置于有效通风的隔离病房或隔离区域内,必要时置于负压病房隔离。严格限制探视者;如需探视,探视者应正确穿戴个人防护用品,并遵守手卫生规定。限制患者活动范围,离开隔离病房或隔离区域时,应戴外科口罩。应减少转运,当需要转运时,医务人员应注意防护。

(2)医务人员防护:医务人员应经过专门的培训,掌握正确的防护技术,方可进入隔离病区工作。应严格按防护规定着装。不同区域应穿着不同服装,且服装颜色应有区别或有明显标志。

(3)医务人员防护用品穿脱程序

1)穿戴防护用品应遵循的程序

①清洁区进入潜在污染区:洗手＋戴帽子→戴医用防护口罩→穿工作衣裤→换工作鞋后→进入潜在污染区。手部皮肤破损的戴乳胶手套。

②潜在污染区进入污染区:穿隔离衣或防护服→戴护目镜(防护面罩)→戴手套→穿鞋套→进入污染区。

③为患者进行吸痰、气管切开、气管插管等操作,可能被患者的分泌物及体内物质喷溅的诊疗护理工作前,应戴防护面罩或全面型呼吸防护器。

2)脱防护用品应遵循的程序

①医务人员离开污染区进入潜在污染区前:摘手套、消毒双手→摘护目镜(防护面罩)→脱隔离衣或防护服→脱鞋套→洗手和(或)手消毒→进入潜在污染区,洗手和(或)手消毒。用后物品分别放置于专用污物容器内。

②从潜在污染区进入清洁区前:洗手和(或)手消毒→脱工作服→摘医用防护口罩→摘帽子→洗手和(或)手消毒后,进入清洁区。

③离开清洁区:沐浴、更衣→离开清洁区。

10. 穿脱防护用品的注意事项

(1)医用防护口罩的效能持续应用6～8小时,遇污染或潮湿,应及时更换。

(2)离开隔离区前应对佩戴的眼镜进行消毒。

(3)医务人员接触多个同类传染病患者时,防护服可连续应用。

(4)接触疑似患者,防护服应在接触每个患者之间进行更换。

(5)防护服被患者血液、体液、污物污染时,应及时更换。

(6)戴医用防护口罩或全面型呼吸防护器应进行面部密合性试验。

(7)隔离区工作的医务人员应每日监测体温2次,体温超过37.5 ℃及时就诊。

(8)医务人员应严格执行区域划分的流程,按程序做好个人防护,方可进入病区,下班前应沐浴、更衣后,方可离开隔离区。

(9)空气与物体表面的消毒应遵循《医疗机构消毒技术规范》。

11. 隔离标识　隔离患者(黄色为空气隔离、粉色为飞沫隔离,蓝色为接触隔离)应在床头牌及病历牌右上角贴上不同标识。

## 四、职业暴露防护与监测

(一)职业暴露的概念

1. 职业暴露是指医务人员在未实施相应有效的职业安全防护及预防措施的情况下接触传染源。

2. 医务人员在工作中被污染或可疑污染HIV、HBV、HCV、梅毒等传播病原体的锐器所刺伤。医务人员非完整的黏膜皮肤在工作中接触HIV、HBV、HCV、梅毒等经血液传播病原体感染患者的体液、血液或病毒提取物。

3. 医务人员从事诊疗护理等工作过程中,意外被艾滋病病毒感染者或艾滋病患者血液、体液污染了皮肤或黏膜,或被含有艾滋病病毒的血液、体液污染的针头、手术器械刺破皮肤,有可能被艾滋病病毒感染的情况。

(二)职业暴露预防

1. 标准预防　对所有患者的血液、体液及被血液、体液污染的物品均视为具有传染性必须进行隔离,不论是否有明显的血迹污染或是否有接触非完整的皮肤与黏膜,接触上述物质者必须采取防护措施。

(1)既要防止血源性疾病的传播,也要防止非血缘性疾病的传播。

(2)强调双向防护,既要防止疾病从患者传至医务人员,又要防止疾病从医务人员传至患者。

(3)根据疾病的主要传播途径、采取相应的隔离措施,包括接触隔离、空气隔离和飞沫隔离。

2. 防护措施

(1)医务人员进行有可能接触患者血液、体液的诊疗和护理操作时必须戴手套,操作完毕脱除手套后应立即洗手,必要时进行手消毒。

（2）在诊疗、护理操作过程中有可能发生血液、体液飞溅到医务人员面部的情况时，医务人员应戴手套及具有防渗透性的口罩、防护目镜或面罩；有可能发生血液、体液大面积飞溅或有可能污染医务人员身体时，应当穿戴具有防渗透性能的围裙或隔离服。

（3）医务人员手部皮肤发生破损、在进行有可能接触患者血液、体液的诊疗和护理操作时必须戴双层手套。

（4）医务人员在进行侵袭性诊疗护理操作过程中要保证充足的光线并特别注意防止被针头、缝合针、刀片等锐器刺伤或划伤。

（5）使用后的锐器应当由操作者处理，直接放入耐刺防渗漏的利器盒内，禁止用手直接接触使用后的针头、刀片等锐器。

（6）医务人员长期在病房工作应定期进行鼻部、手部的细菌培养，如有葡萄球菌感染者应给予治疗，持续金黄色葡萄球菌携带者应停止在病房工作。

（三）职业安全防护原则

医务人员个人防护采取分级防护原则，一般分为三个等级：一级防护针对门（急）诊医务人员；二级防护针对进入隔离留观室的工作人员；三级防护针对与患者密切接触对患者实施特殊治疗的医护人员。

1. 一级防护适用于发热门诊的医护人员穿工作服、隔离衣、戴工作帽和 12 层以上的棉纱口罩（或 N95 口罩）。每次接触患者及完成各项检查和操作，应立即洗手和进行手消毒，消毒剂使用碘伏、乙醇、洁肤剂，将 5 ml 消毒液于手掌上进行规范的手卫生操作。

2. 二级防护适用于进入隔离区（室）的医务人员、包括转运患者的工作人员和司机。必须戴 12 层以上棉纱口罩（或 N95 口罩），戴工作帽、手套、穿隔离衣和隔离鞋套，口罩每 4 小时更换 1 次或潮湿时及时更换。处理患者污物、分泌物、排泄物、病理等标本，每次接触患者和完成操作应立即洗手和进行手消毒，消毒剂使用碘伏、乙醇、洁肤剂，将 5 ml 消毒液于手掌上进行规范手卫生操作。对患者实施近距离操作时要戴面罩或防护目镜。

3. 三级防护适用于为患者吸痰、气管切开和气管插管的医护人员。进入隔离区（室）除采取二级防护措施以外，还应戴全面型呼吸防护器。离开隔离区（室）应按要求进行全面消毒处理，保持个人清洁。

（四）职业暴露接触后的应急处理

发生血源性病原体意外职业接触后应立即进行局部处理，包括以下内容。

1. 用肥皂液和流动水清洗被污染的皮肤，用生理盐水冲洗被污染的黏膜。

2. 如有伤口，应当由近心端向远心端轻轻挤压，避免挤压伤口局部，尽可能挤出损伤处的血液，再用肥皂水和流动水进行冲洗。

3. 部位的伤口冲洗后，应当用消毒液，如用 70% 乙醇溶液或者 0.5% 聚维酮碘溶液进行消毒，并包扎伤口；被接触的黏膜，应当反复用生理盐水冲洗干净。

（五）评价源患者

1. 根据现有信息评估被传染的风险，包括源患者的液体类型（如血液、可见体液、其他潜在的传染性液体或组织和浓缩的病毒）和职业接触类型（即经皮伤害、经黏膜或破损皮肤和叮咬）。

2. 对已知源患者进行乙肝病毒表面抗原、丙肝病毒抗体和艾滋病病毒检测。

3. 对于未知源患者，要评估接触者被 HBV、HCV 或 HIV 感染的风险。

4.不应检测被废弃的针具或注射器的病毒污染情况。

（六）评价接触者

1.通过乙肝疫苗接种史和接种效果评估接触者乙肝病毒感染的免疫状况。

2.采取接触后预防措施。

3.乙型肝炎病毒接触后预防措施与接种疫苗的状态紧密相关。

（1）未接种疫苗者,应采取注射乙肝免疫球蛋白和接种乙肝疫苗的措施。

（2）以前接种过疫苗,已知有保护性抗体者,无需处理。

（3）以前接种过疫苗,已知没有保护性抗体者,应采取注射乙肝免疫球蛋白和接种乙肝疫苗的措施。

（4）如乙肝病毒感染状况不明确者,应采取注射乙肝免疫球蛋白和接种乙肝疫苗的措施,同时进行乙肝病毒血清检测,根据结果确认是否接种第2、3针乙肝疫苗。

4.丙型肝炎病毒　不推荐采用接触后预防措施。

5.艾滋病病毒　尽快采取接触后预防措施,预防性用药应当在发生艾滋病病毒职业接触后4小时内实施,最迟不得超过24小时。但即使超过24小时,也应实施预防性用药。对所有不知是否妊娠的育龄妇女进行检测。育龄妇女在预防性用药期间,应避免或终止妊娠。预防性用药期间应注意以下几点。

（1）如果存在用药指征,则应当在接触后尽快开始接触后预防。

（2）接触后72小时内应当考虑对接触者进行重新评估,尤其是获得了新的接触情况或源患者资料时。

（3）在接触者可耐受的前提下,给予4周的接触后预防性用药。

（4）如果证实源患者未感染血源性病原体,则应当立即中断接触后预防性用药。

6.梅毒病毒　专科医生会诊;患者 TRUST（＋）;给予职业接触的医务人员抗生素预防治疗:推荐长效青霉素240万单位,每周1次,每侧臀部注释120万单位/次,连续注射2～3周,对青霉素过敏者可选择红霉素。

（七）接触后的随访与咨询

1.建议接触者在随访期间发生的任何急症都应向用人单位请求进行医学评估。

2.乙型肝炎病毒接触

（1）在最后一剂疫苗接种1～2个月之后进行病毒抗体追踪检测。

（2）如果3～4个月前注射过乙肝免疫球蛋白,则抗原抗体反应不能确定为接种疫苗后产生的免疫反应。

3.丙型肝炎病毒接触

（1）接触4～6个月之后进行丙型肝炎抗体和丙氨酸转氨酶基线检测和追踪检测。

（2）如想早期诊断 HCV 感染,应在接触4～6周后检测 HCV RNA。

（3）通过补充检测,反复确认 HCV 抗体酶免疫水平。

4.艾滋病病毒接触

（1）接触后应开展至少6个月的 HIV 追踪检测,包括在接触后的第4周、第8周、第12周及6个月时对 HIV 抗体进行检测,对服用药物的毒性进行监测和处理,观察并记录 HIV 感染的早期症状等。

（2）如果疾病伴随反复出现的急性症状,则开展 HIV 抗体检测。

（3）接触者应采取预防措施防止随访期间的再次传染。

（4）在接触后 72 小时内评估接触者的接触后预防水平,并进行至少 2 周的药品毒性监测。

5.梅毒接触　停药后 1 个月、3 个月进行梅毒抗体检测。

（八）危害告知

1.张贴生物危害警示标识。在医疗废物的容器上、存放血液或其他潜在传染物质的冰箱（冷柜）上以及其他用于储存、运输血液或其他潜在传染物质的容器上,张贴生物危害警示标识。

2.应按标准要求在被污染的仪器设备上张贴生物危害警示标识,并注明仪器设备被污染的部位。

3.应在 HBV、HCV、HIV 实验室和病原制备场所工作区入口处张贴生物警示标识,并同时注明传染性病原的名称,进入本区域的特殊要求,本实验室负责人及其联系方式。

# 参考文献

[1]沙丽艳,冯永莉.医技科室管理规范与操作常规系列丛书 消毒供应中心管理规范与操作常规[M].北京:中国协和医科大学出版社,2018.

[2]缪玉秀,刘桂秀,许蜜.基于医院感染实时监控系统降低医院感染漏报率的专项管理[J].护理学杂志,2019,34(15):102-103,110.

[3]彭飞,王世英.医院感染防控新标准解读[M].上海:上海科学技术出版社,2020.

[4]尤丹,陆霞娟,张婧婧.全程质控管理对医院消毒供应室医疗器械消毒灭菌效果及工作质量的影响[J].国际医药卫生导报,2020,26(14):2011-2013,2040.

[5]姜亦虹,生媛,钱静.医院感染相关监测应用手册[M].南京:东南大学出版社,2019.

[6]林英,朱小琼,李惠玲.消毒供应中心手术器械清洗质量管理模式的实施在预防院内感染中的应用价值分析[J].成都医学院学报,2020,15(3):383-387.

[7]付强,吴安华.医院感染防控质量管理与控制实务[M].北京:人民卫生出版社,2019.

[8]温丽.手工清洗与超声波清洗机对腔镜手术器械的清洗消毒效果比较[J].医疗装备,2020,33(16):52-53.

[9]美国医疗机构联合委员会资源部,(JCR)美国感染控制专业人员协会(APIC).APIC/JCR 医院感染预防与控制工作手册[M].上海:复旦大学出版社,2018.

[10]王慧利,廖米荣,屠巍巍.烧伤科中心静脉置管患者导管相关性感染的发生情况及病原学特点[J].中国消毒学杂志,2020,37(4):277-279.

[11]徐世兰.基层医疗机构医院感染预防与控制手册[M].成都:四川大学出版社,2019.

[12]邵春梅,申瑶,柴西英,等.两种方法对软式内镜的清洗效果比较[J].中国消毒学杂志,2019,36(9):712-713.

[13]胡必杰,高晓东,韩玲样.医院感染预防与控制标准操作规程[M].2 版.上海:上海科学技术出版社,2019.

[14]罗卫娟.PDCA 循环法持续改进对消毒供应中心管理质量的影响[J].中国民康医学,2019,31(15):122-124.

[15]陈爱琴,张静.医院消毒供应中心设备管理实施指南[M].广州:广东科学技术出版社,2020.

[16]王曼维,郭榕晨,龚雪涛.消毒供应室实施全程质量控制管理对医院感染的干预作用[J].长春中医药大学学报,2019,35(4):731-735.

[17]黄浩,方玲,周晓丽.医院消毒供应中心管理手册[M].北京:科学出版社,2018.

[18]冯敏.消毒供应室对再生医疗器械的全程质控管理[J].中国卫生标准管理,2020,11(8):129-131.